WISSENSCHAFTLICHE BEITRÄGE
AUS DEM TECTUM VERLAG
Reihe Psychologie

WISSENSCHAFTLICHE BEITRÄGE
AUS DEM TECTUM VERLAG

Reihe Psychologie

Band 12

Verena Stollnberger

Ausnahmen, Skalen, Komplimente & Co.

Der lösungsfokussierte Ansatz nach Steve de Shazer
und Insoo Kim Berg

Tectum Verlag

Verena Stollnberger

Ausnahmen, Skalen, Komplimente & Co.
Der lösungsfokussierte Ansatz nach Steve de Shazer und Insoo Kim Berg
Wissenschaftliche Beiträge aus dem Tectum Verlag:
Reihe: Psychologie; Bd. 12
ISBN: 978-3-8288-9891-2
ISSN: 1861-7735
Umschlagabbildung: © Georg Schröcker

Besuchen Sie uns im Internet
www.tectum-verlag.de

Bibliografische Informationen der Deutschen Bibliothek
Die Deutsche Bibliothek verzeichnet diese Publikation in der Deutschen Nationalbibliografie; detaillierte bibliografische Angaben sind im Internet über http://dnb.ddb.de abrufbar.

Danksagung

In dankbarer Erinnerung an Steve de Shazer und Insoo Kim Berg, die mir in vielfacher Hinsicht unvergleichliche Lehrer waren.

Mein Dank gilt außerdem Dr. Gunther Schmidt als dem Menschen, der mir immer wieder unzählige Ideen und Hinweise zu interessanten Sachgebieten vermittelt und mich durch sein enormes, fachübergreifendes Wissen zu neuen Sichtweisen angeregt hat.

Für Unterstützung bei der Überarbeitung des Manuskripts danke ich Johanna Glas und Dr. Franz Stark.

Das Kristallisationsbild auf dem Cover stellte Georg Schröcker zu Verfügung – ihm gilt dafür mein herzlicher Dank.

Inhalt

Vorwort

Der Einladung, zu diesem Buch hier ein kleines Vorwort zu schreiben, bin ich mit Freude gefolgt. Denn das gibt mir die Gelegenheit, einige Worte zu Menschen und deren Arbeit zu sagen, mit denen ich über viele Jahre sehr bereichernden Austausch erleben konnte. Leider sind Steve de Shazer und Insoo Kim Berg (seine Frau und ko-kreative Kollegin) ja nun all zu früh verstorben, aber ihr Ansatz lebt mit immer mehr Verbreitungskraft lebendig weiter. Dieses Buch hier ist für mich ein sehr wertvoller und nützlicher weiterer Kraftfaktor dafür.

Als vor etwas mehr als zwanzig Jahren die ersten Arbeiten von Steve de Shazer zum lösungsfokussierenden Ansatz des BFTC in Milwaukee in deutscher Sprache erschienen, kamen diese Konzepte sehr vielen Experten im Bereich der Psychotherapie mehr als exotisch vor. Inzwischen sind dessen wesentliche Grundideen und Basisinterventionen in sehr viele andere Psychotherapiekonzepte integriert worden, häufig eher stillschweigend, so, als ob die damit verbundenen Sicht- und Vorgehensweisen schon immer ziemlich selbstverständlich gewesen wären.

Gleichzeitig läuft quasi wie davon unberührt im „Gesundheitswesen", insbesondere in dem Bereich der Psychotherapie, der von den Krankenkassen bezahlt wird, intensiv eine sehr einseitige Sichtweise und Praxis weiter, welche die jeweils zu therapierenden Phänomene als Ausdruck von Pathologie, Defiziten, Unfähigkeiten usw. nicht nur beschreiben, sondern auch so behandeln. Damit geht leider auch oft eine Beziehungsgestaltung der TherapeutInnen, Klinikkulturen usw. einher, welche die KlientInnen eher „klein" macht und als nicht völlig ebenbürtige Gesprächspartner beachtet (auch wenn dies nicht so gesagt wird). Dies ergibt sich nicht aus Böswilligkeit oder Fahrlässigkeit, sondern ist schlicht eine Konsequenz der impliziten Defizit- Vorannahmen, die eine solche Beziehungsgestaltungs- Logik unwillkürlich anregt.

Viele KollegInnen und sonstige Interessierte, die sich mit den Konzepten des Brief Family Therapie Centers (BFTC) in Milwaukee auseinandersetzen, halten das vor allem für eine interessante neue Technik. Die Arbeiten von Steve de Shazer und, das sollte fairerweise gesagt werden, auch von seiner Frau Insoo Kim Berg und anderen Kollegen (Steve hat auf die Würdigung ihrer Verdienste bei der Entwicklung des Ansatzes immer explizit sehr großen Wert gelegt) gehen aber gerade im Vergleich mit den noch immer vorherrschenden Konzepten weit über den Technik- Aspekt hinaus. Denn es fließen völlig andere Voranahmen darin ein. Stringent abgeleitet aus den Arbeiten von Milton Erickson und von einigen seiner Schüler (z.B. J. Weakland und dem ganzen MRI in Palo Alto), bauen sie auf der Prämisse auf, dass im bewussten und vor allem im unbewussten Erfahrungsrepertoire der Menschen praktisch alle relevanten Kompetenzmuster für hilfreiche Lösungen schon gespeichert sind, auch dann, wenn jemand schon sehr lange leidvolle Prozesse erdulden musste. Auf der Basis des gesicherten Wissens, dass alles Erleben immer ein Ergebnis einer Fokussierung von Aufmerksamkeit auf allen Sinneskanälen ist, werden durch systematische Ausrichtung der gemeinsamen Aufmerksamkeit die als hilfreich angesehenen Kompetenzen und Ressourcen aktiviert und so das leidvolle Problemerleben in das gewünschte Erleben transformiert. Deshalb sind letztlich alle Interventionen in diesem Modell zu verstehen als quasi rituelle Maßnahmen, um die benötigten hilfreichen Kompetenzmuster wieder aufzufinden und zu reaktivieren, man könnte sie auch als Evozierungs- oder „Erweckungs“- Maßnahmen bezeichnen.

Wären diese Prämissen nicht vertretbar, wären viele der Interventionen gar nicht sinnvoll und auch ethisch fragwürdig. Aber nicht nur die klinische Empirie, wenn man mit diesen Prämissen konsequent fokussierend arbeitet, sondern inzwischen auch z.B. viele Ergebnisse der modernen Hirnforschung (mit ihren Bild- gebenden Verfahren) untermauern diese Prämisse latenter wirksamer Kompetenzen sehr intensiv. So gesehen könnte man sagen, durch die Entwicklung der modernen Hirnforschung wird die große Zeit der lösungsfokussierenden Verfahren vielleicht erst noch kommen, denn sie wird durch diese Forschungsergebnisse sehr gut gestützt.

Dann aber hat sie viel weiter reichende Implikationen als eine „Technik-Konzeption“. Sie ist quasi der Prototyp eines massiven Kulturwandels mit einer völlig anderen Weltsicht und Beziehungspraxis. Denn wenn KlientInnen (auch wenn sie gerade sehr massive „Störungen“, psychische „Krankheiten“ etc. zeigen) gesehen werden als Menschen mit vielen Kompetenz- Potenzialen, ändert das nachhaltig auf allen Ebenen sowohl das Verständnis der Rolle von TherapeutInnen/ BeraterInnen, die Rolle und Position der KlientInnen (die man nun als völlig kompetente, in ihrer eigenen Sicht ernst zu nehmende und zu achtende Kooperationspartner zu würdigen hat), die Beziehungsgestaltung mit ihnen und Art und Inhalt der Gesprächsführung. Und selbstverständlich kann die bisherige Art der Diagnosestellung und Pathologie-orientierten Berichterstattung über KlientInnen nicht mehr so gestaltet werden wie traditionell üblich. Denn man kann mit den gerade genannten Erkenntnissen aus Hirnforschung und Priming- Forschung eindeutig zeigen, dass z.B. eine einseitige Beschreibung von Menschen im Sinne der ICD10- Diagnosestellungen massive Auswirkungen auf die Prozesse der Aufmerksamkeitsfokussierung aller Beteiligten (also sowohl der KlientInnen als auch der TherapeutInnen oder BeraterInnen) haben, und zwar in der Art, dass sie das Erleben und den Kompetenzzugang in jedem Fall bei den KlientInnen, meist aber auch bei den „HelferInnen" deutlich einschränkt. Aus dieser Sicht kann man sich sogar fragen, ob dann eine übliche ICD10- oder DSM IV- Diagnosestellung und dementsprechende Berichterstattung über KlientInnen ethisch noch vertretbar ist, schafft man dadurch doch oft genug eher Leid und negative Selbst- und Fremdbilder verstärkende Realitäten.

Und aus meiner Sicht muss dann, wenn man solche Erkenntnisse ernst nehmen will, auch die Organisation der Behandlungssysteme (z.B. die einer psychotherapeutischen Klinik) insgesamt anders aufgebaut werden. Ich selbst habe deshalb, um diese Sichtweisen im Aufbau von Klinikorganisationen konsequent umzusetzen, in Siedelsbrunn zunächst die psychosoamtsiche Abteilung der Klinik am Hardberg und nun die SysTelios-Klinik für psychosomatische Gesundheitsentwicklung zusammen mit KollegInnen als hypnosystemisch Kompetenz-fokussierende lernende Organisation aufgebaut. Dafür war für mich klar, dass ich als ärztlicher Leiter und Geschäftsführer die Hierarchie intensiv abbauen musste, damit die kompetenten KollegInnen sehr viel in Selbstorganisation gestalten können. Und die KlientInnen werden dort konsequent als kompetente Kooperationspartner und als Mitglieder von „reflecting teams" zwischen TherapeutInnen und KlientInnen einbezogen. Unsere Ergebnisse zeigen, dass wir damit nicht nur wesentlich erfolgreicher zusammenwirken als Vergleichskliniken, sondern praktisch alle KlientInnen berichten, dass sie sich selten so achtungsvolle Begegnungen erlebt haben wie mit uns und das gerade dies sie in ihrem Selbstvertrauen und in wirksamer Eigenkompetenzentwicklung besonders gestärkt hat (Siehe auch meine Arbeiten zu „Die Klinik als lernende Organisation").

Häufig wird den lösungsfokussierenden Konzepten aber auch von Vertretern der mehr Defizit- und Problem-orientierten Konzepte in der

Psychotherapie der Vorwurf gemacht, sie würden sich nicht für das Leid von Menschen interessieren und in oberflächlicher Weise die Probleme der KlientInnen übergehen und nur wie ein undifferenziertes positives Denken die eigentlich leidvollen Prozesse „schönreden" wollen. Dies kann eigentlich nur jemand sagen, der sie nicht verstanden und der auch jemand wie Steve de Shazer oder Insoo Kim Berg nicht selbst arbeiten gesehen hat.

Beim lösungsfokussierenden Vorgehen, wie es hier in diesem Buch sehr gut und strukturiert vorgestellt wird, geht es allerdings bei genauer Betrachtung nicht um das Lösen der zunächst eingebrachten Probleme, auch wenn dies zunächst vielleicht die Erwartung der KlientInnen sein kann. Vielmehr wird dazu eingeladen – und dies in sehr respektvoller und achtungsvoller Weise – quasi auf allen denkbaren Sinneskanälen und mit allen denkbaren und verfügbaren Kontextfaktoren das gewünschte Erleben/ Verhalten zu erzeugen (oder auch: zu aktivieren bzw. zu reaktivieren, denn es ist ja als gespeichertes Erfahrungsmuster latent schon im Unbewussten vorhanden). Solange man sich noch mit dem Problem beschäftigt, so die de Shazer´sche Grundannahme (wobei er da aufbaut auf den Vorannahmen von Milton Erickson, der dies schon seit den 1930er Jahren konsequent vertreten hat), besteht immer die Gefahr, dass dadurch gerade wieder Aufmerksamkeits-Energie in dieses ungewünschte Problemerleben gelenkt wird und dieses damit ungewollt wieder sogar gestärkt werden könnte. Auch der Versuch, ein Problem zu „verstehen" oder herauszufinden, mit welchen „Ursachen" es zusammenhängen könnte, birgt diese Gefahr aus de Shazer´s Sicht sehr stark. Deshalb kann die Behauptung, man würde achtlos das Problem übergehen, eigentlich nur als dümmliches Missverständnis angesehen werden. Ganz im Gegenteil ist das zentrale Ziel des Vorgehens, Menschen zu schützen vor ungünstigen Fokussierungsprozessen und sie zu unterstützen bei hilfreichen Prozessen des Erzeugens / Reaktivierens der ersehnten Erlebnisprozesse. Dies wiederum halte ich für höchst achtungsvoll. Und wer je selbst erlebt hat, wie Steve oder Insoo gearbeitet haben, weiß, dass selten jemand so respektvoll, behutsam und achtungsvoll mit Menschen umging wie sie.

Im Wesentlichen geht es beim lösungsfokussierenden Ansatz vor allem um eine als hilfreich und zieldienlich angesehene Art der Welt- und Erlebens-Erzeugung (im Sinne der Aufträge der KlientInnen). Und dabei verstand sich Steve auch immer als ein Kooperationspartner der KlientInnen, der intensiv durch entsprechende Handlungen jede Fokussierung in Richtung Kompetenz und Lösung wie ein „Intensiv-Konditionierer" intensiv zu stärken versuchte. So konnte es durchaus passieren, dass er, der sonst fast wie ein Buddha fast bewegungslos meditativ die ganze Zeit während des Gesprächs dasaß (und den KlientInne sogar manchmal mit geschlossenen Augen aufmerksam, aber sehr still zuhörte), plötzlich wie von der Tarantel gestochen aufsprang, auf die KlientInnen zuschnellte und laut „Congratulation" rufend ihre Hand schüttelte, wenn sie einmal berichteten, dass es ihnen gelungen war, ein Erleben zu gestalten, was eher in Richtung ihrer gewünschten Lösung ging. Auch dies war eine gezielte rituelle Handlung im Sinne der Ladung von Bedeutung für diese Informationen und der so wirksamen Aufmerksamkeitsfokussierung.

Steve hat immer wieder darauf hingewiesen, dass die Welt des „Problems" und die Welt der „Lösung" praktisch bei lebenden Wesen gar nichts miteinander zu tun haben. Die modernen Bild-gebenden Verfahren geben ihm da völlig Recht, denn während eines Problem-Erlebens „feuern" ganz andere neuronale Netzwerke im Gehirn als während eines Lösungs-Erlebens.

Aus diesen zuletzt erwähnten Aspekten schließen nun allerdings wieder viele lösungsfokussiert Arbeitende, dass man dann mit KlientInnen am besten fast ausschließlich reden sollte über Prozesse des Lösungserlebens und über Situationen, in denen das Problemerleben weg war und das gewünschte Lösungserleben schon ganz oder teilweise gelebt wurde. Fast kann man manchmal den Eindruck gewinnen (auch in vielen Supervisionsgruppen habe ich das als Supervisor so erlebt), als ob sich bei ihnen eine gewisse Neigung zur „Problem- Phobie" entwickelt hat. Dies kommt nicht von ungefähr, werden Steve doch Zitate zugeschrieben wie „problem talk leads to problems, solution talk leads to solutions"
(Insoo zitiert ihn so z.B. in ihrem Coaching-Buch mit P. Szabo als Ko-Autor).
Ich finde diese und auch manche andere Schlussfolgerungen von de Shazer- Schülern, aber auch von Steve selbst, sehr schade und manchmal auch eher hinderlich als hilfreich.

Ich traf Steve zum ersten Mal 1981, danach lud ich ihn über viele Jahre jedes Jahr mehrfach zu mir ans Milton- Erickson- Institut in Heidelberg ein. Wir gestalteten dort viele Seminare gemeinsam, führten auch viele Therapien zusammen durch und lernten voneinander. Praktisch hatte uns quasi der gemeinsame geistige Vater Milton zusammengeführt und auch irgendwie „zusammengeschweißt". Wir wurden sehr schnell enge Freunde, die sich sehr oft nächtelang die Köpfe heiß redeten, nicht selten auch bei guten Bieren (Steve braute zu Hause in Milwaukee oft selbst Bier, das durchaus in Insider- Kreisen eine gewisse Berühmtheit wegen seiner guten Qualität erlangte). Ich war (das letzte Mal 1979) vorher auch als sein Student bei Milton Erickson in Phoenix/ Arizona gewesen, nachdem ich erkannt hatte, dass viele wesentliche systemische Interventionen von Milton Erickson´s Arbeit abgeleitet waren. Seit 1974 hatte ich das Glück und die Ehre, bei Helm Stierlin, dem zentralen Pionier der europäischen Familientherapie, lernen und mitarbeiten zu können. Wir hatten in Heidelberg die systemischen Ansätze der Mailänder Gruppe (Selvini, Boscolo, Cecchin, Prata) in den deutschsprachigen Raum gebracht, die damals als fast revolutionär galten. Als ich aber bei Milton Erickson war, veränderte das mein therapeutisches Denken und Handeln noch einmal massivst. Ich versuchte danach, den systemischen Ansatz mit den Strategien der Kompetenz- fokussierenden Erickson´schen Hypnotherapie zu verbinden. Damals fühlte ich mich dabei aber eher meist behandelt (manchmal sogar von meinem eigenen Team) als merkwürdiger Exot, dem man halt seine lösungsorientierten Marotten nachsah, die erhoffte Resonanz war aber noch eher kärglich. Es kostete mich auch viel Mühe, in Fachzeitschriften überhaupt Artikel zu einem lösungsorientierten Verständnis der systemischen Therapie-Ansätze unterzubringen.

Da war es für mich eine große Freude und Erleichterung, in Steve einem Partner im Geiste und dabei auch noch einen Freund gefunden zu haben. Dies ermutigte mich sehr. Ich erinnere mich noch sehr gut, dass ich auch tief beeindruckt war von seiner enormen Meisterschaft dabei, auch sehr komplexe Zusammenhänge auf die wesentlichsten Grundstrukturen zurückzuführen und so zu einer enorm hilfreichen Klarheit beizutragen, die viele der genialen, aber auch oft extrem vielschichtigen Vorgehensweisen von Milton Erickson erst richtig gut lernbar machten. Bis heute ist Steve für mich ein fast unnachahmlicher Meister der Komplexitätsreduktion. Dies ermutigte aber auch mich mehr und mehr, meine hypnosystemischen Modelle zu entwickeln und auch so zu formulieren, dass sie einfach genug wurden, um gut verstehbar und lernbar zu werden. Und ich bin absolut sicher, dass die inzwischen starke Verbreitung der lösungs- und Kompetenz-orientierten Konzepte (auch z.B. in VT, sogar über Peter Fürstenau in der tiefenpsychologischen Welt - nun ja, dort so wenigstens ein bisschen) nicht denkbar wäre ohne Steve de Shazer´s so einfach anmutende und dabei so stringent vielschichtige Arbeiten. Insofern profitiere auch ich bis heute von ihm, denn auch meine hypnosystemischen Konzepte erfreuen sich in den letzten 10 Jahren intensiv zunehmender Beliebtheit, das wäre ohne Steve sicher nicht so, obwohl wir uns auch deutlich unterscheiden.

Denn so hilfreich und bestechend ich seine Konzepte auch immer fand und noch finde, in einigen für mich wesentlichen Punkten konnten wir uns nie einigen, auch nicht nach vielen heftigen kontroversen Diskussionen, die aber unserer Freundschaft und gegenseitigen Wertschätzung überhaupt keinen Abbruch taten, im Gegenteil. Ich möchte hier nur kurz einige dieser kontroversen Punkte erwähnen, z.B.:

- Obwohl ich die Idee, dass jedes Erleben durch Fokussierung von Aufmerksamkeit erzeugt wird, genau so konsequent vertrete wie Steve es getan hat, bin ich klar der Auffassung, dass man mit den KlientInnen, wenn sie das wünschen, sehr wohl (und durchaus auch lange) über ihre Probleme reden sollte. Denn ansonsten erleben diese die konsequente Fokussierung auf Lösung oft als Desinteresse für ihr Leid, als Missachtung und auch so, als ob es ein Problem wäre (das mal wieder sie schaffen), wenn sie über Probleme reden wollen. Das kann wieder zu Stress, Selbstabwertung oder großer Enttäuschung bei ihnen führen, was die Kooperationsbeziehung sogar gefährden kann.
- Mindestens so problematisch finde ich aus meiner konstruktivistischen hypnosystemischen Sicht einen anderen Aspekt: in vielen Gesprächen antwortet Steve jedes Mal auf meine Frage, wie er sich Probleme erkläre, lapidar und wieder erfrischend Komplexitäts-reduzierend mit „shit happens". Steve selbst meinte dies durchs sehr achtungsvoll den KlientInnen gegenüber. Damit schafft man aber aus meiner Sicht eine Realität mit, welche die Probleme eben zu „shit" macht. Dies aber ist meist genau die Bewertung, die bei den KlientInnen schon vorher zur Stabilisierung oder Eskalation des Problems beitrug, stellt damit also eher eine Wiederholung des Problemmusters als eine verändernde Neuinformation dar. Gerade die Umwertung der Problemsicht (z.B. in Richtung positiver Konnotationen) erweist sich aber sehr häufig als sehr hilfreich. Und wenn man die KlientInnen z.B. mit hypnosystemischen Interventionen einlädt, die Beziehungsauswirkungen durchzuspielen, die sie bisher unbewusst einschätzen als Folge, wenn sie sich ihre

hilfreichen Kompetenzen dauerhaft erlauben würden, zeigt sich fast immer, dass sie die Probleme erzeugten als unbewussten Lösungsversuch in Loyalitätszwickmühlen, z.B. dass jemand befürchtete, er belaste und schade wichtigen Angehörigen, wenn er sich seine im Unbewussten durchaus vorhandenen Lösungskompetenzen dauerhaft erlauben würde. Dann zeigt sich aber, dass Probleme nicht „shit" sind, der eben „happend", sondern anerkennenswerte Loyalitätsleistungen. Wenn man dies mit den KlientInnen herausarbeitet, bewirkt dies meist sofort eine enorme Stärkung des Selbstwertgefühls, sie betrachten auch ihre Problem-Vergangenheit mit deutlicher Würde und Wertschätzung, was allein schon oft sehr wirksam zur Lösung beiträgt.

Dafür allerdings ist es notwendig, auch gründlich über das Problem zu reden. Dies allerdings nicht in der Weise, wie die KlientInnen es bisher taten, sondern nachdem zunächst eine geschützte Meta- Beobachter-Position aufgebaut wurde und dabei immer achtungsvoll ein systematischer Vergleich von Problem- und Lösungsmuster mit Blick auf die systemischen Auswirkungen angeboten wird. Ich habe dies ausführlich dargelegt (Schmidt 2005: Liebesaffairen zwischen Problem und Lösung, Carl- Auer- Systeme- Verlag Heidelberg).

- Als Konsequenz seiner kompromisslosen Umsetzung der Idee, dass die hilfreichen Kompetenzen im Erfahrungsrepertoire der KlientInnen schon gespeichert sind, vertrat er immer die Meinung, dass man sich nur an den Aufträgen orientieren sollte, die von den KlientInnen kommen und z.B. ihnen keine anderen Auftragsaspekte anbieten sollte, so, als ob sie nicht selbst wüssten, was sie brauchen. Deshalb verkündete er oft provokativ: „Wer als Therapeut/ Berater Hypothesen bildet, sollte dies als einen Anfall von Kopfschmerz werten, zwei Aspirin nehmen, in die Ecke sitzen und warten, bis es vorbeigeht und erst dann wieder mit den KlientInnen arbeiten". Steve (der ein brillanter Wittgenstein-Kenner und auch sonst philosophisch sehr beschlagen war) wusste sehr wohl, dass auch diese seine Aussage natürlich eine Hypothese war- sie ähnelt damit dem berühmten Paradoxon vom Kreter, der behauptet, die Wahrheit sei, dass alle Kreter lügen. Er wollte damit nur darauf hinweisen, dass er eben viele KollegInnen erlebt hat, die ihre Hypothesen bilden, sich in diese dann aber so verlieben, dass sie sie als „Wahrheit" ansehen und dann grenzüberschreitend die KlientInnen „missionieren" wollen - eine Erfahrung, die ich durchaus auch schon gemacht habe. Seine Position wird aber nun leider von vielen seiner Schüler wieder als verpflichtende „Wahrheit" genommen, so dass sie sich selbst intensiv unter Stress setzen, wenn sie sich beim Bilden von Hypothesen „erwischen". Das Bilden von Hypothesen ist aber nicht nur unvermeidlich (unser limbisches System praktiziert das unwillkürlich und damit unvermeidlich pausenlos), sondern auch die entscheidende Kompetenz jedes Menschen, um Orientierung und Handlungsfähigkeit in der Welt aufbauen zu können. Dann allerdings erscheint es mir sehr hinderlich und gar nicht lösunsgfokussierend, wenn man gerade diese Fähigkeit als Ausdruck eines Problems, ja einer Inkompetenz beschreibt. So schafft man erst Probleme, die man dann z.B. als Supervisor später erst wieder angehen muss. Ich finde es immer wieder beeindruckend, wie enorm erleichtert KollegInnen reagieren, wenn ich sie zum Hypothesen bilden ermutige. Ihr Kompetenzerleben steigert sich unmittelbar deutlich, das halte ich für zieldienlicher.

Allerdings sollte man dann seine Hypothesen auch konsequent in „Ich-Botschaften" als solche markieren und nur in Frageform anbieten. Dann aber kann gerade dies eine ausgesprochen hilfreiche Chance für einen gemeinsamen Kompetenz-Entwicklungs- und Lösungs-Prozess werden. (Auch dies habe ich in diversen Veröffentlichungen ausführlich beschrieben).

Es gibt noch viele andere Punkte, in denen wir unterschiedlicher Meinung waren. Verglichen mit den außerordentlichen Verdiensten, die Steve de Shazer, Insoo Kim Berg und ihre KollegInnen am BFTC mit der Entwicklung ihrer Konzepte zukommen, rücken sie aber sehr deutlich in den Hintergrund. Aus meiner Sicht hat niemand in den letzen 25 Jahren zur Weiterentwicklung im Feld der systemischen Therapie und der Kurzzeittherapie und Beratung so zentrale, wertvolle Beiträge geleistet wie Steve de Shazer. Wenn ich diese Zeilen schreibe, entfacht sich wieder meine ganze starke Wehmut darüber, dass Steve und Insoo nicht mehr unter uns sind und wir diesen Riesenverlust der klugen Denker und der so warmherzigen Freunde überhaupt nie ausgleichen können und auch gar nicht wollen, das verdient ihr Andenken.

Was mich auch sehr freut, ist, dass nicht nur im Bereich der Therapie, sondern auch im Bereich von Coaching, Team- und Organisationsentwicklung mehr und mehr diese Art des Denkens nachhaltig Resonanz findet.

Damit dies auch weiter anhält, brauchen wir aber kompetente, gut und fundiert strukturierte und dabei doch auch sehr differenzierte Darstellungen dieser Zusammenhänge, die sowohl in Theorie und Praxis zunächst so einfach erscheinen, sich aber in der Anwendung, will man sie achtungsvoll und wertschätzend einsetzen, als sehr tiefgehend, komplex und vielschichtig erweisen. Das hier vorliegende Buch von Verena Stollnberger erfüllt diese Anforderungen in optimaler Weise. Ich habe selten eine so klare, leicht verständliche und dabei so umfassende Darstellung der de Shazer´schen Konzepte gelesen, ich glaube, sie wird für viele Interessierte ein sehr nützlicher Einstieg werden in diese so hilfreiche Konzeption. Ich habe Verena Stollnberger seit langer Zeit schätzen gelernt als sehr vielseitige, enorm neugierige und lernbegierige Kollegin, die sich im Laufe der Jahre ein sehr weitgefächertes Wissen nicht nur in den lösungsfokussierenden Ansätzen erworben hat. Man merkt auch diesem Buch an, dass sie in sehr kompetenter Weise immer neben gründlicher Betrachtung des Themas auch den Blick über den Horizont in bereichernder Weise beibehält. Auch ich habe wieder bei der Lektüre viel profitiert, immer wieder eröffnen sich damit neue Perspektiven auf Vertrautes. Ich bin sicher, dass dies auch Anderen so gehen wird. Deshalb ist es leicht für mich, diesem Buch und seinen hoffentlich vielen Lesern den Erfolg zu wünschen, den es und sie verdient haben.

Dr.med.Dipl.rer.pol. Gunther Schmidt
Leiter des Milton- Erickson-Instituts Heidelberg
Ärztlicher Leiter der SysTelios- Klinik Siedelsbrunn

1 Einführung

Lernen ist das Tor zum Weg.
Bist du hindurchgeschritten, erreichst du den Weg.
Lernen ist das Tor, nicht das Haus.
Verwechsle nicht das Tor mit dem Haus.
Das Haus liegt hinter dem Tor. Weil Lernen das Tor ist,
glaube bloß nicht, dass die Bücher, die du liest, den Weg darstellen.
Bücher sind ein Tor, um den Weg zu erlangen."

Yagyu Munenori

Die im folgenden Buch vorgestellte, hauptsächlich von Steve de Shazer und Insoo Kim Berg am Brief Family Therapy Center (BFTC) in Milwaukee entwickelte Methode wird von den Erfindern in Ermangelung eines besseren Ausdrucks zwar als Therapie bezeichnet, grundsätzlich aber als *‚Ansatz mit dem Schwerpunkt der Lösungsfokussierung'* verstanden.
Die Entwicklung der Methode durch das Milwaukee Team war ursprünglich von der Idee geleitet, eine auf der Arbeit Milton Ericksons gründende, gut auf unterschiedliche Problembereiche übertragbare und leicht lehrbare Basistheorie zu entwerfen. Dieses Vorhaben musste aus zweierlei Gründen wieder aufgegeben werden: Einerseits war Ericksons Herangehensweise an eine spezielle Problematik in fast jedem Fall unterschiedlich, andererseits basierte bei Ihm die Nutzung des Problems zur Unterstützung der Lösung auf immer wieder anders gearteten Ideen. Zudem zeichnete sich bei der Arbeit am BFTC der unerwartete Trend ab, dass Klienten und Therapeuten Erfolg völlig verschieden definierten und die Erwartungen des Klienten an die Therapie relativ unklar waren. Gemäß Ericksons Definition von Psychotherapie als dann gegeben, *„wenn zwei Leute in einem Raum zusammensitzen und versuchen herauszufinden, was der eine von ihnen will"* und seiner mehrfachen Aussage, dass *„ein Klient kein Klient mehr sei, wenn er wüsste, was er wollte"* (1), richtete sich der Fokus der Aufmerksamkeit im Zuge weiterer Forschung dann mehr auf das „Wollen" des Klienten, in Zusammenhang mit der Ergründung und Klarstellung desselben.

Laut Publikationen und Aussagen in Workshops scheint die *‚lösungsorientierte Kurzzeittherapie' (2)* vordergründig beschränkt zu sein auf die Arbeit mit sprachlichen Äußerungen gemäß gewisser Richtlinien, was aus meiner Sicht nicht derart maßgeblich der Fall ist. Vielmehr hat noch ein anderer Faktor ganz wesentlichen Einfluss auf die Erfolgsquote: Aufgrund ihrer jahrzehntelangen, enormen Erfahrung stellen die Begründer eine besondere Art von Beziehung zum Klienten her, auf deren Basis die genutzten Interventionen dann entsprechend wirken können, was sie aber nicht explizit machen. Hier scheint jener Bereich zu beginnen, der Grundvoraussetzung therapeutischen Wirkens sein sollte und als Mix aus persönlicher Note und umfangreichem Fachwissen des jeweiligen Anwenders beschrieben werden kann. Ob es sich aus Sicht der Erfinder hierbei um eine selbstverständliche Voraussetzung handelt, die keiner weiteren Erwähnung bedarf oder ob dies letztlich in den Bereich von Wittgensteins *„Unaussprechbarem"* fällt, bleibt Vermutung und ist auch nicht Inhalt des folgenden Buches.

Die Fähigkeit der Begründer des Ansatzes, optimale Möglichkeiten zu finden, das Problem selbst oder ein spezielles Verhalten zur Änderung der Perspektive des Klienten einzusetzen, was ihnen bei Workshops oft die grenzenlose Bewunderung der beobachtenden Teilnehmer sichert, erinnert doch sehr an Ericksons unglaublichen Fundus an Ideen und die daraus folgende Unnachahmbarkeit. Das so oft von Steve de Shazer unter Berufung auf Wittgensteins Aussage *„denk nicht, sondern schau ..."* geforderte Beobachten erweist sich deshalb als ausgesprochen schwierig, weil es ja nicht um das Erlernen von mechanischen Abläufen geht, sondern um die richtige ‚Reaktion' in Form der passenden Intervention. Zusätzlich erschwerend kommt noch jegliches Fehlen einer Möglichkeit zu Analyse oder gar Vorhersage hinzu, da der Mensch, wie Heinz von Förster es treffend formuliert, eben keine „triviale Maschine" ist (3).

Es existiert eine Vielzahl exzellenter Beschreibungen zur Geschichte, den Ursprüngen, der Theorie und den einzelnen Sequenzen der Methode (4). Was mir beim genauen Erlernen des lösungsfokussierten Ansatzes jedoch sehr mühsam erschien, war ein Zusammenführen der einzelnen Teile zu einem streng abgegrenzten Ganzen in Form eines durchgängigen Leitfadens zum genauen Ablauf. Im Zuge einer Vielzahl unterschiedlicher Ausbildungen stieß ich immer wieder auf passgerecht in andere Ansätze eingebaute Teilbereiche der Konzeption des BFTC. Dies kam mir in den jeweiligen Zusammenhängen auch als sehr praktikabel und erwiesenermaßen wirksam vor, auch wenn Steve de Shazer ein derartiges Mischen seines Ansatzes mit anderen Methoden völlig ablehnt. Ein Praktizieren der puren Linie erschien mir daher als wirkliche Herausforderung, zumal mir das ***Wie*** der genauen Anwendung erst über jahrelange genaueste Beobachtung der Anwendung einigermaßen klar wurde und die Frage nach dem ***Warum*** des Funktionierens weder von Steve de Shazer noch von Insoo Kim Berg jemals wirklich zufrieden stellend beantwortet wurde.

Heute scheint mir Steve de Shazers Standardantwort auf Fragen nach dem ***Warum*** in Form von ***Warum nicht?*** insofern schlüssig, als die Entwicklung der Methode eben nicht hauptsächlich von Theorien und Annahmen geleitet war, die später in der Praxis bewiesen wurden. Wesentliche Erkenntnisse und grundlegende Elemente stellten sich vielmehr über Rückmeldungen der Klienten sowie Zufälle ein.

Auch die Frage zur Klärung des ***Wie*** des Funktionierens wurde von Steve de Shazer aufgrund ihres spekulativen Charakters kaum beantwortet. Seiner Meinung nach genügt die gründliche Beschreibung und Definition von Entscheidungskriterien, um herausfinden zu können, was zu tun ist, damit es funktioniert. Auch hierzu erfolgte sofort die unausweichliche Berufung auf Wittgenstein bezüglich des Fehlers, dort nach einer Erklärung zu suchen, wo die Tatsachen gesehen werden sollten. Um ein für die Praxis der Beratung ausreichendes Repertoire an einschlägigen Fähigkeiten zum nützlichen Spielen von Sprachspielen zu erlangen, muss allerdings eine enorme Menge solcher Tatsachen gesehen werden. De Shazers viel zitierter Ausspruch des ***„simpel but not easy"*** eröffnet ungeahnte Dimensionen!

Darin mag auch der Grund liegen, dass diese Methode, die in so vielen Fällen tatsächlich den richtigen Nerv der menschlichen Psyche zu treffen scheint, dem Klienten positive Veränderung ermöglicht und entsprechende Handlungen zur Folge hat, in ihrer reinen Form dennoch kaum angewandt wird. Die Durchführung ist eben nicht nur „not easy" sondern „extrem schwierig".

Das ursprüngliche Ziel, eine umfassende Basistheorie für eine leicht erlernbare Kurzzeittherapie zu entwerfen, wurde von den Mitgliedern des Teams am BFTC aufgegeben. Auch wenn die heutige Form des Ansatzes vordergründig durch scheinbare Einfachheit besticht, so wird bei genauerer Betrachtung schnell klar, wieso man von dieser Anfangsidee abgekommen ist – so nebenbei und auf die Schnelle sind die vielfach beschriebenen Erfolgsquoten nicht zu erreichen. Die Schwierigkeit des Nachahmens liegt vermutlich in genau demselben Grund, der vor langer Zeit dazu führte, die Aufstellung einer fundamentalen Theorie eindeutiger Regeln über Ericksons Arbeit aufzugeben. Ein Vorgehen zu präzisieren und methodisch zu reglementieren, das durch eine Vielzahl unterschiedlicher Situationen bedingt wird, ist extrem schwierig. Ich kann zu seiner Arbeitsweise das an Steve de Shazer zurückgeben, was er selbst zum Thema ***schwieriges Erklären*** über Erickson sagt: *„Das scheint in der Natur derartigen Könnens zu liegen"* (4).

Es gibt meines Erachtens nach Therapiemodelle, die von der Person des Erfinders leben und ausschließlich von diesem angewandt werden können um nicht in die Lächerlichkeit oder Unwirksamkeit abzusinken, was jedoch beim lösungsorientierten Ansatz nicht der Fall ist. Die erfolgreiche Umsetzung der Methodik der Milwaukee Schule ist sehr wohl erlernbar, wenn auch keineswegs einfach. In seinen Workshops antwortete Steve de Shazer auf Fragen nach der Erlernbarkeit oft mit dem Hinweis, dass er selbst mehr als 30 Jahre gebraucht hätte, um dahin zu kommen wo er gerade sei und dass er den Teilnehmer wünschen würde, dies schneller zu bewerkstelligen.

Ich hoffe, dass sich das vorliegende Buch als nützlich erweist, den Zeitraum erheblich zu verkürzen, ohne dass dafür das viel zitierte Wunder notwendig wird.

1. Siehe Hesse 1997, S. 58.
2. Steve de Shazer spricht je nach Kontext sowohl von ‚lösungsorientiert', als auch von ‚lösungsfokussiert', weshalb im folgenden Text auch beide Bezeichnungen verwendet werden.
3. Maschinen ab vier Zuständen mit jeweils vier Funktionen, die einander wechselseitig beeinflussen, können bezüglich ihrer Gesamtentwicklung nicht mehr vorherbestimmt werden. Die Anzahl der möglichen Zustände wären über vier Milliarden, was jenseits jeder Errechenbarkeit und damit nicht mehr analysierbar ist. Analytische Determinierung ist also schon in diesem trivialen Fall nicht mehr möglich. Der Mensch ist keine derart triviale Maschine und entsprechend nicht vorhersagbar. In jeder der ca. sechs Billionen Zellen eines menschlichen Körpers laufen gleichzeitig ca. 2000 sich gegenseitig steuernde chemische Reaktionen ab. Die einzigen Hinweise im menschlichen Organismus auf ein Verhalten mit dem Charakter trivialer Maschinen sind daher die Reflexe.
4. Eine exzellente Abhandlung einer ähnlichen therapeutischen Ausrichtung enthält Luc Isebaerts Beschreibung zum ‚Brügger Modell', siehe dazu Isebaert 2005. Sehr praxisnah mit einer Vielzahl von Beispielen ausgestattet ist das Buch ‚Lösungsorientierte Beratung' von Günther Bamberger, siehe dazu Bamberger 2005.

5. de Shazer, 1996, S. 47.

2 Das Weltbild und die Grundannahmen hinter der Methode

„Es gibt im Leben Augenblicke,
da die Frage ob man anders denken kann, als man denkt,
und anders wahrnehmen kann, als man sieht,
zum Weiterschauen und Weiterdenken unentbehrlich ist."
Michael Foucault

Während in der Antike Philosophie nicht nur als theoretische Suche nach Erkenntnis über das Sein verstanden wurde, sondern Anleitungen zur optimalen Lebensführung vermitteln sollte, erfolgte mit der Aufklärung eine strikte Trennung. Hauptanliegen der Philosophie war von da an das rein rationale Begreifen des Lebenssinns. Der erste Denkansatz, der dem Bedürfnis nach Umsetzung des rationalen Verständnisses in Lebensweisheit und Lebenspraxis wieder entsprochen hat, war die Psychoanalyse, was deren enormen Einfluss im westlichen Kulturkreis bedingte.

Auch Ludwig Wittgenstein sieht Philosophie als Tätigkeit statt als Lehre und bezeichnet Erkenntnistheorie als die *„Philosophie der Psychologie"* (1). Sie soll demnach keine Grundwahrheiten liefern, sondern Handlungsanweisungen darüber geben, wie gedacht werden sollte, damit Klarheit entstehen kann, wobei er Klarheit definiert als Abgrenzung des *‚Sagbaren'* zum *‚Nicht-Sagbaren'*. Wittgenstein führt damit zurück zum antiken Verständnis der Philosophie und fordert, dass diese nicht ewige Wahrheiten in Form abstrakter Lehre vermitteln, sondern Denkanweisungen geben sollte (2).

Vor allem Steve de Shazers Ansatz innerhalb der Teams des BFTC kann im weitesten Sinn als Umsetzung der Philosophie Wittgensteins in therapeutisches Handeln gesehen werden, wobei es sich nicht um Korrektur von Struktur handelt, also um Beeinflussung der Art und Weise des Zusammenhangs von Elementen eines Systems, sondern um formale Arbeit.

Der lösungsfokussierte Ansatz bedient sich gewisser grundlegender Erkenntnisse aus den Kognitionswissenschaften, der Systemtheorie und dem Konstruktivismus. Im Folgenden werden die diesbezüglichen Grundannahmen und Grundvoraussetzungen kurz dargestellt, um das Weltbild hinter der Methode sowie die Haltung der Vertreter des Ansatzes zu gewissen Basishypothesen anderer Schulen deutlicher zu machen.

2.1 Wirklichkeitsmodell

> *„Die Welt ist untrennbar vom Subjekt, von einem Subjekt jedoch, das selbst nichts anderes ist als ein Entwurf der Welt, und das Subjekt ist untrennbar von der Welt, doch von einer Welt, die es selbst entwirft."*
>
> *Maurice Merleau-Ponty*

> *„Die Unmöglichkeit, mich selbst als ein Objekt im Subjekt-Objekt-Modus wahrzunehmen, gleicht der Unmöglichkeit, Licht zu sehen, wenn wir Gegenstände betrachten."*
>
> *Shimon Malin*

Die Ursprünge des Paradigmenwechsels bezüglich der Realitätssicht und der Position des Menschen in der Welt liegen in der Quantenphysik des beginnenden 20. Jahrhunderts. Schon sehr bald ergaben sich aus den neuen naturwissenschaftlichen Erkenntnissen Probleme hinsichtlich der Einordnung eines Subjekts von Erkenntnis und dessen Bezug zur Außenwelt. Die Fragen nach der Art von Materie sowie nach dem Zusammenhang zwischen Realität und Wahrnehmung dieser Realität durch einen Beobachter wurden ab dann von unterschiedlichen Positionen aus immer wieder gestellt.

Erwin Schrödinger, einer der maßgeblichen Begründer der modernen Physik, beantwortete dies dahingehend, dass eine Unterscheidbarkeit zwischen Geist und Welt von vorne herein auszuschließen sei: *„Die Welt gibt es für mich nur einmal, nicht eine existierende und eine wahrgenommene Welt. Subjekt und Objekt sind nur eines"* (3) ….. *„Weil aber die Sinneswelt eines jeden streng privat und keinem anderen direkt zugänglich ist, ist die Übereinstimmung befremdend. Es beliebt vielen dieses Befremden zu beseitigen oder zu verdecken, indem die Übereinstimmung darauf zurückgeführt wird, das eine wirkliche Körperwelt da sei, welche die Sinnesempfindungen verursache, und auf jeden ungefähr denselben Eindruck mache …. Niemand nimmt zwei Welten wahr, eine beobachtete und eine ‚wirkliche' …."* (4).

In der Debatte zwischen Einstein und Bohr vertrat Bohr die Position der vorrangigen Gewichtung des empirischen Zugangs zur Realität, wonach Phänomene nur dann Phänomene seien, wenn sie beobachtet würden, während Einstein von einer Wirklichkeit ohne Notwendigkeit einer Beobachtung ausging und die Meinung vertrat, dass der Mond auch dann noch vorhanden sei, wenn niemand hinschaue.

Zur Erklärung der Quantentheorie bedarf es gleichermaßen sich erkenntnistheoretisch gegenseitig ausschließender Positionen. Eine Lösung dieser Probleme ist nicht im *‚entweder – oder'*, sondern nur in einem differenzierten und kontextabhängigen ***‚sowohl als auch'*** zu finden. Nach dem so genannten Heisenberg-Schnitt erfolgt eine kontextabhängige Zerlegung des Gesamtsystems, wobei sich die Ergebnisse der Zerlegung zwar gegenseitig ausschließen, die gemeinsame Berücksichtigung jedoch ein stimmiges Gesamtbild ergibt. Hierbei ist weder das Gesamtbild die Summe seiner Teile, noch besteht es aus Teilen. Das durch die Quantenphysik vorgegebene Ganzheitskonzept ist auf der Basis holistischer Wirklichkeitsauffassung zu verstehen, was in absolutem Gegensatz zum ursprünglich intendierten Atomismus steht.

Aufgrund der neuen Erkenntnisse wird vielfach vermutet, dass sich die gesamte materielle Wirklichkeit in Entsprechung zu den Vorgängen im Bereich der Elementarteilchen verhält, was über die Verbundenheit letztlich zur Idee eines gemeinsamen Bewusstseins führt. Der Physiker Eugene Wigner spricht sich für eine Abkehr vom Materialismus und die Rückwendung zum Geist von Descartes aus, indem er die Quantentheorie so interpretiert, als wären ihre Gesetze ohne Bezugnahme auf das Bewusstsein nicht konsistent formulierbar. Wenn Wigner ausdrücklich von der *„Existenz eines Einflusses des Bewusstseins auf die physikalische Welt"* spricht, so meint er damit nicht nur die Veränderung des Wissens durch das Bewusstsein, sondern dessen Einfluss auf die physikalische Materie. Laut Wigner erfolgt die Veränderung von Zuständen nicht schon durch physikalische Apparate, sondern erst über die Wahrnehmung durch ein Bewusstsein (5).

Ein geistiger Hintergrund von Materie ist eine mögliche Interpretation quantenmechanischer Vorgänge. Auch hier teilt sich das Lager der Physiker und die Gegenseite bestreitet den Einbezug des Bewusstseins in den Prozessablauf vehement wie beispielsweise Werner Heisenberg: *„Sicher enthält die Quantentheorie keine eigentlich subjektiven Züge, sie führt nicht den Geist oder das Bewusstsein des Physikers als einen Teil des Atomvorgangs ein (6) ……*

Natürlich darf man die Einführung des Beobachters nicht dahin missverstehen, dass etwa subjektivistische Züge in die Naturbeschreibung gebracht werden sollten. Der Beobachter hat vielmehr nur die Funktion, Entscheidungen, d.h. Vorgänge in Raum und Zeit zu registrieren, wobei es nicht darauf ankommt, ob der Beobachter ein Apparat oder ein Lebewesen ist; aber die Registrierung, d.h. der Übergang vom Möglichen zum Faktischen ist hier unbedingt erforderlich und kann aus der Deutung der Quantentheorie nicht weggelassen werden (7).“

Der Nachweis für Auswirkungen von Bewusstsein auf quantenmechanische Abläufe ist bislang - zumindest nach geltenden wissenschaftlichen Kriterien - nicht erbracht worden (8). Der Einfluss des Beobachters und sein Position innerhalb von Vorgängen, die auf Verbindungen im Sinne von Bewusstsein schließen lassen, bleibt weiterhin ideeller Natur, wie dies bei physikalischen Theorien bis zur späteren Beweisführung sehr oft der Fall ist.

Wieder andere Positionen in der Deutungsdebatte fokussieren weniger den eventuellen geistigen Zusammenhang sondern eher den Bereich einer Realitätserzeugung durch Wahl von Möglichkeiten. Nach Shimon Malin verdeutlicht die Quantenmechanik vielmehr, dass ein Beobachter zwar unterschiedliche Beobachtungsvarianten entwickeln, jedoch auf das Ergebnis keinen Einfluss mehr haben kann, sobald er eine Entscheidung für eine bestimmte Option getroffen hat. Die Rolle des Beobachters beschränkt sich laut Malin ab diesem Zeitpunkt darauf *„zielgerichtet bestimmte Bedingungen für den Übergang des Möglichen zum Wirklichen zu schaffen. Diese Bedingungen legen fest, welche Art von Wirklichkeit in Erscheinung treten wird, aber ihre besonderen Eigenschaften bestimmen sie nicht“* (9).

Unabhängig von der Art der Beeinflussung zwischen Subjekt und Objekt gibt es im atomaren Bereich keine linear-kausal bestimmte Wirklichkeit, sondern einen hohen Grad von Akausalität. Max Planck's Unschärferelation verdeutlicht, dass quantenphysikalisch keine Trennung von Beobachter und Beobachtetem mehr möglich ist. Seit der Entwicklung der Quantenmechanik ist die Theorie einer *‚objektiven Wirklichkeit'* daher nicht mehr haltbar (10). Während die physikalischen und mathematischen Grundlagen und Grundaussagen der Theorie stichhaltig und größtenteils akzeptiert sind, drehen sich die Meinungsverschiedenheiten der fachlichen Theoretiker genau um diesen philosophischen Aspekt. So beschreibt Werner Heisenberg die Einigkeit seiner

Kontrahenten dahingehend, dass es nach deren Ansicht wünschenswert sei *„zu der Realitätsvorstellung der klassischen Physik, oder allgemeiner gesprochen zur Ontologie des Materialismus zurückzukehren, also zur Vorstellung einer objektiven, realen Welt, deren kleinste Teile in der gleichen Weise objektiv existieren wie Steine und Bäume, gleichgültig ob wir sie beobachten oder nicht"* (11).

Auf die nächste Ebene gehoben fasst Ken Wilber die neuen Einsichten noch drastischer zusammen: *„Es scheint, dass der Urknall, was immer er sonst noch bewirkte, von den beiden großen philosophischen Haltungen, die dem denkenden Menschen seit jeher zur Verfügung stehen, nämlich Idealismus und Materialismus, dem letzteren den Todesstoß versetzt hat"* (12).

In einer etwas gemäßigteren Form spricht der Physiker Anton Zeilinger von der Notwendigkeit des zuvor schon erwähnten ‚sowohl als auch': *„Ich habe das Gefühl, dass die Dinge, die wir in der Quantenphysik sehen, zeigen, dass man so etwas wie einen goldenen Mittelweg benötigt. Die Welt ist nicht rein materiell, man kommt ohne eine geistige Komponente nicht aus. Sie ist andererseits aber auch nicht rein ideeller Natur"* 13).

Die Quantenmechanik selbst kann aufgrund der Tatsache, dass sie auf dem Prinzip der Objektivierung beruht, kein neues Weltbild und keine Erklärung für den ihr zugrunde liegenden Mechanismus der Auswahl von Optionen anbieten. Das Problem der Definition von Wahrnehmung und Kommunikation über Erkenntnis wurde daher in der Folge Gegenstand einer Vielzahl von Wissenschaftsbereichen.

* * * * * * * *

Als Ergebnis entsprechender Forschung der biologischen Erkenntnistheorie (Varela/Maturana) kann als gesichertes Wissen angesehen werden, dass die üblicherweise beschriebene Realität autonom vom Beobachter hergestellt wird. Es gibt also auch aus biologischer Sicht streng genommen nicht das gängige Verständnis einer allgemein gültigen Realität, wie es von uns im Alltag vorausgesetzt wird.

Ausgehend von dieser Grundannahme, gewinnt auch Kommunikation ihre Bedeutung aus dem gegebenen Kontext. Was an kommunikativen Beiträgen angeboten wird ist somit keine Wahrheit, sondern ein Modell, eine approximative Wirklichkeitskonstruktion. Wie Maturana es ausdrückt wird alles, was gesagt wird *„immer von einem Beobach-*

ter gesagt, dessen Aussage ist Ausdruck seiner selbstorganisierten Wahrnehmungskonstruktion über das Beobachtete" (14).

Die westliche Tradition verstand Wissen lange Zeit als Spiegel der Natur, erst neuere Philosophen wie Heidegger, Merleau-Ponty und Foucault kritisieren die Abbildungsvorstellung und sehen das Phänomen des *'Verstehens'* als zirkuläre Tätigkeit, in der Handeln und Erkennen, der Handelnde und das Erkannte, in einem unzertrennbaren Kreis, nach Hans-Georg Gadamer *‚hervorbringend'* miteinander verbunden sind. Die geringen Forschungsergebnisse im Bereich der künstlichen Intelligenz belegen die Tatsache, dass scheinbar extrem einfache kognitive Handlungen einen offenbar unendlich großen Beitrag an bis dahin stillschweigend vorausgesetztem Wissen erfordern und nur Sachbereiche mit klaren Grenzbedingungen wie beispielsweise Schach ausreichend definiert werden können, um produktiv künstlich Kognition zu ermöglichen.

Aus dieser Neuorientierung wird die tief verwurzelte Grundannahme der alten wissenschaftlichen Tradition, dass die Welt, wie wir sie erfahren, unabhängig vom erfahrenden Subjekt sei, in Frage gestellt. Kognition kann also ohne Berücksichtigung des Alltagswissens, das heißt der körperlichen und sozialen Geschichte nicht angemessen verstanden werden. Das bedeutet, dass sich der Erkennende und das Erkannte, Subjekt und Objekt gegenseitig bedingen und bestimmen (15). Die Beschäftigung mit dieser Thematik ist keine Erfindung des westlichen Denkens, sondern reicht auch bis in die Ursprünge der buddhistischen Tradition zurück, wie Nagarjuna (16) belegt:

> *„Sehen zeigt einen Sehenden, der weder getrennt noch ungetrennt vom Sehen ist. Wie könnte man sehen und was könnte man sehen in Abwesenheit eines Sehenden?"*

Beispielhaft ist in diesem Zusammenhang auch die Antwort auf die viel zitierte Metapher des Waldes, in dem ein Baum umfällt. Aus systemischer Sicht und unter dem Blickwinkel therapeutischer Pragmatik erzeugt dieses Umfallen eines Baumes in einem menschenleeren Wald kein Geräusch, weil dieses nicht beim Baum, sondern im Ohr des Beobachters entsteht. Die Existenz des Geräuschs erfordert also einen Beobachter, der einen Unterschied macht – je nach Beziehung des Beobachters zum Problem, in diesem Fall zum Umfallen des Baumes, wirkt es unterschiedlich. Aus der Sicht des radikalen Konstruktivismus gibt es also kein Faktum ohne die Existenz eines Beobachters, der dieses interpretiert und dadurch verändert. Deshalb ist es grundsätzlich legitim, die Existenz von Fakten außerhalb der Einflusssphäre eines Beobachters zumindest anzuzweifeln, zumal schon der sprachliche Ursprung des Wortes Faktum von facere auf den Konstruktionscharakter verweist.

Der deutsche Physiologe Müller fand vor über 150 Jahren heraus, dass Nerven der verschiedenen Sinne immer nur die ihnen entsprechenden Empfindungen wie Licht, Schall oder Druck hervorbringen, unabhängig von der physikalischen Natur des Reizes, der diese Empfindungen auslöst. Inneres Erleben bedeutet also keineswegs ein wirklichkeitsgetreues Abbilden der äußeren Welt, es handelt sich vielmehr um subjektive Interpretationen von Nervenimpulsen, wobei nur zu einem geringen Teil direkter Bezug auf Außenreize genommen wird. Die Relation der Tätigkeiten zwischen visuellen Sinneszellen und Nervenzellen zur Auswertung der vom Auge gelieferten Impulse beträgt 1:100.000. Es wird im Gehirn also nur wenig Äußeres wahrgenommen, sondern vorrangig interpretiert. Die Interpretation erfolgt aufgrund der im Laufe der Evolution in den Genen gesammelten Information und der im Laufe des Lebens gemachten Erfahrungen. Anhand weniger Eckdaten von tatsächlicher Wahrnehmung werden fehlende Daten zur Vervollständigung eines Wahrnehmungsbildes durch reine Hirnaktivität assoziativ hinzugefügt, ebenso können real bestehende Daten vollkommen ausgeblendet werden, wenn sie der subjektiven Vorstellung vom Gesamtbild nicht entsprechen.

Dies bedeutet, dass die menschlichen Sinne keine naturgetreue Abbildung der Wirklichkeit liefern und wir auch nicht wirklich wissen können, auf welche Art die Objekte unserer Wahrnehmungen und Empfindungen unabhängig von uns existieren, weil die Ergebnisse innerhalb unseres Organismus im Zentralnervensystem quasi *‚errechnet'* werden. Im visuellen System beispielsweise haben maximal 20 % aller Nervenverbindungen, die für das Sehen als zuständig gelten, eine direkte Verbindung zwischen Netzhaut und Sehrinde sowie den verschiedenen Zentren des Sehapparats. Mehr als 80 % der Nervenverbindungen sehen niemals das Außenlicht und arbeiten daher nur in Form von Rückkoppelungsschleifen aufgrund interner Verrechnungsprozesse. Wahrnehmung basiert also nur zu einem geringen Teil auf den Außenvariablen, sondern größtenteils auf Selbstorganisationsprozessen. Derartige Hintergründe bei der Entstehung von Bewusstsein lassen, in einer weiten Definition, den Menschen als Schöpfer seiner Gedanken und Inhaber einer Vielzahl von Wahlmöglichkeiten erkennen.

Da Menschen in sich geschlossene Systeme sind, ist Wahrnehmung aus konstruktivistischer Sicht hauptsächlich Ausdruck der eigenen inneren Selbstorganisation, aufbauend auf den spezifischen eigenen Werten, Erfahrungen und biologischen Konditionen. Die Forderung nach Objektivität übersteigt die Erkenntnismöglichkeiten des Menschen, auch in der Psychologie. Menschen haben ein operational und funktional geschlossenes Nervensystem, das nicht zwischen internen und externen Auslösern differenziert, also keinen Mechanismus zur Unterscheidung zwischen Illusion und Wirklichkeit besitzt. Es gibt keinen, vom Beobachter unabhängigen Zugang zur *,wahren'* Welt und somit auch keine *,objektiv'* bessere, gerechtere oder menschlichere Seinsweise.

Erkennen bedeutet also, dass innerhalb des Nervensystems Zusammenhänge zwischen Empfindungen hergestellt werden. Die Erkenntnis dessen, worum es sich bei einem Phänomen handelt, entsteht aus einem manchmal endlos andauernden Prozess des Korrelierens verschiedener Empfindungen und Wahrnehmungen, wobei vor dem Hintergrund fortwährenden Wandels ein Eindruck von Stabilität entsteht (17).

Physiologisch gesehen ist Erkennen zu einem größeren Teil das Ergebnis von, wie es Gunther Schmidt so treffend bezeichnet, *,systeminterner Bedeutungsgebung'* und nur zu einem verschwindend kleinen Teil dasjenige von tatsächlicher körperlicher Wahrnehmung der Realität. Prinzipiell wird hauptsächlich, im Gegensatz zum platonischen Existieren der Dinge, etwas erfunden oder erzeugt und nicht gefunden oder entdeckt. Dies deckt sich mit dem Postulat von Heinz von Förster, wonach die von uns wahrgenommene Umwelt unsere Erfindung ist (18), oder der inhaltsgleichen Aussage von Johann Gottfried Herder:

> *„Wir leben immer in einer Welt, die wir uns selbst einbilden".*

Wahrnehmung und Vorstellung bedingen sich gegenseitig und sind nicht trennbar, Wahrnehmung kann demnach als Ergebnis der Interaktion zwischen Beobachter und Beobachtetem definiert werden. Diese Gegebenheiten nutzen die Kognitionswissenschaften und damit auch die systemische Therapie dahingehend, Wahrnehmung nicht als passiven Prozess, sondern als eigene Handlung erfahrbar werden zu lassen. Dem Klienten soll verdeutlicht werden, dass er sein Befinden nicht vorfindet, sondern in einem gewissen Rahmen wesentlich mitgestaltet. Aus systemtheoretischer Sicht zeigt sich allerdings auch, dass er die Umstände seiner Existenz nicht im Alleingang ändern kann, sondern dass dies nur in Beziehung zu und in Wechselwirkung mit der Umwelt geschehen kann.

Es gilt also anzuerkennen, dass einerseits Gestaltungsmöglichkeiten gegeben und demzufolge die Konsequenzen einer selbst gestalteten Wirklichkeit zu ertragen sind, dass aber andererseits das Eingebundensein in einen größeren Kontext Realität ist. Dieses grundlegende menschliche Dilemma entspricht im kognitiven Kontext dem Hirnforschungs-Paradox, also der Betrachtung des Gehirns durch eben ein solches Gehirn, im psychologischen Bereich der Opfer–Täter–Paradoxie, von Watzlawick als *„pragmatisches Paradox"* (das ständige Schwanken zwischen dem Bedürfnis nach Selbständigkeit und Hingabe, Vertrauen und Logik, Verletzbarkeit und Überlebenswillen) bezeichnet (19).

Derartige Gedanken zur Konstruktion von Realität und der diesbezüglichen Wahrheit sind auch fester Bestanteil des Denkens in anderen Kulturen, wie Shankara im Advaita-Vedanta (20) belegt:

> *„Ein Form-Objekt wird wahrgenommen, und es ist das Auge, das wahrnimmt. Das Auge wiederum wird vom Verstand, vom Denkorgan wahrgenommen, das zum wahrnehmenden Subjekt wird. Schließlich wird das Denkorgan mit seinen Veränderungen vom Denker-Betrachter wahrgenommen, der seinerseits nicht mehr Gegenstand der Wahrnehmung sein kann".*

Als Folge jeder Debatte um die Wahrnehmung von Wirklichkeit kommt auch der Definition von Wahrheit eine wesentliche Bedeutung zu. Der im gängigen Sprachgebrauch genutzte Wahrheitsbegriff setzt eine beobachterunabhängige Welt voraus, in der Übereinstimmung zwischen dem erkennenden Geist und der Sache postuliert wird, was aus philosophischer Sicht eine extreme Vereinfachung ist. Darüber noch hinaus gehend sollte es nach Heinz von Förster das Ziel sein, den Begriff der Wahrheit selbst zum Verschwinden zu bringen, weil dessen Verwendung katastrophale Folgen habe. Der Begriff von Wahrheit erzeugt demnach den der Lüge (21), er trennt Menschen in jene, die Recht haben und in diejenigen, die im Unrecht sind. Wahrheit und Lüge bedingen sich gegenseitig, wer von Wahrheit spricht, macht sein Gegenüber automatisch zum Lügner.

Phänomenologische und konstruktivistische Methoden gehen beim Erkunden der Realität hinsichtlich ihres Wahrheitsgehalts grundsätzlich von einer Beeinflussung des Wahrgenommenen im Prozess der Wahrnehmung durch den Wahrnehmenden aus. Um zu Husserls *'transzendentalem Ich'*, also zum puren Bewusstsein des Wahrnehmenden zu gelangen, hat eine Dekonstruktion des Wahrgenommenen zu erfolgen. Es ist also alles zu entsorgen, was nicht notwendigerweise gedacht werden muss, betreffend subjektive Erfahrungen, Vorurteile, kulturelle und historische Beeinflussungsfaktoren sowie erlerntes Wissen. Hierfür ist die Deutung der Philosophie im Sinne Wittgensteins als Tätigkeit statt als Lehre hilfreich. So liegt für Wittgenstein der Zweck von Philosophie in der Aufstellung von Handlungsanweisungen, wie gedacht werden muss, also in der Konstruktion von Denkanweisungen, um letztendlich Klarheit hinsichtlich der Abgrenzung von Sagbarem und nicht Sagbarem zu erlangen (22).

Während die Beschäftigung mit der Welt der Dinge außerhalb des menschlichen Körpers, dem griechischen *'phainesthai'*, also den Phänomenen, lange Zeit nur im philosophischen Bereich erfolgte, führten die naturwissenschaftlichen Erkenntnisse über organische Abläufe des menschlichen Körpers im 20. Jahrhundert immer mehr in die Richtung, jede Form subjektunabhängiger Welt aufgrund eben dieser neuen Einsichten gänzlich zur Illusion zu erklären. Natürlich existieren auch zu dieser Weltsicht konträre Stimmen, die Norbert Bischof folgendermaßen zusammenfasst:

> *„Macht man es sich nicht doch zu einfach, wenn man die Wirklichkeit zwar mit dem geringschätzigen Lächeln dessen, der es besser weiß, in Anführungszeichen setzt, sie zwischen den Zeilen aber als unverzichtbare Basis des Gesprächs mit einer nach wie vor als real vorausgesetzten Lesergemeinde weiterbenützt?" (23).*

Die diesbezüglich konträren Ansichten werden weiterhin bestehen, ihre genaue Erörterung ist an dieser Stelle nicht zielführend, denn es geht bei der hier dargestellten Methode ohnehin nicht um den Beweis ihres gedanklichen Hintergrundes. Vielmehr ist es das Ziel therapeutischer Interventionen, mittels Kommunikation eine Sicht der Gegebenheiten zu entwickeln, in welcher diese *'subjektiven Realitäten'* durch den Betroffenen gestaltbar werden. Die von Bischof kritisierte fehlende Konsequenz des radikalen Konstruktivismus betrifft daher nicht den Bereich der Bezugnahme durch den lösungsfokussierten Ansatz. Hier erfolgt nur eine Berufung auf gewisse Grundideen des konstruktivistischen Gedankenguts, die hilfreich das Leitmotiv unterstützen, nämlich die ***Nützlichkeit***, erkennbar am Ergebnis in Form einer Lösung.

Da es bisher keinen gültigen Beweis für die Richtigkeit einer bestimmten Sicht von Realität gibt, ist es legitim und wissenschaftlich gesehen vernünftig, im Kontext von Therapie denjenigen Hintergrund zu wählen, der am wahrscheinlichsten ein für den Klienten positives Ergebnis unterstützt. Die Konstruktion bestimmter sprachlicher Ausdrucksformen bringt nachweislich eine derartige Änderung der Weltsicht, dass eine Verbesserung der Befindlichkeit, vielfach aufgrund dann wieder möglicher eigener Aktivität, die Folge ist. Das Konstruieren von Wirklichkeit erweist sich demnach zumindest in diesem speziellen Kontext als hilfreich und nützlich. Ein Nachweis von Richtigkeit der jeweiligen Konstruktionen oder ein Begreifen ihres objektiven Inhalts ist dann nicht mehr erforderlich und die Frage nach einer wie auch immer definierten Wahrheit muss danach ebenso nicht mehr gestellt werden.

Erwin Schrödinger sieht exakte Wissenschaft als *„nie wirklich möglich"* an, weil hierfür nicht die Voraussetzung im Bereich zwischenmenschlicher Kommunikation gegeben sei. *„Schon eine vollkommen sichere, unzweideutige Verständigung der Menschen untereinander ist ein Ziel, dem wir uns immer mehr annähern, das wir aber nie erreichen können"* (24).

Wenn Steve de Shazer in gleicher Weise im Bereich zwischenmenschlicher Kommunikation jegliches objektive Verstehen negiert und nur mehr von ***„mehr oder weniger nützlichen Missverständnissen"*** spricht, kann nur mehr die Wirksamkeit von Verständigung in Beziehungen einen Rückschluss über die tatsächliche Realität von Erkenntnis bringen. Bezogen auf Therapie zeigt sich diese Wirksamkeit im Auffinden von Lösungen des Problems. Der Aspekt der Zieldienlichkeit löst somit den der Wahrheit oder Richtigkeit ab. Im praktischen Ablauf geht es dann, über den Wechsel auf die Ebene der vordergründig reinen Vorstellung, um den Aufbau einer Vision mit Maßstäben für das Erreichen des Gewünschten.

2.2 Systembegriff

„Ich habe keinen Körper, der getrennt ist von den Teilen, die ihm Form verleihen.
Ich kenne keine Teile, getrennt von einem Körper."

Nagarjuna

„Das Wort „systemisch" ist als komparativer Begriff, als Aspektwechselprädikat zu verstehen. Eine systemischere Vorgehensweise, Theorie, Methode, Intervention ist dann gegeben, wenn die neue Vorgehensweise in stärkerem Ausmaß als die alte erlaubt, von der Zuschreibung von Eigenschaften an Systemelemente abzusehen, zugunsten der Betrachtung von Relationen (als kleinster Zusammenhang), Strukturen (als Gesamtheit von Relationen), Kontexten (als veränderlicher Rahmen, in dem Strukturen betrachtet werden) und Dynamiken (als die Art und Weise der Figuralitäten der Veränderung von Struktur)"

Matthias Varga von Kibéd

Die Entwicklung des Systembegriffs basiert auf Erkenntnissen der Kybernetik, einer Steuerungslehre technischer Systeme, die wiederum aus der Verbindung von Elektronik und Biologie entstanden ist. Der Mathematiker Norbert Wiener stellte in den 40er Jahren am Massachusetts Institute of Technology bei der Untersuchung von Servo-Mechanismen Ähnlichkeiten zum menschlichen Nervensystem fest, was die Suche nach Synthese zwischen elektrischen und biologischen Vorgängen anstieß. So begann die gezielte Untersuchung der Wechselwirkungen vernetzter Phänomene in Abwendung von den deduktiven Verfahren der klassischen Physik, die hauptsächlich isolierte Einzelphänomene analysiert hatte.

Der Biologe und Systemtheoretiker Ludwig von Bertalanffy definierte ein System als *„Gesamtheit interagierender Elemente, in der jede Veränderung eines Elements Veränderungen bei allen anderen Elementen nach sich zieht". Hieraus* folgt, dass es keinen Sinn macht, ein Element durch einen Katalog von Eigenschaften für sich zu verstehen, weil es nur in einem Beziehungsgeflecht zu den anderen Elementen des Systems existiert. Diese Begriffsverschiebung bewirkte in vielen Wissenschaftsbereichen die Untersuchung komplexer Systeme und führte zu umwälzenden neuen Einsichten sowie letztlich zur Konstruktion von sich selbst regulierenden Maschinen.

Auch im Kontext von Psychotherapie fanden die neuen Denkansätze in unterschiedlicher Weise Berücksichtigung (25). Während die klassische Psychoanalyse primär eine Theorie intrapsychischer Energetik ist, bei der wechselseitige Abhängigkeiten zwischen Individuum und Umwelt eher vernachlässigt werden, bezieht das systemische Denken diese Wechselbeziehung und damit den Informationsaustausch, also die Kommunikation mit ein. In systemtherapeutischer Hinsicht wird ein einzelner Mensch beschrieben in seinem Verhalten im Kontext, also in seinem Lebenszusammenhang. Individuen und Umwelt werden in ihrer wechselseitigen Bezogenheit gesehen, zirkuläres Verständnis von Beziehungsprozessen in Form von Regelkreisen ersetzt das lineare Kausalschema einer Ursache-Wirkungs-Beschreibung. Die zirkuläre Sichtweise verschiebt den Blickpunkt vom Individuum auf die Beziehungen zwischen Individuen. Eigenschaften werden daher nicht mehr als statisch gegeben, sondern als kontextabhängig und entsprechend änderbar eingestuft.

Ein System ist aus dieser Sicht nicht nur eine Gesamtheit oder ein Aggregat voneinander unabhängiger Elemente, weil die Teile außerdem noch miteinander in ständiger Interaktion stehen. Elemente definieren sich eigentlich über ihre Interaktionen, welche damit elementarer sind als die Elemente selbst. Daher wird der Mensch laut Martin Buber erst am *Du* zum *Ich*, das Unbewusste ist nicht in den Menschen, sondern zwischen ihnen. So wie Eigenschaften nicht statisch, sondern kontextabhängig sind und nur über das Gesamtmuster der Interaktionen innerhalb des Systems verstanden werden können, entsteht nach Buber das *Ich* erst aus der Beziehung zu Gegenständen oder zum Gegenüber, es ist nicht an sich gegenstandsartig (26).

Im Gegensatz zu der in der systemischen Therapie vielfach anerkannten Homöostase-Theorie, wonach Systeme ständig bestrebt sind, einen homöostatischen Zustand zu Lasten einer nötigen Anpassung an Umweltfaktoren aufrecht zu erhalten (27), basiert lösungsfokussierte Therapie auf der Idee ständiger Bewegung und Veränderung. Es geht daher bei der Konstruktion von Lösungen nicht darum, den Gleichgewichtszustand zu stören, um dadurch eine bessere Neuorganisation zu bewirken. Vielmehr wird das Ziel verfolgt, im gegenwärtigen problematisch definierten Zustand nützliche Verhaltensweisen und angenehme Momente zu finden. Primär wichtig ist bei lösungsfokussierter Therapie also die Ausrichtung auf das Positive im Negativen. Die Frage nach der richtigen oder falschen Wahrnehmung wird ersetzt durch die nach Nützlichkeit und Erkenntnis. Statt nach *wahr* oder *falsch* wird danach gefragt, ob das, was als wahr angenommen wird, für den Betroffenen *passt* oder vielmehr in der Fachdiktion ***,viabel'*** ist.

Systemisches Arbeiten ist grundsätzlich gekennzeichnet durch

- ein maximales Fokussieren auf Unterschiede und Interaktionen statt auf Eigenschaften und Zuschreibungen derselben an Akteure,
- die Berücksichtigung einer maximalen Anzahl von Kontexten und Perspektiven, sowie
- ein möglichst geringes Ausmaß an Definition der Beobachterperspektive.

Ein weiteres Spezifikum lösungsfokussierter Kurzzeittherapie betrifft den Umfang dessen, was als therapeutisch nützlicher Kontext definiert wird. So berücksichtigt man innerhalb der Fülle möglicher Systeme, mit Blick auf Minimierung und Simplizität, nur das System genau, welches zur Problemlösung mindestens erforderlich ist. Umfangreichere Systembetrachtungen, die ebenso Lösungen bewirken könnten, werden außer Acht gelassen (28).

Außerdem deutet man bei systemischem Vorgehen die Symptome von Klienten nicht als Eigenschaften von Einzelpersonen, sondern als interaktive Muster des gesamten sozialen Systems, vielfach des Familiensystems. So wurde die *Familientherapie* durch die Übertragung von Erkenntnissen der Systemtheorie auf den Bereich der Psychotherapie überhaupt erst ermöglicht. Ausgangspunkt war ursprünglich der Ersatz des Individuums durch die Familie und der Psyche durch das System. Die Familie wurde zum *Patienten* gemacht, und dem Therapeut kam dabei die Rolle des Beobachters zu, wobei nicht von einer Einwirkung auf das System ausgegangen wurde. Eine derartige Verschiebung des Eigenschaftsprinzips von der Einzel- auf die Systemebene bedeutet jedoch einen Umgang mit Systemen wie zuvor mit Einzelpersonen, was einem unsystemischen Arbeiten auf lediglich höherer Stufe gleich kommt. Außerdem entspricht die Trennung von Subjekt und Objekt längst nicht mehr dem heutigen Wissensstand, da der Einbezug des Therapeuten oder seines Teams in das System der Familie und die Berücksichtigung der wechselseitigen Beeinflussung mittlerweile absolute Notwendigkeit sind.

Wieder andere Schulen mit strukturalistischem Hintergrund untersuchen speziell die sich wiederholenden Sequenzen im Familiensystem. Solchen Symptomen werden dann Funktionen oder metaphorische Information zugeschrieben, um dadurch eine Landkarte der Familienstruktur zu erstellen. Probleme liegen aus dieser Sicht meist in dysfunktionalen Hierarchie-Strukturen der Familie.

Nach lösungsfokussiertem Ansatz wird, im Gegensatz zur traditionellen Familientherapie mit ihrer Fokussierung auf das Primärsystem *Familie,* die Interaktionssituation des Klienten mit dem Therapiekontext, sozusagen die *,Therapie-als-System'* (29) untersucht. Diese *therapeutische Realität* entsteht aus dem kommunikativen Abgleich der Sichtweisen der Beteiligten. Es erfolgt also eine Zusammenführung der Realitätskonstruktion des Klienten mit der Interpretation des Therapeuten. Unter Berücksichtigung der Prinzipien von Äquifinalität und Multifinalität (30) wird hierbei das Kausalitätskonzept als wenig nützlich beiseite gelassen und eher von Akausalität ausgegangen. Realität wird zielorientiert und großteils über Beschreibungen statt über Erklärungen konstruiert.

Aus lösungsfokussierter Sicht wird neben dem sozialen Kontext auch noch der konstruktivistische Bezugsrahmen in Form sprachphilosophischer Ideen von Strukturalismus und Poststrukturalismus mit einbezogen. Eine Therapie vor einem solchen Hintergrund definiert Realität als Ergebnis linguistischer Prozesse, über die ein Konsens besteht. Bei der Entwicklung der lösungsfokussierten Kurzzeittherapie erfolgte nach dem Wechsel vom Strukturalismus zum Poststrukturalismus bezüglich der Realitätswahrnehmung eine Umkehrung der Prioritäten. Alle Bemühungen zur Konstruktion von Lösungen basierten ab diesem Zeitpunkt auf der Grundannahme, dass nicht soziale Bedingungen sprachliche Kommunikation schaffen, sondern aufgrund von Worten sozialer Kontext entsteht (31). Zusätzlich wurden zwei Grenzen innerhalb der Systembetrachtung entfernt: Zwischen Klient und Problem sowie Klient und Therapeut (32). Diese wesentliche Veränderung der Beziehungen führte zum Wegfall jeder Möglichkeit einer Definition von Widerstand (33). Sobald nämlich Klient und Therapeut als ein gemeinsam interagierendes System betrachtet werden, die ein für alle akzeptables Ergebnis konstruieren, können Ideen von Widerstand des Klienten gegen eine einseitige Lösung des Therapeuten nicht weiter existieren.

Der Prozess lösungsfokussierter Kurzzeittherapie gestaltet sich daher folgendermaßen: In einem Spiel von Frage und Erklärung werden Begriffe für beide Seiten dadurch verständlich gemacht, dass die vorerst reinen Aussagen hinsichtlich der subjektiven Verwendung so lange beschrieben werden, bis schließlich eine Einigung auf bestimmte Interpretationen erfolgen kann. Diese gemeinschaftlich entwickelten Deutungen werden als *Fehlinterpretationen* bezeichnet, da der Zugang zur objektiven Wirklichkeit ohnehin nicht möglich ist und im Vordergrund mehr die Nützlichkeit der Sichtweise steht. Die Therapie ist ausgerichtet auf Konsens über die Art von Fehlinterpretationen, die sich am ehesten hilfreich auf die weitere Lebensgestaltung des Klienten auswirken, also dessen Probleme lösen. Im Prozess selbst erfolgt eine Untersuchung der gegebenen Interaktionen mit zwei vorrangigen Zielen: Einerseits sollen Ausnahmen vom Problem gefunden werden, die einen wirklichen Unterschied machen, andererseits geht es darum, bisher nicht beachtete Ursprungsmodelle von Lösung auszuforschen, um diese dann auszubauen. Das Ende der Therapie ist erreicht, sobald der Klient Besserung als für ihn ausreichend artikuliert.

2.3 Konstruktivismus

„Wenn es nur eine einzige Wahrheit gäbe,
könnte man nicht hundert Bilder über dasselbe Thema malen."
Pablo Picasso

„Erst die Theorie entscheidet darüber, was man beobachten kann."
Albert Einstein

Grundlage der systemischen Weltsicht ist der Konstruktivismus, der die Welt oder vielmehr das, was vom jeweiligen Beobachter für die Welt gehalten wird, nicht als Ursache von dessen Wahrnehmung, sondern als deren Resultat ansieht. Ein Objekt wird also nach systemischer Erkenntnistheorie nicht als etwas angesehen, das es *gibt*, sondern als etwas, von dem man nur dann sinnvoll sprechen kann, wenn man es in Beziehung zu demjenigen setzt, der es erkennt. Aus diesem Grund kann Wirklichkeit niemals losgelöst vom Betrachter gesehen werden, es erfolgt also keine Trennung von Beobachter und Beobachtetem. Der naive Realismus, dem wir in der Alltagswirklichkeit wie selbstverständlich unterliegen, wird von der konstruktivistischen Philosophie radikal in Frage gestellt. Kernfrage des Konstruktivismus ist es, auf welche Weise ein Mensch aktiv an der Konstruktion seiner eigenen Erfahrungswelt Anteil hat. Erkennen wird definiert als ein Vornehmen von Unterscheidungen durch das erkennende Subjekt, wobei Orientierung und Überleben ohne diese Fähigkeit nicht möglich wären.

Der lösungsfokussierte Ansatz nutzt gewisse Grundideen des Konstruktivismus bei der Betrachtung von Kommunikation, also hinsichtlich der Abläufe auf der Sprachebene. Sprache spiegelt hierbei die momentane Realität des Benutzers, er konstruiert die Bedeutung der Begriffe kontextabhängig in für ihn passender Weise. Grundlegende Bedeutungen sprachlicher Aussagen werden daher weder vorausgesetzt, noch genauer untersucht, vielmehr geht es um die jeweilige Nutzung von Sprache im Kontext. Eine Bedeutung kann nämlich erst durch Verhandlung innerhalb eines spezifischen Kontexts erlangt werden. Das konstruktivistische Element bezieht sich also auf die, an den jeweiligen Kontext angepasste Art der Nutzung von Sprache in Form unterschiedlicher Bedeutungsgebung.

Das ***Sprechen über ein Problem*** kann auf viele unterschiedliche Arten erfolgen. Wenn Klient und Therapeut es schaffen, den dabei entstehenden ***Unterschied*** für sich arbeiten zu lassen, verhandeln sie miteinander und antworten aufeinander, anstatt nur reflexartig zu reagieren. Der Therapeut muss also einen Punkt oder ein Element aus der Geschichte des Klienten herausfiltern, der oder das es ermöglicht, den Unterschied auf genau diese Art wirksam zu nutzen. In jedem Gespräch gibt es viele mögliche Punkte, die eine Option zur Unterscheidung in sich tragen, die wiederum eingesetzt werden kann, um einen wirksamen Unterschied zu machen.

Im Ablauf des Gesprächs schildern Klienten ihr Problem, ihre bisherigen Lösungsversuche und auf gezieltes Nachfragen hin auch die problemfreien Zeiten. Aus dieser Schilderung ist jene Handlung, Aussage oder Ansicht auszuwählen, die nicht der Logik der Situationsdefinition folgt, die also „unentscheidbar“ ist (34) Nur ein solches Element eignet sich zur Dekonstruktion dieses problematischen Denkrahmens und damit zur Konstruktion einer Lösung.

Die Regeln, nach denen Klienten ihre Realität konstruieren, sind am ehesten über Konfusionstechniken in der Tradition Milton Ericksons über zu dekonstruieren: Der Klient wird bezüglich seiner bisher dem Problem zugeschriebenen Bedeutung derart verwirrt oder verunsichert, dass anschließend eine nützlichere Neukonstruktion dieser Bedeutung erfolgen kann (35). Die Bedeutungsänderung kann sogar so weit gehen, dass sich eine neue Aufgabenstellung ergibt, die das ursprüngliche Problem entweder nebenbei löst oder bedeutungslos werden lässt.

2.4 Das Modell der Kausalität

„Wenn die Ursache wegfällt, entfällt auch die Wirkung."

Thomas von Aquin

„Die Durchführung von Vergangenheitsreisen impliziert einen gewissen Erklärungszusammenhang, nämlich den, dass jetziges Erleben linear – kausal mit der Vergangenheit zu tun hat, was außer durch Behauptung durch nichts belegt ist."

Gunther Schmidt

Wenn Menschen es nicht schaffen, ein Verhalten zu ändern, wenden sie sich oft der Erklärung dieses Verhaltens zu, was jedoch meist keine Veränderung bewirkt. Dies gilt nicht nur für Klienten als Betroffene, sondern auch für Therapeuten. Während der medizinische Ansatz bei Krankheiten, die eine Folge physiologischer Prozesse sind, wie beispielsweise das Wirken von Bakterien, mit konvergierendem Denken große Erfolge hat, ist im psychosozialen Bereich divergierendes Denken erforderlich, welches unterschiedliche Perspektiven über das Problem bei der Suche nach geeigneten Lösungen mit einbezieht.

Bei der Veränderung von emotionalem Empfinden und Denken ist das Kausalitätsdenken wie in der Physik kein hilfreicher mentaler Hintergrund. Eher geeignet erscheint hierbei die Quantenmechanik. Das Wirkungsquantum als universelle Naturkonstante ist nicht mehr teilbar und stellt eine unüberwindbare Grenze für jede Form kausaler Weltbeschreibung dar, die Natur erweist sich als nicht kontinuierlich. Mehr als ein Jahrhundert nach den Anfängen dieser neuen Endeckungen hat sich allerdings, trotz mathematisch exakten Naturbeschreibungen im kleinsten Rahmen, das daraus resultierende Weltbild zum Verständnis von Realität noch kaum durchgesetzt. Weiterhin werden Ereignisse der Gegenwart großteils über Vorfälle der Vergangenheit begründet. Im Bereich von menschlicher Interaktion ist dies zwar schon lange kein haltbares Konzept mehr, stellt aber die Konsensusrealiät dar. Nach Wittgenstein ist die Berufung auf linear-kausale Zusammenhänge in

Form eines Kausalnexus ein moderner Aberglaube, dennoch hält sich das diesbezügliche Weltbild hartnäckig.

Strukturalistische Denkweisen und die Annahme von Analogien zur somatischen Medizin führen zur Deutung von Problemen als *ursachenbedingt* im Sinne linearer Kausalität. Der lösungsfokussierte Ansatz negiert keineswegs die Existenz von Ursachen im Bereich zwischenmenschlicher Konstellationen, das mechanische Modell der Ursachenzuschreibung und Symptomatik ist jedoch aus dieser Sicht kein optimales Konzept der Problemlösung. Erst die Abwendung von der Untersuchung des Problems sowie dessen linear-kausaler Begründung oder zumindest ein Bezweifeln des bisherigen Verständnisses von Problem und seiner Herleitung ermöglichen eine Neuausrichtung in der Beschreibung des Lebens. Laut Wittgenstein darf in den jeweiligen Betrachtungen *„...nichts Hypothetisches sein ..... Alle Erklärung muss fort und nur Beschreibung an ihre Stelle treten"*. (36)

Lösungsfokussierte Kurzzeittherapie ist aufgrund der fehlenden Ursachenzuschreibung mehr auf Personen, Situationen oder soziale Systeme der Gegenwart ausgerichtet. Die Gründe für die Fortdauer und Aufrechterhaltung eines Problems werden in dem Kontext oder Setting vermutet, in dem es sich zeigt, sowie in den Erwartungen des sozialen Umfelds. Die Änderungen, die zu einer Lösung des Problems führen können, kommen daher auch aus diesen Bereichen und nicht aus der Vergangenheit.

Wenn ein Ereignis der Vergangenheit linear-kausal die Ursache für ein Problem in der Gegenwart wäre, würde dieses Problem permanent existieren und es wären keine Ausnahmen auffindbar, was jedoch nicht der therapeutischen Realität entspricht. Das Ursache-Wirkungs-Prinzip kann nicht wissenschaftlich haltbar erklären, wieso das Auffinden von Problemausnahmen immer möglich ist. Eher kann beispielsweise mit Autosuggestion das Gegenteil bewiesen werden, dass nämlich die Gegenwart die Vergangenheit bestimmt und nicht umgekehrt.

Der Ausdruck *causa* hat neben der Bedeutung von Ursache auch noch den von Schuld. In psychosomatischen Konzepten mit linear-kausaler Denkweise ergibt sich daher zusätzlich noch das Problem des Empfindens von Schuld auf Seiten des schon durch Krankheit oder Problematik belasteten Klienten. Der einzig erkennbare Vorteil einer Ursachenzuschreibung liegt in der Entlastung von Verantwortung, wenn diese durch die Konstruktion eines sinn- und orientierungsgebenden Erklärungszusammenhangs auf nicht selbst verschuldete Auslöser abgegeben werden kann (37).

Die hypnotische Überzeugung, dass eine gefundene Deutung, die zu einer Lösung geführt hat, die richtige war, ist selten zutreffend. Sie ist meist nur eine passende Option, bestätigt durch ihre heilsame Wirkung, aber gleichzeitig eine von anderen, eventuell genauso passenden Varianten. Es handelt sich hierbei um eine kognitive Fehlleistung, bedingt durch das menschliche Bedürfnis nach kausal erklärenden Denkweisen. So sind auch, wie von Mathias Varga von Kibéd vielfach zitiert *„Kopfschmerzen kein Aspirinmangel und die Wirksamkeit von Aspirin kein Hinweis auf das Fehlen der Substanz im Körper"*.

Kausale Schlussfolgerungen sind eventuell ein hilfreicher Mythos, aber keine Feststellung von Wirklichkeit, sie sind nicht durch Wissen begründet, sondern durch gedankliche Fehlschlusshaltung. Wenn X durch Y verschwindet muss man nicht unbedingt von einer kausalen Verbindung zwischen beiden ausgehen.

Aus systemischer Sicht wird unter der Lösung kein dauerhafter oder endgültiger Zustand verstanden, sondern vielmehr eine Disposition, von der aus weitere Schritte eingeleitet werden können. Lösungen im psychischen Bereich entstehen eher durch eine Orientierung hin auf den Lösungsbereich, als über die Suche nach den Ursachen des Problems. Über die richtige Zielvorstellung wird mehr Energie mobilisiert, als über Ergründen oder vermeintliches Erkennen von Ursachen einer Störung. Darüber hinaus handelt es sich bei den Vorstellungen von Ursachen meist um Deutungen, Überzeugungen oder Konstrukte, selten jedoch um objektive Tatsachen.

Die Kognitionsforschung weist immer wieder darauf hin, dass Erinnerungen keine Aufzeichnungen von Tatbeständen sind, sondern in einem kreativen Prozess geformt werden und sich auch wieder verändern können. Außerdem ist die *Suggestibilität des Gedächtnisses* in Betracht zu ziehen, ehe man von subjektiven Erinnerungen auf Tatbestände schließt. Weiters ist die Trennung von Ursache und Wirkung vielfach nicht eindeutig möglich, wie schon Nietzsche in der Erkenntnismetapher darstellte. Ähnliches beweist auch die *magische Kausalität*, bei der zeitliche Aufeinanderfolge mit tatsächlicher Verursachung verwechselt wird, was im kindlichen oder primitiven Denken häufig der Fall ist.

Obwohl in vielen Fällen Aktionen der Gegenwart in Form entsprechender Folgen auf einen selbst zurück geworfen werden, sind solche Konsequenzen oft ebenso schwer zu verifizieren wie ihre Ursachen. Allerdings stärkt der Blick auf die Konsequenzen eigener Handlungen das Gefühl von Verantwortung, während Fokussierung auf die Traumata der Kindheit als Ursache gegenwärtiger Schwierigkeiten dieses Gefühl eindeutig schwächt.

Auch eine Eingebundenheit in Familienkonstellationen, die dem Einzelnen eine gewisse Art von Handlungszwang quasi auferlegen, enthebt ihn nicht der Konsequenzen, denn die Folgen des eigenen Handelns gehören zur Wirklichkeit. Konsequenzen kann man so auch als in die Zukunft verlegte Ursachen sehen. Während es meist keine eindeutig festlegbaren Ursachen von Konstellationen der Gegenwart gibt, so sind die Konsequenzen von Handlungen meist relativ sicher. Der wesentliche Unterschied besteht darin, dass man Ursachen ausgeliefert ist, da sie von außen kommen, während man die Konsequenzen selbst verursacht und auch tragen muss. Beim Betrachten der vorhandenen Wirkung sieht man also nicht eine unabänderbare Tatsache, sondern sich selbst als Urheber, woraus sich ein aktivierbares Potenzial ergibt, welches im lösungsfokussierten Ansatz in vielerlei Hinsicht genutzt wird.

Eine konkrete Problemanalyse mit genauer Untersuchung eventueller Ursachen kann unter Umständen eine Möglichkeit der Problemlösung sein, sie ist jedoch nicht für diese notwendig oder gar deren Voraussetzung. Statt zu analysieren, was zur Lösung führen könnte, wird bei der lösungsfokussierten Kurzzeittherapie nach Ausnahmen vom Problemzustand gesucht, wobei mehr Aufmerksamkeit auf die Analyse der Handlungen dieser Ausnahmezeiten gelegt wird. Diese so genannten *‚Unterschiede'* beinhalten die Ressourcen, die für eine konstante Lösung notwendig sind, und die dann entsprechend für Therapiezwecke eingesetzt werden.

Das minimalistische Prinzip des lösungsfokussierten Ansatzes bezieht sich auch auf die Erklärungen und Deutungen von Problematik und Veränderungen. Hierbei sind niemals komplexe Beschreibungen einzuführen, wenn einfache oder gar keine Definitionen dasselbe Ergebnis bringen. Langwierige Analysen und Kausalherleitungen sind in den seltensten Fällen hilfreich, um herauszufinden, was der Klient will und wie er den kürzesten Weg dorthin findet.

2.5 Sprache

„Von daher rühren auch die meisten Streitigkeiten, indem die Menschen ihre Gedanken nicht richtig darstellen oder die Gedanken des anderen falsch deuten."

Spinoza

„Jeder Versuch sich mitzuteilen, kann nur mit dem Wohlwollen des anderen gelingen."

Max Frisch

Ein System kann neben zahlreichen anderen Deutungsmöglichkeiten auch über linguistische Interaktionen untersucht werden. Bei dieser Option des sprachlichen Zugangs beobachten lösungsfokussierte Kurzzeittherapeuten die verbalen Sequenzen im Umfeld des Symptoms ausschließlich mit dem Ziel, die jeweiligen Verhaltensmuster zu identifizieren. Funktion oder Hintergründe des beobachteten Verhaltens, sowie eventuell Unausgesprochenes werden nicht analysiert. Ein anders geartetes Vorgehen würde nach Steve de Shazer *„dahinter oder darunter Verborgenes für grundlegender halten als das, was in der Therapie tatsächlich beobachtet werden kann"*. Stattdessen plädiert er dafür, den metaphorischen Erklärungen hinter den Wörtern keinen Vorrang gegenüber der Sprache zu lassen, weil damit verborgen und verdunkelt würde *„was in jeder Therapie am leichtesten zugänglich ist, nämlich das Gespräch"* (38)

Grundüberlegungen zur lösungsfokussierten Herangehensweise bei Analysen sprachlicher Interaktionen sind die Folgenden: Neben den Dingen an sich gibt es die Ebene des Sprechens über die Dinge. Man kann keine Erkenntnis über die Welt der Dinge erhalten, ohne sich in die Welt der Beschreibungen zu begeben. Damit ist Sprache neben ihrer Funktion als Kommunikationsmittel auch als Wahrnehmungsorgan zu deuten. Ein Problem ist demzufolge eine bestimmte Art der Strukturierung von Worten um ein bestimmtes Thema herum, das ohne diese sprachliche Organisation gar nicht bestünde oder ganz anders aussehen würde. Schon der Begriff ***Problem*** an sich ist aus so einer Sicht problematisch, denn mit dieser Bezeichnung wird bestimmten Tatsachen, Strukturen oder Ereignissen ein negativer Wert zugeschrieben und anschließend wird nach positiv definierten Lösungen gesucht. Beide Bewertungen sind jedoch subjektiv und liegen nicht objektiv in den Umständen, wie Wittgenstein treffend darlegt: *„Der Sinn der Welt muss außerhalb ihrer liegen. In der Welt ist alles wie es ist und geschieht alles, wie es geschieht; es gibt in ihr keinen Wert – und wenn es ihn gäbe, so hätte er keinen Wert"* (39).

Aus der Notwendigkeit Sprache zu nutzen ergeben sich ständige Verwechselungen von Beschreibung, Kausalerklärung und Ereignis. In der Kommunikation mit anderen ist man auf das Werkzeug der Sprache angewiesen - Gedanken entwickeln sich über Sprache als Folge menschlichen Verlangens nach Beschreibungen und Erklärungen. Meist wird jedoch vergessen, dass die Schilderung eines Zustands nicht mit diesem Zustand gleichzusetzen ist. Ebenso muss die Beschreibung von Vorkommnissen oder Befindlichkeiten im Rahmen einer Therapie keineswegs bedeuten, dass die geschilderten Empfindungen im jeweiligen Moment nochmals nachempfunden werden. Es erfolgt daher sehr oft eine unwillkürliche Verwechslung von Ontologie und Grammatik, eine Vermischung von sprachlicher mit natürlicher Realität, von Form und Struktur.

Erst wenn das Sprechen über Gegebenheiten und Befindlichkeiten nicht mehr mit den Ereignissen und Gefühlen selbst verwechselt wird, bleibt der rein sprachliche Kontext übrig, und die Therapie erfolgt über Worte, Mimik, Gestik und Schweigen. Doch selbst dann besteht noch die Gefahr einer Verwechslung von Ontologie und Erkenntnistheorie. Es darf nicht übersehen werden, dass Begriffe wie *‚Therapiegespräch'* oder allgemeiner *‚Konversation'* lediglich Werkzeuge des Denkens sind. Ihre Nutzung anstelle des Denkens führt zu einer Verschiebung vom Gebrauch ***als*** Etwas zum ***ist***. Aufgrund der grammatischen Struktur des Wortes *‚ist'* als Symbol für *‚ist gleich'* wird das ursprünglich hilfreiche Konzept einer bestimmten Sichtweise einer Tatsache über die Sprache verfälscht. Jede weitere Nutzung entspricht dann nicht mehr der eigentlichen Bedeutung. Eine Nutzung des Wortes *‚ist'* im Sinne von Gleichheit / Identität erweist sich bei *‚zwei mal zwei ist vier'* angemessen, bei *‚eine Rose ist rot'* dagegen nicht. Im Falle von Therapie *‚ist'* Konversation nicht *‚gleich'* Therapie, denn nicht die Konversation an sich ist der heilende Faktor. (40)

Doch selbst in solch einem Fall kann ein wichtiges therapeutisches Stilmittel der lösungsfokussierten Kurzzeittherapie, die Dekonstruktion der Bedeutung eines Begriffes, hilfreich genutzt werden. Bei Gleichsetzung von Therapiegespräch mit Therapie wird der Handlungsaspekt fokussiert, im besonderen Fall die Interaktionen zwischen Therapeut und Klient. Das aktive Verhandeln der Gesprächspartner mit dem Ergebnis von konstruktivistischem *‚Bedeutungs-Geben'* kann beim Klienten letztlich doch noch zu genau jener notwendigen Haltungsänderung führen, die nützliche Handlungen oder Änderungen im Verhalten ermöglichen.

Wenn Wittgenstein die Welt des Glücklichen eine Andere nennt, als die des Unglücklichen, dann bezieht sich dieses ***Andere*** auf die Änderung der Form und nicht der Struktur. Auch wenn oft versucht wird, über eine Absicht die Wirklichkeit zu verändern, so ist dies nicht möglich. Laut Wittgenstein entspricht das einer Verwechslung von Absicht und Wille. Absicht geht einer Handlung voraus und beinhaltet, dass sich etwas Bestimmtes ereignet. Damit hat sie jedoch mit dem, was danach geschieht, nichts zu tun. Wille dagegen ist das, was sich zugleich mit, beziehungsweise in der Form von Handlung zeigt. Um den eigenen Willen zu erkennen, muss man also beachten, *wie* man handelt.

Die Anerkennung von Tatsachen ändert die Einstellung zu diesen. Die Änderung der Beziehung zu Bestehendem kann wiederum den Raum der Möglichkeiten ändern und Neues bewirken. Therapeutische Methoden ändern zunächst nicht die Tatsachen der Welt, sondern die Art und Weise, wie wir sie wahrnehmen. Die eigentliche Wandlung besteht also nicht im Umgestalten der Realität, sondern im Berichtigen der eigenen Haltung, basierend auf dem Anerkennen des Gegebenen. Die Wende zu Lösungen ist ein Öffnungsprozess in eine neue Richtung, und diese Haltungsänderung kann in der Folge auch tatsächlich die Gegebenheiten wandeln. Der Korrektur der inneren Haltung folgt dann eine Verhaltensänderung im Äußeren.

Wittgenstein befasst sich mit lebendigem Sprechen, bei dem Bedeutung ohne irgendeine Art von Codierung oder Verschlüsselung von unterschwelligen Botschaften im Prozess der Übermittlung konstruiert wird. Daher können, aufgrund ihrer vielfältigen Nutzungsmöglichkeiten, auch keine Regeln für den Gebrauch von Worten aufgestellt werden.

Wahrnehmung, Definition und damit Bedeutungsgebung verändern sich über den Vorgang des Sprechens und sind dabei bewusst manipulierbar. Genau bei dieser Veränderung von Bedeutung setzt losungsfokussierte Therapie an. Hier empfiehlt sich außerdem, die durch das Gespräch bewirkten kognitiven Erkenntnisse anschließend in Gefühle und dann in Handlungen umsetzbar zu machen.

Problemsprache beinhaltet vom Gesprächsverlauf her eine Abfolge von Tatsachen. Nach traditionellem westlichem Verständnis fordert dies geradezu heraus, nach dahinter Versecktem und kausalen Zusammenhängen zwischen den Tatsachen oder dem zugrunde liegenden Problem zu suchen (41), statt nur die Oberfläche einer Aussage zu sehen (42).

Ein ausschließliches Fokussieren auf die reine Aussage birgt zusätzlich die Option eines Richtungswechsels in sich. Die Lösungen von Problemen werden nämlich ebenso über Sprache ermittelt, in diesem Fall über das Finden von Ausnahmen und die Definition dessen, woran man die Lösung des Problems und damit das Erreichen des Ziels erkennt.

Sehr oft ist die wenig nützliche bis schädigende Deutung einer Situation durch den Klienten das eigentliche Problem. In so einem Fall besteht die Möglichkeit, die Logik von Verhalten, Gedanken, Gefühlen und Wahrnehmungen innerhalb des Bezugsrahmens des Klienten zu hinterfragen, um die problematische Konstruktion zu dekonstruieren. Im Prozess der Therapie passiert dies gemeinsam zwischen Klient und Therapeut über das *‚Sprachspiel'*.

2.6 Sprachspiele

„Die Bedeutung eines Wortes ist sein Gebrauch in der Sprache."
„Die Grenzen meiner Sprache bedeuten die Grenzen meiner Welt."
Ludwig Wittgenstein

Lösungsfokussierte Therapie ist eine Methode der Dekonstruktion negativer Haltungen und problematischer Sichtweisen über das Spielen von ***Lösungs-Sprachspielen***. Das Fokussieren auf die Option der Problemlösung mit Hilfe der Wunderfrage führt zu einer Änderung des Blickwinkels und offenbart den Konstruktions-Charakter von Problemen. Das Wunder zeigt den Sinn des Problems auf, es verweist darauf, in welchem Kontext es berücksichtigt werden muss. Aufbauend auf dem bereits Gegebenen wird im Gegenzug etwas Neues, nämlich die Lösung konstruiert. Der Inhalt der Lösung, die Details dessen, *was zu tun ist*, muss hierbei vom Klienten kommen. Der Therapeut dagegen ist der Experte für die technische Strategie und die Art der Umsetzung.

Die lösungsfokussierte Therapie ist von der Methode her beschreibbar als eine besondere Form eines Sprachspiels, bei dem über kooperatives, konsensuelles Aushandeln gemeinsam passende Bedeutungen für Begriffe, Ausnahmen, hilfreiche Aufgaben, Ziele und Lösungen gefunden beziehungsweise konstruiert werden. Im Verhandlungsgespräch zwischen Therapeut und Klient erfolgt eine Zusammenführung verschiedener *Missverständnisse* und *Fehlinterpretationen*, wobei die jeweilige Bedeutung (43) davon abhängt, auf welche Fehlinterpretation des Gesagten sich die Gesprächspartner einigen, welches Missverständnis sie also teilen wollen. Da man nach Wittgenstein nur dann Klarheit zur Bedeutung eines Wortes erhält, wenn man beobachtet, wie die Teilnehmer eines Gesprächs es verwenden, ist das therapeutische Interview eine Abfolge von sich entwickelnden Aktionen der gemeinsamen ***‚Bedeutungsgebung'***.

Menschen bringen bei der Interaktion mit Anderen ständig Bedeutungen hervor. Die menschliche Psyche ist von Natur aus darauf ausgerichtet, Erfahrungen nicht bedingungslos hinzunehmen, sondern ihnen Bedeutung zu geben, oder eine solche notfalls auch zu erfinden, wenn keine offensichtlich schlüssigen Erklärungen auszumachen sind. Im Verlauf eines lösungsfokussierten Gesprächs kann diese Veränderung von Wahrnehmungen, Definitionen und Bedeutungsgebungen bewusst in eine für das psychische und körperliche Wohlbefinden vorteilhaftere Richtung gelenkt werden. Klient und Therapeut verhandeln in einem Sprachspiel über die Art der Bedeutungsgebung, um diejenige Bedeutung zu erarbeiten, die ein für die Lösung erfolgversprechendes Missverständnis in sich birgt. Die Konstruktion eines neuen Verständnisses darf aber nicht darüber hinwegtäuschen, dass damit keinerlei Abbildung einer *wirklicheren* oder *wahreren* Welt erfolgt, sondern ausschließlich der Entwurf einer hilfreicheren Fiktion, in der dem zuvor beklagten Problem keine negative Bedeutung mehr zugeschrieben wird.

Die ständige Veränderung von Realität aufgrund wechselnder Wahrnehmung macht sowohl Probleme wie auch Lösungen zu einer Definitionssache. Diesen beiden Grundbausteinen des therapeutischen Problem-Lösungs-Ansatzes anderer Methoden wird somit dadurch der Boden entzogen, dass eine feste und objektive Grundlage zur Definition von Realität fehlt. Weder besteht aus lösungsfokussierter Sicht eine Verbindung zwischen Problem und Lösung, noch verfügt der Therapeut über Expertenwissen bezüglich der Lebensführung des Klienten. Der Vorsprung des Therapeuten hinsichtlich der Entwicklung der Lage besteht ausschließlich in seiner Fähigkeit, den Ablauf in Richtung einer für den Klienten vorteilhafteren Realitätsdefinition zu beeinflussen. Daher ist es die Aufgabe des Therapeuten, über kreatives Missverstehen der Ausführungen des Klienten den Prozess in eine neue Richtung zu lenken, in der die Wortwahl vorteilhaftere Bedeutungen für den Klienten zulässt. Derartige kreative Missverständnisse ermöglichen Klient und Therapeut die gemeinsame Konstruktion einer Realität, die für den Klienten befriedigender ist als die bisherige. Es geht um das Trennen von gegebenen physischen, ökonomischen oder sozialen Fakten von den Bedeutungen dieser Gegebenheiten für den Klienten. Über die Art der Zuschreibung von hilfreicher Bedeutung wird im Verlauf der Sitzung ständig verhandelt, bezüglich der Fakten ist der Blick auf das Ressourcenpotenzial des Klienten zu lenken, um die Optionen für Veränderung eher sichtbar zu machen. Grundsätzlich bedarf es hierfür einer nützlichen und daher kontextabhängigen Bedeutungsgebung, die ein poststrukturalistisches Verständnis von Sprache voraussetzt.

Nach strukturalistischem Verständnis existiert eine von Beobachtung unabhängige Realität, und Sprache wird dabei als etwas verstanden, das diese Wirklichkeit auf eine bestimmte Weise repräsentiert. Es erfolgt eine Unterscheidung zwischen Dingen und Realität sowie den jeweils dafür genutzten Begriffen. Die Tauglichkeit von Sprache bemisst sich nach diesem Verständnis an ihrer Fähigkeit zur Repräsentation von Realität. Die Bedeutung eines Wortes oder einer Bezeichnung ist bei strukturalistischen Ansätzen nicht gänzlich offensichtlich, es muss daher nach einer darunter liegenden Struktur gesucht werden. Dies erfolgt mittels Interpretation und kann daher nie zu einem Endpunkt gelangen. Aus strukturalistischer Sicht gibt es eine festgelegte Oberflächenstruktur von Sprache mit grundlegend wahren Bedeutungen von Begriffen, wobei übersehen wird, dass auch diese „wahren" Bedeutungen nur das Ergebnis von Kommunikation, also letztlich *,agreements'* sind.

Da sich abgewandelte und an spezifische Situationen angepasste subjektive Sonderbedeutungen aus diesem Verständnis heraus nicht entwickeln dürfen, entfällt somit ein wesentlicher Faktor für Veränderung mit Hilfe sprachlicher Umdeutung.

Aus poststrukturalistischer Sicht hingegen wird der sprachliche Ausdruck in gewisser Weise mit der subjektiven und individuellen Abbildung von Realität gleichgesetzt und Begriffe werden so zu Konstruktionen ihrer Benützer. Ken Wilber fasst den Grundgedanken der postmodernen Bewegung treffend dahingehend zusammen, dass hier *„Interpretation ein Wesensmerkmal des Gewebes des Universums"* sei (44).

Die Bedeutung von Begriffen ist aus dieser Sicht nicht grundlegend festgelegt, sondern sie ist instabil und variiert je nach Benutzer, Adressat und Kontext. Zeichen und Begriffe deuten oder verweisen auf andere Zeichen, wobei innerhalb eines spezifischen Kontexts die Bedeutung der Wörter erst über deren Gebrauch durch die Kommunikationsteilnehmer festgelegt wird. Sie hängt somit davon ab, was im Gesprächverlauf passiert, wie also die *,Verhandlungen'* zwischen Therapeut und Klient über die Bedeutungsgebung ablaufen. Laut Wittgenstein ermöglicht erst der öffentliche Bezugsrahmen Kommunikation über Gefühle und persönliche Erfahrungen derart, dass im Prozess dieses so genannten ***Sprachspiels*** ein Sinn entstehen kann.

In Sprachspielen erhalten und erwerben Wörter, Gesten, Betonungen und andere sprachliche Stilmittel ihre Bedeutung, weshalb Poststrukturalisten die Art der jeweiligen Nutzung von Sprache im Kontext untersuchen. Es erfolgt also eine Analyse des Sprachspiels an sich, weil es innerhalb der Therapie das System ist, welches für eine Untersuchung am ehesten zur Verfügung steht. Im Ablauf des Sprachspiels kann einvernehmlich eine solche Begriffs-Deutung gefunden werden, an die eine neue Bewertung gekoppelt werden kann. Eine solche Änderung von Bedeutung ermöglicht wiederum genau den hilfreichen Unterschied auszumachen, der das Problem löst. Veränderung findet demnach – im Widerspruch zum Alltagsverständnis – innerhalb von Sprache statt. ***Worüber*** gesprochen wird und ***wie*** darüber gesprochen wird, macht einen ***Unterschied,*** der in Form von Reframing, im konkreten Fall ***neuer Bedeutungsgebung*** als Lösungsoption für den Klienten genutzt werden kann. Für den Klienten erscheinen die nützlicheren Bedeutungen - wie vom Nervensystem unbewusst gesteuert - in der Sprache, dem Therapeut obliegt dagegen die Aufgabe, das Gespräch bewusst so zu lenken dass sich dem Klienten diese neuen Deutungen eines Problems erschließen.

Nach Derrida trägt jeder Begriff schon den Keim seiner Dekonstruktion in sich. Begriffe wie Problem oder Beschwerde sind also binär zu verstehen und lassen sich so interpretieren, dass sie ihren Gegenpol implizieren, nämlich den von Nichtproblem oder Nichtbeschwerde. Auch C.G. Jung weist darauf hin, dass jedes psychologische Extrem insgeheim seinen Gegensatz enthält

Nach formaler Logik kann eine Aussage nur wahr oder falsch sein (tertium non datur), jedoch bringt das Paradoxon des Lügners (Der Lügner sagt *„ich lüge"*) diese Aussage bereits ins Wanken. Heraklit verwies darauf, dass extreme Haltungen nicht zur Aufhebung von Gegensätzen, sondern vielmehr zur Stärkung des Gegenteils führen. Doppelt ist nicht zwingend zweimal so gut und das Gegenteil von schlecht ist nicht notwendigerweise gut, es kann auch noch schlechter sein. Der Ausstieg aus der Falle des *„entweder / oder"* gelingt über den Einbezug des *„außerhalb"*, Laotse nennt dieses Dritte den *„Ewigen Sinn"*.

Auf den Therapiebereich übertragen führt die Option des gegenteiligen Zustands zur Ausnahme, also zu der Zeit, in der das Problem oder die Beschwerde nicht auftreten. Dieser Bereich sowie der Raum zwischen beiden Polen stehen dem Therapeuten zur Konstruktion einer Lösung zur Verfügung. Die binäre Struktur von Begriffen wie *‚Problem'* oder *‚Beschwerde'* verweist auf deren Trennung in ein Innen und ein Außen, wodurch der Ausnahme der Rang eines notwendigen und nicht zufälligen Teils zukommt, sie also zu einem ***wesentlichen*** Aspekt des Begriffs wird. Aufgrund der Unterscheidung ergeben sich auch trennbare Bedeutungen und durch eine entsprechende Nutzung des Unterschieds kann in den Sprachspielen dann eine hilfreiche, nützliche Bedeutung konstruiert werden.

Die Änderung der Bedeutung eines Problems ermöglicht als nächsten Schritt die Konstruktion einer Lösung. Die Lösung ist somit ein von Therapeut und Klient gemeinschaftlich erarbeitetes Produkt des Gesprächs über das, was Problem oder Beschwerde *nicht* sind. Es kann weder eindeutig verstanden werden, was das Problem ***wirklich ist,*** noch was es ***nicht*** ist. Das Sprechen über das, was es nicht ist, erweist sich jedoch im therapeutischen Setting als nützlicher und wertvoller. Beim Sprechen über das Nicht-Problem tun Klienten etwas Anderes als zuvor, sie begeben sich in einen neuen Bereich, statt noch mehr von dem zu tun, was nicht funktioniert. Je mehr sie über Ausnahmen und Wunder sprechen, desto realer wird das, worüber sie sprechen und desto mehr Parallelen zur Realität werden ihnen dadurch bewusst.

Im therapeutischen Sprachspiel erfolgt zuerst die Darstellung der Geschichte aus der Sicht des Klienten und dann die etwas abgewandelte Wiedergabe derselben Geschichte durch den Therapeuten. Die daraus entstehende gemeinsame Überarbeitung sämtlicher Gegebenheiten auf eine bestimmte Art, nämlich in Form von Verhandlungen, lässt den Klienten letztendlich alles auf eine andere Art sehen als zuvor und ermöglicht ihm dadurch sich eventuell auch anders zu verhalten. Je mehr Kriterien oder Ausnahmen der Schilderung des Klienten sich in der Variante des Therapeuten wieder finden, desto höher ist aufgrund dieser Bestätigung die Chance auf Annahme, und damit auf Änderung des Verhaltens in gewünschter Richtung gegeben. (45)

2.7 Unterscheidung

„Die Welt erscheint uns logisch, weil wir sie erst logisiert haben."
Nietzsche

Nach den Erkenntnissen der modernen Neurophysiologie sind Sinneswahrnehmungen aller Art und damit auch Denken und Erkennen letztendlich ein Akt des Unterscheidens. Wirklichkeit und Informationen über Wirklichkeit sind das Resultat getroffener Unterschiede, die der Beobachter macht. Die letzte Bezugsgröße jeder Beschreibung ist also der Beobachter und damit der betroffene Mensch selbst, den ja schon Protagoras als das *‚Maß aller Dinge'* bezeichnete.

Information baut immer auf Differenzen auf. Demgemäß definiert Gregory Batson mit seinem meistzitierten Satz *„Informationen bestehen aus Unterschieden, die einen Unterschied machen"* (45) Information bezüglich des Elements der Differenz. Nur ein Unterschied, welcher ins Gewicht fällt, bringt neue Information und kann aus therapeutischer Sicht Veränderung und letztendlich Problemlösung bewirken.

Im Zuge des Beratungsprozesses wird erkennbar, wie Klienten im Moment handeln und dadurch ihre Welt konstruieren und welche Unterscheidungen sie gerade treffen, mit denen sie unzufrieden sind. Die Frage ist dann, welche anderen Möglichkeiten sie haben könnten, andere Differenzierungen vorzunehmen und dadurch ihr System in einer für sie positiven Hinsicht zu verändern.

Ein besseres Verständnis des Unterscheidungsbegriffs hat unmittelbaren Einfluss auf die Art der Beratung und trägt zur besseren Verbindung von konstruktivistischer und phänomenologischer Sicht bei. Der philosophische Hintergrund hierzu ist aus lösungsfokussierter Sicht bei George Spencer Brown zu finden. Seine Ideen zur Unterscheidung verdeutlichen optimal, wie Phänomene in wechselseitiger Abhängigkeit von einander in Erscheinung treten, weshalb auch Steve de Shazer diesbezüglich auf Spencer Brown zurückgreift (47).

Spencer-Browns Theorie baut auf einem einzigen Begriff auf, dem der ***Unterscheidung***. Hierbei bedeutet Unterscheidung das Ziehen einer ***Grenze*** zwischen ***Innerem*** und ***Äußerem,*** was auch die Fähigkeit zur Verbindung beider Bereiche beinhaltet. Der Begriff der Unterscheidung enthält Optionen von Handlung einerseits in Hinsicht auf das Ergebnis des Unterscheidungsprozesses, andererseits auf den Prozess des Unterscheidens selbst.

Indem eine Unterscheidung gefällt wird, entstehen gleichzeitig zwei unterschiedliche Zustände, deren Existenz vom Prozess des Unterscheidens nicht getrennt werden kann. Dies bedeutet auch, dass diese Zustände vorher noch nicht im Bewusstsein vorhanden waren, sondern erst und gleichzeitig mit der Handlung der Unterscheidung zustande kommen. Vor dem Prozess existiert nur das Nicht-Unterschiedene, Unbenennbare, weil jede Basis eines Hinweisens und Benennens aufgrund der noch nicht getroffenen Unterscheidung fehlt. Ab dem Moment der Unterscheidung kann auf das, was unterschieden wurde, also auf die Bereiche auf jeder Seite einer dann gezogenen ***Grenze*** mittels ***Namensnennung*** Bezug genommen und es können innere Referenzen gebildet werden.

Die Frage, ob etwas eine Unterscheidung ist, hängt zusätzlich vom ***impliziten Kontext*** ab, in dem es betrachtet wird, da eine Unterscheidung bezüglich eines Anliegens relevant, bezüglich eines anderen Anliegens aber irrelevant oder unverständlich sein kann. Erst mit der Bezugnahme auf einen impliziten Kontext kann eine Bewertung erfolgen, die Unterscheidung bedeutet.

Wesentlich für eine Unterscheidung ist außerdem das Vorhandensein eines ***Motivs***. Das, was unterschieden wird, muss einen Unterschied machen. Das Motiv beruht gemäß Batsons "*difference* (Motiv) *that makes a difference*" darauf, dass jeder Zustand eine andere Wertigkeit besitzt. Eine Unterscheidung wird also aufgrund eines Motivs getroffen, das für den Unterscheidenden mit einer Bewertung verbunden ist und somit eine subjektive Perspcktive hat.

Zusammenfassend gehören nach Spencer-Brown zum Akt der Unterscheidung die Grenze, der implizite Kontext, das Innere oder Definite (das, worauf die Unterscheidung hinweist oder das von der Grenze umschlossene) und das Äußere oder Indefinite (das von der Grenze ausgeschlossene). Außerdem existiert keine Unterscheidung ohne Motiv, und dieses setzt wiederum voraus, dass das Unterschiedene für denjenigen, der die Unterscheidung vollzieht, unterschiedliche Werte hat. Der Wert dessen, was unterschieden wurde, kann daher mit einem Namen bezeichnet werden.

Das Unterschiedene ist nicht von vorneherein gegeben, sehr wohl aber die Möglichkeit zu unterscheiden und damit darauf hinzuweisen, dass erst durch die Handlung die Inhalte entstehen. Das Grundpaar von Unterscheidung und Hinweis kann man so auch als Basis für den Konstruktivismus sehen, denn Spencer Brown bezeichnet das *'Treffen einer Unterscheidung'* als eine Konstruktion. Der Mensch hat die Möglichkeit zur Unterscheidung durch Handlung, seine Existenz zeigt sich also im Fällen von Unterscheidungen, was Abgrenzung und Individuation bedeutet.

Bezogen auf Entscheidungen in bestimmten Lebenssituationen wird deutlich, dass sich mit einer anderen Entscheidung oder Haltung neue und andere Empfindungsqualitäten verbinden lassen, was später andere Grenzziehungen erlaubt. Der Prozess der Grenzziehung selbst stellt ein *'in Beziehung setzen'* von zwei Bereichen dar. Als Ergebnis der Unterscheidung liegt dann wirklich ein Unterschied vor, weil ja auch ein impliziter Kontext gegeben ist. Der Kontext selbst ist Kontext für etwas, auf das hingewiesen werden kann, was wiederum eine Unterscheidung voraussetzt.

Nach Steve de Shazer verdeutlichen dies die ***,Fragen nach dem stattdessen'*** sehr gut, da Symptome als das *,Innen'* meist klar zu definieren sind, alternative Kontexte in Form des *,Außen'* dagegen schwer. Stattdessen-Fragen sind Varianten systemischer Verneinung, indem sie die Darstellung des gewünschten Zustands als *Nicht-Zustand* des Problems (rauchen/nicht-rauchen) verhindern. Grundsätzlich existieren im Kontext eines Problems immer zwei Seiten, eine benannte Seite und vorerst nur ihr Komplement, das noch keinen eigenen Namen und kein eigenes Motiv hat. In ähnlicher Weise sprechen wir von Problem und Nicht-Problem. Das *Nicht* zum Problem (bsw. nicht-rauchen) ist nicht im gleichen Maß bestimmt, wie das Problem oder Symptom, es besteht meist noch nicht die Basis-Symmetrie von Gegensatzpaaren, die man aus vielen Bereichen wie beispielsweise der formalen Logik oder Semantik gewohnt ist. Daher sind Name und Motive des Nicht-Problems genau zu erkunden, was über die Details der Wunderfrage erfolgt. Die extrem detaillierte Darstellung des Wunders ist daher zur Verschärfung beziehungsweise klaren Bildung der Grenze notwendig.

Ein weiteres wichtiges Element im Ablauf lösungsfokussierter Kurztherapie, das abschließende Experiment in Form einer Aufgabe, hat den Sinn, Suchprozesse auszulösen, daher ist hierbei - im Gegensatz zu genauen Konkretisierung des Wunders - Unschärfe zuzulassen. Das ***„so tun als ob"*** der Aufgage muss eine offene Bedeutung haben, damit diese Suchprozesse ausgelöst werden können und alternative Handlungen möglich sind. Das Ziel wiederum ist punktförmig zu verstehen und damit als eine abschließende Kontextthematisierung des Suchprozesses. Im übertragenen Sinn entspricht das Ziel oft dem Namen der Grenze oder den ersten Schritt über die Grenze, während das Wunder den gesamten Bereich außerhalb der Problemgrenze beinhaltet. Das Wunder ist damit näher am Prozess, während das Ziel näher an der Vorstellung vom Ergebnis des Prozesses liegt.

1. Wittgenstein, Tractatus 4.1121.
2. Madelung, 1996, S 41f.
3. Zitiert nach Schrödinger, 1986, S. 75
4. Zitiert nach Schrödinger, 1985, S. 129 f.
5. Wigner, Eugene P.: 'Remarks on the Mind-Body Question'. S. 169. In: Wheeler, J.; Zurek, W. (Hrsg.): *Quantum Theory and Measurement*. Princeton University Press, Princeton, 1983.
6. Heisenberg, Werner: *,Die Kopenhagener Deutung der Quantentheorie'* S. 39. In: Heisenberg, Werner: *Physik und Philosophie*. Hirzel, Stuttgart, 1990.

7. Heisenberg, Werner: *,Kritik und Gegenvorschläge zur Kopenhagener Deutung'* S. 128. In: Heisenberg, Werner: *Physik und Philosophie.* Hirzel, Stuttgart, 1990.
8. Siehe dazu Atmanspacher, 2000.
9. Siehe dazu Malin 2001, S. 399 f.
10. Die Kopenhagener Deutung der Quantenphysik postuliert, dass alle Dinge nur relativ zum Beobachter wahrgenommen werden können. Demnach gibt es keine Wirklichkeit in der Abwesenheit von Beobachtung, diese erschafft also Wirklichkeit, was bedeutet, dass sich jeder Mensch seine eigene Wirklichkeit konstruiert. So wird Chaos als Grundzustand akzeptiert, der vom Standpunkt des Beobachters aus geordnet werden kann.
11. Zitiert nach Heisenberg, 1984, S. 120.
12. Zitiert nach Wilber, 1999, S. 28.
13. Zitiert nach Zeilinger, 2002.
14. Siehe dazu Maturana 2001, und Maturana / Varela, 1987)
15. Siehe hierzu ausführlich Varela, 1990, S. 97f.
16. Zitiert nach Batchelor, 2002, S. 73 und 92f.
17. Nach Siegmund Freud wird der plötzlichen Schock, der entsteht, wenn wir von einer Teilpersönlichkeit in eine andere überwechseln durch psychische Puffer gemildert. Sie dämpfen den Prozess so weit ab, dass wir den Übergang kaum bemerken und so die Illusion einer kontinuierlichen Ich-Identität aufrechterhalten können
18. Siehe Förster, 1993, S. 26.
19. Siehe dazu ausführlich Madelung 1996, S. 36-60.
20. Zitiert nach Shankara, 1992, S. 23.
21. Ein großes Problem im Zusammenhang mit dem Thema Lügen aus therapeutischer Sicht ist das unbewusste, habituelle und damit automatisierte Lügen. Menschen im Zustand einer solchen Konsensus-Trance gleichen Maschinen, die das tun müssen, wozu sie konditioniert sind. Hier ist der Betroffene gefangen in dem Kreislauf, das als Realität zu empfinden, was für wahr gehalten wird, was wiederum dem entspricht, woran geglaubt wird. Der Glaube ist durch Wahrnehmung bestimmt, diese wiederum durch die Fokussierung von Aufmerksamkeit und der Fokus wird durch das Denken gelenkt. Damit steht man am Beginn der zweiten Runde eines endlosen und sich ständig verstärkenden Kreislaufes, denn das Denken ist wiederum von Wahrnehmung bestimmt.
22. Siehe dazu Wittgenstein, 4.114 – 4.116.
23. Zitiert nach Bischof, 1998, S. 93.
24. Zitiert nach Schrödinger, 1985, S. 148.
25. Siehe hierzu ausführlich Kritz 1999.
26. Siehe hierzu vertiefend Buber 1995.

27. Hier setzten die Ansätze der Palo-Alto-Schule und des Mailänder Modells an, wo versucht wird, den Zustand der Homöostase zu stören und dadurch Veränderung im Sinne der Lösung zu bewirken.
28. Extreme Komplexität bedingt durch zu ausführliches zirkuläres Fragen kann in diesem Zusammenhang kontraproduktiv werden, das Ausmaß an Information ist kein Gradmesser für die *Passgenauigkeit* einer Intervention. Da es zur Lösung eines Problems viele unterschiedliche Wege geben kann, ist der Einfachheit halber eher ein einfacher *passender* Schlüssel zu suchen.
29. Siehe zur diesbezüglichen Entwicklung ausführlich de Shazer 1989, Kap. 4, S. 80 - 88 und de Shazer 1998/1, Kap 2, S. 36 - 48.
30. Aquifinalität: Ein Endzustand kann von unterschiedlichen Ausgangszuständen oder über verschiedene Wege erreicht werden. Multifinalität: Ähnliche Anfangsbedingungen oder die Nutzung unterschiedlicher Wege können zu nicht ähnlichen Endzuständen führen.
31. Siehe dazu de Shazer, 1998/1, S. 65 f.
32. Mit dem Moment des Einbezugs des reflektierenden Teams hinter der Scheibe aufgrund der Frage des Klienten nach der Meinung dieser Beobachter war einerseits deren Trennung vom Therapiesystem durch den Einwegspiegel beseitigt, andererseits wurde daraufhin in der nachfolgenden Entwicklung das Abgeben von Komplimenten zu einem festen Bestandteil der Therapie.
33. Siehe dazu de Shazer, 1998/1, S. 77.
34. Es wird das aristotelische Prinzip des ausgeschlossenen Dritten aufgegeben und damit zugelassen, dass eine Aussage möglicherweise *‚weder‘* wahr noch falsch ist und damit *‚unentscheidbar‘* wird - eine Definition, die innerhalb der mathematischen Logik unerlässlich ist. Die nichtaristotelische Logik entspricht Korzybskis Sicht der ‚Allgemeinen Semantik‘, die er weder als ein System der Logik, noch als Philosophie, sondern als empirische Wissenschaft definiert haben wollte. Siehe dazu Rapoport 1972.
35. Die Dekonstruktion eines beispielsweise zu allgemeinen Rahmens über Reframing der gesamten Bedeutung oder auch nur eines bestimmten Wortes innerhalb der Problembeschreibung ist stark an entsprechende Verfahren Milton Ericksons angelehnt. Siehe dazu genauer de Shazer 1989, S. 117-131, de Shazer 1998/1 S. 82 - 88 sowie die gesammelten Werke von Milton Erickson.
36. Siehe de Shazer 1998/1, S. 142.
37. Glück basiert weitgehend auf einer geistigen Entscheidung. Mit der Entscheidung für Unglück, Leid und psychischen Schmerz gibt man Macht und Verantwortung ab und wird zum Opfer äußerer Umstände. Man ist dann bereit, Unglück und Schmerz zu erleiden, um dafür im Gegenzug die

Ursache des Leidens außerhalb des persönlichen Machtbereichs sehen zu können.

38. Zitiert nach de Shazer 1998/1, S. 45.
39. Wittgenstein, Tractatus 6.41
40. Siehe dazu de Shazer 1998/2, S. 19 ff. sowie allgemein Rapoport 1972.
41. Laut Steve de Shazer ist *„Der Glaube an unterschwellige Ursachen die größte Ablenkung für Therapeut und Klient"*. Aussage bei einem Workshop in München 2003.
42. Siehe ibid., S. 100.
43. Bedeutung ist im Folgenden nicht strukturalistisch als Bedeutung mit Option auf absolute Wahrheit eines Begriffes in einer zugrunde liegenden Struktur, sondern konstruktivistisch oder poststrukturalistisch zu verstehen, also im Kontext einer Nutzung eines Begriffes in einem Sprachspiel, als Ergebnis gemeinschaftlich erfolgter Aushandlung zwischen Klient und Therapeut.
44. Zitiert nach Wilber, 1989, S. 153.
45. Die beiden Gesichtspunkt dürfen, um nützlich zusammengebracht werden zu können, nicht zu nahe bei einander und nicht zu weit von einander entfernt sein. Vgl. dazu de Shazer 1998 /1, S. 114 f.
46. Zitiert nach Batson, 1982, S. 123. Siehe dazu auch Batson, 1981, S. 582.
47. Die Ausführungen zu Spencer-Brown und seiner Theorie basieren im weitesten Sinne auf Erläuterungen von Insa Sparrer und Matthias Varga von Kibéd in diversen Seminaren der Jahre 2001 bis 2004. Siehe dazu vertiefend: Spencer-Brown, 1972.

3 Grundhaltungen

„Es gibt bereits alle guten Grundsätze. Wir brauchen Sie nur anzuwenden."

Pascal

„Wir dürfen den Menschen nicht nur als das sehen, was er ist, sondern müssen erkennen, was er sein kann."

Abraham Maslow

Der Ansatz der Milwaukee Schule wurde aufgrund seiner deutlichen Betonung und Fokussierung von Lösungen statt von Problemen zuerst als *‚lösungsorientiert'* bezeichnet, später wandelte man den Begriff, in Abgrenzung zu der Vielzahl ähnlicher Richtungen, zu *‚lösungsfokussiert'* um. Auch Methodik und Gewichtung der genutzten Techniken haben sich im Laufe der Zeit immer wieder verändert. Im Gegensatz dazu sind die grundlegenden Prinzipien des Ansatzes über die Jahre der Entwicklung hin gleich geblieben und lassen sich wie folgt beschreiben (1):

- Kein Ansatz passt für Alle – jede Lösung muss auf das spezielle Problem ausgerichtet werden.
- Es gibt mehr als eine mögliche Lösung.
- Lösung und Problem sind nicht notwendigerweise mit einander verbunden.
- Der einfachste und am wenigsten einschneidende Ansatz ist oft der Optimalste.
- Menschen können in kurzer Zeit Besserungen erreichen und schaffen es auch.
- Änderung geschieht ständig – Stabilität dagegen ist eine Illusion.
- Positive Änderung passiert durch Fokussieren auf Stärken und Ressourcen statt auf Schwächen und Defizite.

Das wohl wichtigste Merkmal des lösungsfokussierten Ansatzes ist die indirekte Konzentration auf das Ziel in Form der Konstruktion einer Lösung, wobei nicht versucht wird, eine Erklärung für Ursprung, Entstehungsgeschichte oder Erhalt des Problems zu finden. Die wichtigste Voraussetzung für jede Art von ***Lösungs-Konstruktion*** ist der Focus, die Entscheidung über die Art des Vorgehens dem Klienten zu überlassen.

Die lösungsfokussierte Kurzzeittherapie stützt sich auf ***Beobachtung*** statt auf Interpretation und Vermutung, sie richtet den Scheinwerfer der Aufmerksamkeit auf ***Ressourcen und Ausnahmen*** und ist geprägt durch ***komplimentierende Beziehungsgestaltung*** in Form von Ermutigung und Hinweis auf bisherige Leistung. Grundlegende Elemente der üblichen Therapierichtungen fehlen beim lösungsfokussierten Ansatz völlig.

Es gibt dabei

- kein konkretes Persönlichkeitskonzept oder ein festgelegtes Menschenbild
- keine Diagnostik
- keine Theorienbildung, da Theorien grundsätzlich eher als gefährlich eingestuft werden
- keine linear-kausale Herleitung des Problems im Ursache-Wirkungs-Zusammenhang
- keine Interpretation seitens eines als *Fachmann* definierten Therapeuten
- keine Pathologisierung des Klienten
- keine Orientierung der Prozesse an einem absoluten Ziel
- keine direkte Lenkung und Beratung des Klienten.

Die aus einer solchen Ausrichtung resultierenden wichtigsten Aspekte sind in den folgenden Kapiteln dargestellt.

3.1 Neutralität

> *„Neutralität erlaubt uns, der Neigung des Systems zu entkommen, ständig Definitionen aufzustellen und Ereignisse zu etikettieren …*
> *Neutralität heißt, das Verb ‚sein' loszuwerden …*
> *Neutralität ist die Fähigkeit, auf systemische Weise das Ganze zu sehen."*
>
> *Gianfranco Cecchin*

Es liegt in der Natur menschlicher Kommunikation, dass es in vielen Fällen nur wenige Möglichkeiten gibt, andere Menschen an den eigenen Informationen und Wahrnehmungen teilhaben zu lassen. Jede Form von Kommunikation über solche Themen birgt immer die Gefahr in sich, bei den zwangsläufig vagen Erklärungen nicht verstanden zu werden, mit den daraus resultierenden zwischenmenschlichen Schwierigkeiten. Bezogen auf das *Verstanden werden* gibt es nur die Möglichkeit von Vertrauen oder Misstrauen, aber niemals Wissen. Dies führt zum hauptsächlichen Beziehungsdilemma, nämlich der Zerrissenheit zwischen der Verletzbarkeit im Falle von Vertrauen und der Notwendigkeit des Strebens nach Sicherheit als Schutz vor der Gefahr, ausgenützt zu werden.

Als Schlussfolgerung dieser Tatsache kann man sagen, dass reine Logik und menschliches Vertrauen vielfach schwer zu vereinbaren sind. Bei der Anwendung des lösungsfokussierten Ansatzes umgeht man diese Problematik durch die Position absoluter Neutralität – soweit dies den menschlichen Möglichkeiten entspricht. Grundlage hierfür ist die Überzeugung, die Klienten in allen Aspekten ihres Denkens und Handelns so zu akzeptieren, wie sie sind, wobei diese Akzeptanz nicht an Bedingungen geknüpft und nicht von früherem Verhalten abhängig gemacht wird.

Akzeptanz ist hierbei allerdings nicht mit Billigung gleichzusetzen. Es empfiehlt sich, Haltung und Verhalten des Klienten als ***real*** zu akzeptieren, eine billigende Zustimmung muss jedoch keineswegs erfolgen. Hier differenziert man zwischen Respektieren und Akzeptieren. Unterschiedliche Haltungen und Handlungen können gleich gültig sein, was jedoch nicht bedeutet, dass sie auch gleich wünschenswert sein müssen. Der Therapeut kann immer noch um Akzeptanz der Gegebenheiten bemüht sein, auch wenn er die Sicht des Klienten nicht unbedingt gut heißt, weil letztlich jegliche Beurteilung subjektiv ist (2).

Die hieraus folgende Voraussetzung für lösungfokussiertes Arbeiten basiert auf einer Verpflichtung zum Respektieren der Menschenwürde und liegt in der Haltung des ***Nicht-Urteilens***. Dadurch demonstriert der Therapeut dem Klienten, dass er kein Interesse daran hat, als moralisch wertender, beschuldigender Richter von dessen Person oder Geschichte aufzutreten. Der Akzent aller Überlegungen und Interventionen liegt auf dem Vorteil für den Klienten und nicht auf der Frage nach dem, was falsch läuft. Nicht die Beurteilung der Person oder ihrer Handlungen stehen im Mittelpunkt, sondern die Suche nach Zugangshinweisen für eine Problemlösung.

Im Gegensatz zu gängigen Therapiemodellen wird der Klient bei der lösungsfokussierten Therapie zudem nicht gezwungen, den Bezugsrahmen des Therapeuten oder der Behandlungsmethode zu akzeptieren beziehungsweise sich diesem anzupassen. Der Therapeut begibt sich vielmehr in den Bezugsrahmen des Klienten und nutzt aus einer nichtnormativen Haltung heraus die persönliche Orientierung des Klienten für die Lösung. Das hat zur Folge, dass sich der Therapeut in eine Haltung des ***Nicht-Wissens*** begibt. Eine derartige Position eines neutralen Beobachters führt zu Interesse und entsprechender Neugier bezüglich der Sichtweisen und Einschätzungen des Klienten *„... die Handlungen und die Haltung des Therapeuten drücken eher das Bedürfnis aus, mehr über das zu erfahren, was gesagt wurde, als vorgefasste Meinungen und Erwartungen über den Klienten, das Problem oder das, was geändert werden sollte, zu übermitteln"* (3).

Eine solche Haltung verdeutlicht Respekt vor der Wahrnehmung und der Sichtweise des Klienten, und verleiht diesen Bedeutung, lässt jedoch die Verantwortung dafür beim Klienten. Die Übertragung von Verantwortung und Kompetenz sowohl für das Problem als auch die Lösung erhöht zwar wesentlich den Druck auf den Klienten, verringert aber gleichzeitig das Aufkommen von Widerstand.

In Adaption der Kooperationstheorie nach Axelrod definiert man beim lösungsfokussierten Ansatz Kooperation in ähnlicher Weise. Hierbei erwies sich in Computer-Turnieren mit der Fragestellung nach den Bedingungen von Kooperation in einem Kontext von herrschaftslosem Egoismus diejenige Methode – *Tit for Tat* von Anatol Rapoport – als am erfolgreichsten, die von Kooperation ausgeht und auf Änderungen jeweils in gleichem Ausmaß mit entsprechender Änderung reagiert. (4)

Zusammenarbeit wird nicht als Ergebnis kooperativer Reaktionen von Seiten des Klienten erwartet, vielmehr ist der Therapeut aufgefordert, mit kooperativen Bewegungen zu beginnen und dadurch beim Klienten gleichartige, reaktive Verhaltensmuster hervorzubringen (5).

Die Verantwortung für eine solche Form von Prozessgestaltung liegt somit beim Therapeuten, der auf Basis der Reaktion des Klienten, angepasst an die jeweilige Veränderung, den nächsten Schritt entwickeln muss. Die Verantwortung für den Inhalt einer Lösung liegt dagegen beim Klienten, weshalb dessen Kompetenz definiert, erhalten und gestärkt werden sollte.

In diesen Zusammenhang gehört auch der Verzicht auf Einsicht. Der Therapeut hat weder das Ziel, aus seinem eigenen Bezugsrahmen heraus das Denken und Handeln des Klienten völlig verstehen zu wollen, noch hält er den Klienten dazu an, die Hintergründe seines Problems zu erforschen und dann entsprechende Rechenschaft abzulegen. Das Verstehen von Fehlern oder Problemen ist keineswegs die unumgängliche Voraussetzung für Veränderung, ebenso wenig wie das Zugeben oder deren Bekennen. Die Konzentration auf Schuldbekenntnisse oder die Zuschreibung von Verantwortung fördern weder Veränderung des Verhaltens noch den Prozess an sich.

Besonders die im therapeutischen Kontext vielfach auftauchende Schuldfrage wird auf die Ebene von Neutralität gestellt und nicht weiter vertieft, da Schuldthemen zu endlosen Erklärungen und Rechtfertigungsversuchen seitens des Klienten führen. Ein lösungsfokussiert arbeitender Therapeut dient der Lösungsfindung in dem Sinne, dass sich sein Klient nicht für sein Problem verantwortlich oder schuldig zu fühlen braucht.

Aussagen von Klienten werden aus lösungsfokussierter Sicht nicht angezweifelt. Erscheinen sie auch noch so inakzeptabel oder unglaubwürdig, so werden sie dennoch als Faktum behandelt. Allein der Glaube des Klienten an seine eigenen Aussagen kann als Einziges in Zweifel gezogen werden und kann dadurch Anstöße zu Veränderung bringen. Hier bietet sich ein Ansatzpunkt für die Dekonstruktion der Sichtweise des Klienten. Wenn ihm im Gespräch verdeutlicht werden kann, dass er in anderen Situationen nachweisbar anders handelt - beispielsweise logisch und realitätsbezogen - und seine Entscheidungen eher unbeeinflusst trifft, kann es gelingen, sein konträres Verhalten im problematischen Kontext, im Beispielfall Leichtgläubigkeit, völlig unverständlich erscheinen zu lassen (6). Über ein solches Vorgehen kann dem Klienten möglicherweise die wenig hilfreiche Sicht seines Zustands vor Augen geführt und er zu einer eigenständigen Änderung bewegt werden.

Ein ähnliches Vorgehen kann bei Klienten angewendet werden, die einen fixen Glauben an erfolglose Lösungsversuche haben und beharrlich daran festhalten. Fragt man einen solchen Klienten, inwieweit die angewandte Methode bisher erfolgreich funktioniert hat, so kann ein Nachdenkprozess angeregt werden, in dessen Folge der Klient eventuell erkennt, dass und wie sein Handeln verbesserungsfähig ist.

Auch in offensichtlichen Fällen von problembehafteten Zielvorstellungen wird der Therapeut eine Verurteilung unterlassen und aus einer Position des Nicht-Wissens heraus agieren. Die Hintergründe der speziellen Wahrnehmung der Situation werden erfragt, um anschließend gemeinsam alternative Zieloptionen zu erarbeiten.

Die neutrale Position des Therapeuten unterstellt dem Klienten grundsätzlich eine gute Absicht und verbalisiert diese auch. Im Weiteren wird ihm eigene Kompetenz zur Beurteilung seiner Lage zugestanden und vermittelt. Erst danach können die zuvor beschriebenen Dekonstruktionsprozesse eingeleitet werden.

Ausgehend von einem grundsätzlich positiven und ressourcenreichen Menschenbild lässt sich immer irgendeine Art von Verständnis für das jeweilige Problemverhalten finden, eine Analyse dieses Verhaltens dient jedoch nicht seiner Beseitigung. Interessanter und zieldienlicher ist das Auffinden von Gründen für das Beenden des Problemverhaltens. Entscheidend ist die Veränderung, die auch dann erfolgen kann, wenn das Problem nicht detailliert angesprochen oder verantwortet wird.

In anderen Bereichen sind dagegen genauere Analysen der Gegebenheiten und die Übernahme von Verantwortung durch den Klienten notwendig: So ist ihm selbst für die Veränderung und damit für die Lösung des Problems die Verantwortung zu übergeben. Die Anleitung des Klienten erfolgt in einer Weise, dass er sich seiner Ressourcen und Möglichkeiten bewusst wird und sie zielgerichtet und verantwortlich für die Lösungsfindung übernimmt.

3.2 Diagnostik

> *„Ich habe eine neue Behandlung in Übereinstimmung mit dem Individuum erfunden."*
>
> *Milton Erickson*

In der konventionellen Therapie erfolgt aufgrund der Anamnese eine Festlegung der diagnostizierten Eigenschaften, der Klient wird dabei vom ‚*Fachmann*' beispielsweise als *Schizophrener, Anorektiker* oder *Alkoholiker* bezeichnet und dadurch kategorisiert. Dies beinhaltet oft eine lang dauernde Fixierung von Eigenschaften und der Fokus jeder Therapie bleibt ab diesem Zeitpunkt auf die zugeschriebene Eigenschaft der betreffenden Person und deren Beseitigung ausgerichtet. Das gesamte Umfeld, die Person selbst, ihr Kontext und ihre anderen Eigenschaften verschwinden aufgrund einer solchen Kategorisierungsfalle oft völlig aus dem Blickfeld. Zuschreibungen aller Art können aus lösungsfokussierter Sicht jedoch weder als richtig und zutreffend noch als falsch bewiesen werden. Es handelt sich nicht um verifizierbare oder falsifizierbare Aussagen zu inneren Zuständen oder eine Art von Wissen über die Realität an sich, sondern nur um unbeweisbare Feststellungen. Man geht im lösungsfokussierten Kontext davon aus, dass sich die in einer bestimmten Lebensphase des Klienten diagnostizierten Eigenschaften jederzeit wieder auflösen können (7).

Da jede Art einer Zustandsbeschreibung letztlich unvollständig bleibt, wendet man sich von festschreibender Diagnostik ab. Es gibt keine Verfügbarkeit über das Ganze, es kann daher bei jeder Art von systemischer Arbeit immer nur *‚Vorläufiges'* angedeutet beziehungsweise darauf hingewiesen werden. Dadurch werden neue Zugangsöffnungen möglich, die Motivation in eine bestimmte Richtung zu lenken. Natürlich kann sich die Deutung eines Verhaltens, beispielsweise als unbewusste Loyalität eines Familienmitglieds zu einer noch unbekannten Person des Systems, als hilfreich erweisen, um eine problematische Verhaltensweise zu ändern. Diagnose ist hierbei jedoch nicht in ihrer absoluten Ausführung zu verstehen. Vielmehr dient sie eventuell als nützliche Konstruktion, um ein Geschehen auf eine Art und Weise zu betrachten, die mehr Möglichkeiten bietet, ein neues und besseres Muster zu installieren als das bisherige. Es wird auf dem Weg über eine bestimmte diagnostische Zuschreibung ein Kontext gesucht, unter dem ein gewisses Verhalten Sinn ergibt oder leichter änderbar ist. Sobald das Ziel erreicht ist, erübrigt sich auch die Hilfs-Diagnose und weitere Zuschreibungen werden damit obsolet.

In gleicher Art ist Steve de Shazers Konzept der ***‚Passgenauigkeit'*** zu verstehen. Es geht nicht darum, die *richtige* Intervention zu finden, die sogar noch der jeweiligen Diagnose entspricht, sondern eine *Passende*. Die Intervention muss demnach nur in der Art eines Dietrichs passen, der ja für eine Vielzahl von Schlössern genützt werden kann. Einzelheiten von Form oder Typ des Schlosses sind hierbei unwichtig, denn laut de Shazer muss man nicht versuchen das Schloss zu verstehen, um einen funktionierenden Schlüssel herzustellen, wenn ein Dietrich die Funktion genauso gut erfüllt. Es ist eine Frage des *Passens* und nicht des *Stimmens*. Die therapeutische Intervention muss zum Problem nur in der Weise passen, dass das Ziel erreicht wird oder sich eine Lösung entwickelt. Hierbei genügt eine einzige brauchbare Lösung, und wie viele andere Interventionen ebenfalls erfolgreich gewesen wären, wird unwichtig (8).

Weder die Art des Problems noch die Diagnose oder Kategorie von Krankheit des Klienten haben bei der Anwendung des lösungsfokussierten Ansatzes irgendeinen Einfluss auf das Ergebnis. Da nur das von Bedeutung ist, was der Klient mit der Therapie erreichen will, können aus der Kenntnis der medizinischen oder psychischen Gegebenheiten keine Vorhersagen über die Entwicklung und den Ausgang der Therapie abgeleitet werden.

Der einzige Ansatzpunkt einer diagnostischen Relevanz besteht bezüglich des Therapieziels. Bei Problemstellungen, die eine Entwicklung neuer Fähigkeiten erfordern, ist der lösungsfokussierte Ansatz nicht die Methode der Wahl. Hier sind psychoedukative Ansätze besser geeignet, um Ziele anzustreben und die dafür erforderlichen Lernaufgaben zu bewältigen.

Schon im Vorfeld einer Therapie wird zwischen Problem und Schwierigkeit differenziert. Eine Schwierigkeit liegt dann vor, wenn der Klient für die Lösung nur neue Informationen braucht, bei Bestehen eines Problems dagegen nützen diese Informationen dem Klienten vielfach nichts, obwohl sie die Schwierigkeiten lösen könnten. Während viele andere Methoden neben der Bewusstmachung von Ressourcen dem Klienten das Erlernen neuer Fähigkeiten ermöglichen, beschränkt sich die lösungsfokussierte Therapie auf das Auslösen und Begleiten eines Veränderungsprozesses. Das Fokussieren auf ein *Wiedererinnern der eigenen Ressourcen* ermöglicht zwar die schnelle Unabhängigkeit der Klienten, der Erwerb neuer Fähigkeiten ist jedoch nicht Bestandteil des lösungsfokussierten Ansatzes.

3.3 Widerstand

„Klientenwiderstand ist Therapeutenirrtum."

Sprichwort

„Die größte Leistung besteht darin, den Widerstand des Feindes ohne einen Kampf zu brechen ... das ist die Methode, mit einer Kriegslist anzugreifen, indem man das Schwert in der Scheide lässt."

Sunzi

Nach lösungsfokussierter Therapie wird *‚Widerstand'* als Kommunikationsbeitrag verstanden. Ein Therapeut ohne vorgefasste Vorstellung vom Ergebnis kann nichts von dem wahrnehmen, was üblicherweise als widerständliches Verhalten eines Klienten definiert wird. Aus konstruktivistischer Sicht ist diese spezielle Auslegung von Harmonie keine Nivellierung von Gegensätzen, sondern ein konstruktiver Umgang mit Unterschieden.

Auch von der Systembetrachtung her, ist das Aufkommen von Widerstand nicht möglich, da keine grenze zwischen Klient und Therapeut gezogen wird. Zudem hat die Art der Fragestellung während des Therapiegesprächs wesentlichen Einfluss auf die Antwort und damit auf das eventuelle Entstehen und Verbalisieren von Widerstand. Sämtliche Fragetypen, die für den Klienten eine Weisung implizieren oder aus dessen Sicht irgendwie als Ratschlag mit einem Anklang von Besserwissen gedeutet werden könnten, werden nicht genutzt.

Die Grundannahme, die zum Verschwinden von Widerständen führt, ist die, dass der Klient der einzige Experte für sein eigenes Leben ist und dass er selbst das Wissen über den richtigen Lösungsweg besitzt. Ein wesentliches Element im Ablauf lösungsfokussierter Therapie ist daher, den Klienten nach der eigenen Wahrnehmung seines Anliegens zu fragen. Es sind also Information zu sammeln, was er

- in seinem Leben verändern will
- nach der Lösung des Problems anders machen wird und was dann anders sein wird
- als Ausnahme beschreibt, wann er also schon problemfrei lebt oder lebte.

Die Haltung des Therapeuten im Verlauf des Fragens ist hierbei die des ***Nicht-Wissens***. Er fragt solange nach, bis die Situation bestmöglich deutungsfrei verstanden wird und eventuell fehlende Elemente nicht etwa durch ihn beigesteuert, sondern vom Klienten eingebracht werden. Widerstände können dadurch weitgehend reduziert werden.

Darüber hinausgehend ist lösungsfokussierte Therapie darauf ausgerichtet, Verhalten, welches unter einem anderen Blickwinkel eventuell als Widerstand gedeutet werden könnte, als positive Reaktion im Sinne einer zweckdienlichen Lösung zu nutzen. Jede Art von Verhalten, das in irgendeiner Form zur Verbesserung der Situation beiträgt, ist positiv zu bewerten. Daher kann auch vordergründiges Widerstandsverhalten als Beitrag zur Verbesserung wahrnehmbar gemacht werden. Diese spezielle Art von Reframing führt in der Folge zur zweckdienlicheren Nutzung von Verhaltensweisen, die in anderen therapeutischen Kontexten als Widerstand gelten.

1. Siehe dazu genauer Kim Berg, Miller, 1999, S. 30 – 43.
2. Siehe dazu Kim Berg, de Jong, 1999, S. 286.
3. Zitiert nach Harlene Anderson, Harold Golishian, 1992, entnommen aus Kim Berg / De Jong, 1999, S. 46.
4. Siehe dazu genauer Axelrod, 2000.
5. Siehe dazu de Shazer, 1999, S. 102 ff.
6. Ibid. S. 218 f.
7. Jay Haley verweist im Zusammenhang mit der fehlenden Psychopathologie auf die Ähnlichkeit zum Zen. Auch der Zen-Buddhismus weist Parallelen zu strategisch-direktiven Ansätzen der Tradition Milton Ericksons auf, vor allem bezüglich der angewandten *Koans* im Vergleich zu den *Ordeals* bei Erickson und den *Experimenten* des lösungsfokussierten Ansatzes. All diese Methoden von Problemlösung funktionieren ohne diagnostische Klassifizierung und die Auflösung von Eigenschaften erfolgt auf solchen unkonventionellen Wegen nachweisbar erfolgreich. Siehe dazu Haley, 1996, S. 158 ff.
8. Siehe dazu de Shazer, 1999, S. 12 f und 92 ff.

4 Ausrichtung des lösungsfokussierten Ansatzes

„Die Kunst des Führens besteht im Fragen, wie es geht – nicht im Sagen, wie es geht."

Sokrates

„Wer einem Stern folgt, kehrt nicht um."

Leonardo da Vinci

Den damals gängigen Trends folgend, arbeitete man auch am BFTC zu Beginn problemorientiert, konzentrierte sich aber in den 70er Jahren dann mehr auf die Lösungsfindung. Bereits nach einigen Monaten der Suche nach hilfreichen Veränderungen und der Arbeit mit Aufgabenstellungen wurde man am BFTC auf folgendes Spezifikum aufmerksam: Einerseits verbesserten sich oftmals die Probleme zwischen der Terminvereinbarung und der ersten Sitzung bereits wesentlich, in manchen Fällen hatten sie sich sogar aufgelöst, andererseits hatten die Kriterien, mit deren Hilfe Klienten in der zweiten Sitzung die erfolgte Verbesserung beschrieben, vielfach keinen Bezug mehr zu den Problemen der Erstsitzung. Es konnte also theoretisch die erste Sitzung übersprungen und direkt dazu übergegangen werden, die Art und Weise zu analysieren, wie Klienten Lösungen zustande gebracht und aufrechterhalten hatten.

Um herauszufinden, ob es sich bei den Verbesserungen um Zufälle oder einen Trend handle, bediente man sich einer standardisierten Eingangsfrage. Die Antworten ergaben bezüglich einer eindeutigen Verbesserung vor der ersten Sitzung einen Prozentsatz von 68%. Als Folge dieses Ergebnisses wurde der Therapiebeginn auf den Zeitpunkt der Vereinbarung des Erstgesprächs vorverlegt. Man wählte diesen Zeitpunkt, weil genau dann der Kontext des Phänomens aus dem privaten in den öffentlichen Bereich transferiert wird. Es schien so, als würde genau dieser Wechsel die offensichtliche Änderung mit sich bringen.

In der Tradition Ericksons, Haleys und Weaklands stehend, hatten die Mitglieder des BFTC bis dahin ihre primäre Verpflichtung im Anstoß von Veränderungen gesehen. Ab diesem Zeitpunkt empfanden sie sich daher einerseits ihrer vorrangigen Aufgabe enthoben und andererseits standen sie der Herausforderung gegenüber, dass *Problemlösen* eigentlich nicht mehr als weiterer wichtiger Teil ihres Handelns angesehen werden konnte. Schließlich maßen Klienten ihren Erfolg nicht weiter daran und vielfach erwähnten sie das zuvor als dringlich geschilderte Problem in späteren Sitzungen überhaupt nicht mehr.

Es stellte sich also aus therapeutischer Sicht die von Steve de Shazer folgendermaßen formulierte Frage: „*Wenn also das Problem nicht wichtig ist und sich Klienten schon verändern bevor sie zu uns kommen, was ist dann unser Job? ... es war also notwendig, eine neue Aufgabe für uns zu finden ... so hat das Ganze angefangen*" (1).

In der Folgezeit bestätigte sich noch vielfach, dass Interventionen in Form standardisierter Formelaufgaben in unterschiedlichen und sogar völlig konträren Grundsituationen zu gleichermaßen befriedigenden Lösungen führen. Daraus schloss man, dass Lösung und Problem nicht zwangsläufig mit einander zu tun hätten oder sich irgendwie ähnlich sein müssten. Auch ein genaues Wissen über die Details des beklagten Sachverhalts war keine Voraussetzung für die Lösung, ebenso wenig wie konkrete Information zu den Umständen, die zum Erhalt des Problems führten.

Unabhängig von der Art des Problems und dem Stand des Wissens darüber wurde daher ab diesem Zeitpunkt der Fokus aller Aufmerksamkeit auf die Suche nach einem bereits gegebenen Lösungsansatz sowie auf die Konstruktion der *passenden* Lösung gerichtet (2), wobei man von folgenden Grundannahmen ausging (3):

- Das Problem steht in Zusammenhang mit einem Verhalten, welches auf dem Weltbild des Klienten gründet.
- Um ein Problem zu bekämpfen verfolgt der Klient eine ihm logisch und richtig erscheinende Strategie, er tut also weiterhin *mehr desselben Verhaltens*, das bisher nicht funktioniert hat, weil er sonst ja nicht zur Therapie gekommen wäre. Alternatives Verhalten lehnt er entweder ab oder er hat dessen Existenz vergessen.
- Schon geringfügige Veränderungen bewirken manchmal Lösungen, der Therapeut sorgt für den Beginn einer Veränderung, der Klient kann dann weitere Entwicklungen selbst hervorrufen.
- Lösungskonstruktionen sollten berücksichtigen, wie die Welt des Klienten ohne das Problem aussehen würde.
- Aufgrund vorgeschlagener Umdeutungen von Sachverhalten, also von Veränderung des Denkrahmens eines Klienten kann

dieser in die Lage versetzt werden, ein Verhalten zu entwickeln, welches das gegebene Problem löst.
- Die Veränderung eines Systemelements oder einer der zwischen den Elementen bestehenden Beziehungen, hat möglicherweise Auswirkungen auf andere Elemente des Systems oder andere Beziehungen zwischen Systemelementen. Ein neues Verhalten eines Elements kann das kollektive Muster durchbrechen, weshalb die Arbeit mit *einem* Systemelement völlig ausreichend sein kann.

Ausgehend von diesen Grundannahmen und mit Blick auf das vom Klienten dargelegte Ziel der Beratung wird nach dem lösungsfokussierten Ansatz über

- das Auffinden von Ausnahmen vom Problem
  und
- die Ausrichtung auf realistische Visionen

eine Veränderung der Sichtweise der Klienten ermöglicht, die schließlich zur angestrebten Lösung führen kann.

4.1 Veränderung

„Change is a constant process, stability is an illusion."

Steve de Shazer

„Es gibt nichts Dauerhaftes außer der Veränderung."

Heraklit

Der Schwerpunkt aller therapeutischen Bemühungen liegt bei der lösungsfokussierten Arbeit auf der Konzentration von Lösungen, vor allem auf deren Konstruktion. Lösungen der Vergangenheit und Gegenwart zu finden oder sie für die Zukunft konstruieren zu können, erfolgt über die Suche nach Andersartigkeit, also nach den Unterschieden. Ohne ein ***‚anders werden'*** im Bereich von Denken, Fühlen oder Verhalten kann keine Veränderung in Richtung auf eine Lösung erfolgen. Eine Änderung im Verhalten ist aus therapeutischer Sicht am einfachsten feststellbar und gemäß dem Motto ***‚Verhalten ändern, ändert Menschen'*** führt dies meist auch zu einer Veränderung der gesamten Persönlichkeit.

Das ***Verhalten*** ist in der lösungsfokussierten Kurzzeittherapie von zentraler Wichtigkeit. Handeln in Form von Antizipation bedeutet, zu wissen wie es geht, also wie es getan werden muss. Daher ist der Fokus therapeutischen Fragens immer auf erkennbare Aktionen gerichtet, also auf das, was der Klient **anders macht**, wenn er sich anders fühlt. Die Grundannahme der Erickson'schen Hypnotherapie, dass ein Klient die notwendigen Fähigkeiten besitzt, um sein Problem zu lösen, wird als Gegebenheit postuliert und erst in der Folge bewiesen. Die verbale Beschäftigung mit hypothetischen Zuständen bewirkt hierbei eine zusätzliche Verstärkung und erhöht den Realitätswert. Aufgrund gängiger Erziehung ist meist erst der Beweis durch das *Sehen* notwendig, um an etwas zu *glauben*. Der zieldienlichere Weg ist jedoch das Gegenteil, denn an etwas zu glauben bedeutet auch, es zu sehen, ebenso wie Forschung meist mit einer Hypothese beginnt, die erst im Nachhinein bewiesen werden kann.

Im therapeutischen Kontext wird nach bereits erfolgter Veränderung im Handeln gesucht, um diese, sofern sie hilfreich war, als so genannte ***‚Ausnahme vom Problem'***, deutlicher zu machen und verstärkt zu nutzen.

Der therapeutische Anstoß für weitere positive und zielgerichtete Veränderung erfolgt dann im Bereich von Sichtweisen und Emotionen. Wenn es gelingt, die mit dem Problem verbundenen Gefühle zu ändern, kann ein anderer Blickwinkel entstehen, der wiederum Veränderung auf anderen Ebenen beispielsweise auf der des Verhaltens nach sich zieht.

Veränderung ist aus systemischer Sicht das Ergebnis von Unterschiedsbildung, da ein Phänomen oder ein Problem ebenso wie die Lösung erst durch die Bildung von Unterschieden überhaupt entstehen kann. Hauptaufgabe und letztendlich Hauptziel der therapeutischen Arbeit des lösungsfokussierten Ansatzes ist daher der Anstoß zur Veränderung. Die Art der Richtung wird nicht vorgegeben, erfahrungsgemäß ist sie nicht zwangsläufig problemabhängig, denn Klienten messen den Erfolg keineswegs nur an der Verringerung des Problems.

Vorrangig im Veränderungsprozess ist es, dem Klienten verständlich zu machen, dass er eine Wahl hat und sich bewusst entscheiden kann. Mit diesem Wissen als Ausgangsposition trifft sich eine Entscheidung für oder gegen eine Handlung grundsätzlich anders als in dem Bewusstsein, den Umständen, der Sucht oder anderen Menschen ausgeliefert zu sein. Pathologie ist aus dieser Sicht definierbar als Verlust der

Fähigkeit zu wählen und *Therapie* als *'Förderung des wieder wählen Könnens'*. Aus lösungsfokussierter Sicht wird der Klient also nicht hauptsächlich symptomfrei gemacht. Vielmehr soll er sich als Ergebnis einer selbstverantwortlichen und selbstinduzierten Wahl frei entscheiden können, in gewissen Situationen sein Problem weiter zu erleben und unter anderen Kontexten eben nicht.

Die Haupttechniken von Veränderung sind hierbei die folgenden:

- Die Suche nach Ausnahmen vom Problem, also nach den Zeiten, Zuständen, Handlungen etc., bei denen das Problem nicht existent oder irrelevant war.
- Die Umwandlung von Bedeutungskonstruktionen des Klienten in Richtung auf Unentscheidbarkeit, also auf einen logischen Bruch, der die Bedeutung einer problematischen Konstruktion eliminiert.
- Die Verdeutlichung von Ausnahmen als Unterschiede und damit als Vorboten des Ziels.
- Die Definition und genaue Beschreibung dessen, was nach der Lösung des Problems anders sein wird.
- Die Änderung des Handlungsmusters, wenn das bisherige Muster nicht nachweisbar erfolgreich war gemäß dem Motto Watzlawicks *„Wenn etwas nicht funktioniert, versuche etwas anderes"*.

Die schwierigste Art, eine Änderung zu bewirken, ist ein Stopp der jeweiligen Handlung, das *'Aufhören mit Etwas'*. Auch wenn dies in den meisten Fällen von den Klienten als die logischste Alternative genutzt wird, so handelt es sich um ein unnatürliches und in der menschlichen Natur nicht grundsätzlich angelegtes Verhalten. Ein der Psyche eher entsprechender und natürlicherer Weg zur Änderung unerwünschten Verhaltens ist das ***'Handeln stattdessen'***. Um ein meist lange ausgeübtes, negativ definiertes Verhalten zu transformieren, ist die erfolgversprechendste Option der ***'Beginn mit etwas Neuem'***.

Wissenschaftliche Veränderungsprozesse wie auch Revolutionen entstehen laut Thomas S. Kuhn weniger aufgrund von Erkenntnissen, sondern meist durch Aussterbeprozesse. Im Bereich menschlichen Verhaltens schein es hierzu Parallelen zu geben. Der Logik zufolge müsste störendes Verhalten einfach nur unterbrochen werden, was aber nur selten möglich ist. Die menschliche Psyche scheint als Voraussetzung für Veränderung einen Ersatz in Form eines Alternativprogramms zur bisherigen Handlungsweise zu benötigen, eben ein ***,Stattdessen'***. Daher haben die Fragen nach diesem Bereich in der lösungsfokussierten Kurztherapie einen derart wichtigen Stellenwert.

Sobald dem Therapeuten deutlich klar ist, dass der Klient an die Möglichkeit der Veränderung glaubt, ist im Ablauf des Therapiegesprächs das Ende der Sitzung und damit der Übergang zu Komplimenten und Experimenten erreicht. Erst mit der Akzeptanz der Bereitschaft zur Veränderung können Handlungen in die Lösungsrichtung ausgeführt werden. Dann ist der Klient in der Lage, den Lösungsprozess eigenständig voranzutreiben.

4.2 Ausnahmen

„Ausnahmen sind nicht immer Bestätigung der alten Regel,
sie können auch Vorboten einer neuen Regel sein."
Marie von Ebner-Eschenbach

Ursprünglich versuchte man am BFTC, auf der Basis von strukturalistischem Denken einen Ansatz zu entwickeln der konkrete Problemlösungsregeln umfasst und Zufälle ausschließen sollte. Mit der Zeit jedoch erkannten die Mitglieder des Teams in Milwaukee genau diese Zufälle oder ***Ausnahmen*** als mindestens genauso wichtig, wenn nicht noch wichtiger an. So wurden ab diesem Zeitpunkt bereits existente Lösungen in Form von ***Ausnahmen vom Problem*** gesucht und genutzt. Als Ausnahmen wurden möglichst kurz zurückliegende Situationen im Leben des Klienten definiert, bei denen ein Auftreten des Problems realistisch gewesen wäre, jedoch nicht der Fall war.

Seitdem geht es vorrangig darum, im negativen Problemkontext positive Aspekte und erfolgreiche Handlungsmuster aufzufinden, die vergessen oder als unkontrollierbar, zufällig regellos oder irrelevant bewertet wurden. Anschließend gilt es, diese Ausnahmen zu verstärken und wiederholt auftreten zu lassen, um die Lösung des Problems wirksam zu gestalten. Entstehungsursachen und Gründe für den Erhalt des Problems sind dabei unbedeutend und nicht in den Fokus der Aufmerksamkeit zu bringen. Die Vergangenheit wird nur hinsichtlich der Ausnahmezeiten vom Problem sowie der Lösungserfolge berücksichtigt. Der Fokus von Aufmerksamkeit wird weg vom Problem und hin zu den Ausnahmen gelenkt. So wird zuvor unberücksichtigten Gegebenheiten der gleiche Stellenwert zuerkannt wie dem Problembereich, mit dem Endziel einer primären Behandlung.

Damit der Klient in den Ausnahmen Modelle zur Konzeption tragfähiger Lösungen erkennen kann, stehen dem Therapeuten als Hilfsmittel die Fragen nach dem ***Wer?, Was?, Wann?, Wo?*** und vor allem ***Wie?*** zur Verfügung. Alle Interventionen wie Therapiegespräch, Komplimentierungen und Experimente dienen dazu, die vom Klienten entwickelten Ausnahmen sichtbar zu machen, auszulösen und zu wiederholen. Schon erfolgreiche, vom Klienten entwickelte Lösungen werden in den Blick gerückt und erweitert, wobei dem Therapeuten die Aufgabe zukommt, eine Kettenreaktion auszulösen (4).

Nach lösungsfokussiertem Ansatz geht es darum, *Lösungen zu schaffen* und nicht darum, Probleme zu lösen. Es wird nicht vorrangig nach dem Ziel gefragt, sondern vielmehr danach, was anders sein soll. Sobald Klienten erklären, was sie erreichen wollen, wird daher nach ihren Möglichkeiten gefragt, diese Wunschvorstellung umzusetzen.

Über Fragen der Art:

- ***„Was wissen Sie über ... xy ... / über sich selbst, das Ihnen sagt, dass Sie in der Lage sind, diese Wunschvorstellung zu erreichen / das Ihnen hilft ... zz ... zu tun?“***
- ***„Was sagt Ihnen, wie Sie ... xy ... erreichen werden?“***

nennt der Klient die Gründe für seine Hoffnung und diese liegen meist in einem bereits ausgeführten Verhalten oder den problemfreien Zeiten, also den Ausnahmen.

Die meisten Menschen verbringen einen Großteil ihrer Zeit in einer Welt des Beklagens. Nach Steve de Shazer ist es das, *„was Menschen nun einmal tun“* (5), wobei sie davon ausgehen, dass dieses Verhalten in einer therapeutischen Sitzung erst recht und ganz selbstverständlich angesagt ist. Aufgabe eines lösungsfokussierten Therapeuten ist es jedoch, die Sitzung anders zu gestalten.

Bei hauptsächlich problemorientiertem Vorgehen fühlen sich Klienten zwar verstanden und gewürdigt, dies führt jedoch selten zu einer Lösung. Bei lösungsfokussierter Therapie kann sehr wohl Verständnis verbalisiert und das Problem entsprechend gewürdigt werden (6). Der Klient fühlt sich dann eher in seinem Leid verstanden und stellt das

Problem nicht immer wieder in gewissen Abständen zur Diskussion. Die Würdigung eines problematischen Tatbestands kann so wieder als Übergang zu einer erneuten Fokussierung der Ausnahmen vom Problem genutzt werden.

Auch genaue Beschreibungen oder gar Analysen von Beschwerden sind zu umgehen, deshalb empfiehlt es sich, die Problemschilderungen des Klienten zu unterbinden. Hierbei ist passives Zuhören vorteilhaft, da der Klient dann eher eine Unterbrechung seiner Problemschilderungen und damit einen Richtungswechsel akzeptiert. Sobald die Gesprächsausrichtung geändert wird, beginnen sich Klienten meist auch für eine neue Richtung zu interessieren. In den dann folgenden Schilderungen, die nicht mehr aus Klagen bestehen, sondern auf positive Aspekte fokussieren, sind Worte wie *‚manchmal'*, *‚vielleicht'*, *‚mehr oder weniger'* Signale für den Therapeuten zum Einstieg in diese andere Welt der Ausnahmen von der Problem-Regel.

Nicht das Würdigen, Analysieren oder Bekämpfen des Problems stehen im Mittelpunkt der lösungsfokussierten Therapie, sondern das Aufzeigen der Alternativen. Daher wird erfragt:

- was der Klient tun würde, wenn die Situation nach dem Wunder anders geworden ist,
- wie er dann anders handeln würde und
- was dann statt des Problems da wäre.

Bei der Suche nach Ausnahmen wird nah am gegenwärtigen Zustand begonnen, da weit zurück liegende Ausnahmen oft weniger Gewicht haben. Der erfolgversprechendste Zeitraum für das Auffinden von Ausnahmen liegt zwischen dem Entschluss eines Therapiebeginns oder einer Sitzungsvereinbarung und der Sitzung selbst. Mit der Entscheidung, einen Versuch zur Situationsänderung zu unternehmen, scheint eine neue Form von Energie mobilisiert zu werden, die das Auftreten von Ausnahmen begünstigt.

Diese Entwicklung kann durch eine Formelaufgabe unterstützt werden, die vor Therapiebeginn dem Klienten bei der Terminvereinbarung vorgeschlagen wird. Bereits vor der ersten Sitzung kann über eine Aufgabestellung die Ausrichtung auf positive Aspekte des Problems bewirkt werden, und zwar in Form folgender Denkanweisung an den Klienten (7):

- *„Was ist gut daran – was ist bewahrenswert – was kann bleiben?"*
- *„Was deutet an / lässt vermuten / bestätigt, dass noch Hoffnung für die Beziehung / Zielsetzung besteht?"*

Sobald der Bereich der ***Ausnahme*** gefunden wurde, ergibt sich für den Therapeuten eine neue Aufgabenstellung: Möglichst genau werden jetzt die Unterschiede zwischen Problemzeiten und problemfreien Ausnahmezeiten herausgearbeitet. Das weitere Ziel ist dann, die positiven Aktivitäten in der Folge ausbauen und verstärkt nutzen zu lassen. Sinnvoll ist hierbei das Paraphrasieren und Zusammenfassen der gefundenen Unterschiede. Diese prägen sich dadurch besser ein und später kann beim Konstruieren einer Lösung leichter auf die gemeinsam entworfenen Formulierungen zurückgegriffen werden.

Die gefundenen Ausnahmen werden hinsichtlich der Modalitäten ihres Entstehens und ihrer Existenz exakt erkundet. Im Weiteren wird differenziert zwischen bewusst herbeigeführten Formen und zufällig entstandenen, also zwischen unerklärbaren oder fremd verursachten Mustern. Über eine genaue Analyse kann der Klient sowohl seinen eigenen Beitrag zum Entstehen von Ausnahmen erkennen und diese gezielt wieder herbeiführen, als auch lernen, wie er eventuell Umstände beeinflussen kann, um scheinbar fremdverursachte oder unerklärbare Ausnahmen entstehen zu lassen.

In dieser Hinsicht bietet das Erkunden von Ausnahmen als positiven Nebeneffekt noch eine sichere Möglichkeit, den Beitrag des Klienten zum Auftreten der Ausnahme als Stärke hervorzuheben und entsprechend zu komplimentieren. Dies kann sowohl direkt über einen Hinweis mit wertschätzender Feststellung erfolgen, als auch indirekt über eine Frage nach den Gründen:

- *„Woher wussten Sie, dass es hilfreich sein könnte ... xy .. zu tun?"*
- *„Wie sind Sie auf die Idee gekommen, dass es Ihnen gut tun würde ... xy ... auszuführen?"*
- *„Wie war es für Sie, diesmal alternativ in der Art ... xy ... zu reagieren?"*

4.3 Ziel

„Man muss es so einrichten, dass einem das Ziel entgegenkommt."
Theodor Fontane

Jede Inanspruchnahme professioneller Hilfe durch einen Klienten ist zweckorientiert und zielgerichtet. Voraussetzung für den Erfolg sind daher klare Zieldefinitionen und eindeutige Merkmale für die erfolgreiche Bewältigung der gestellten Aufgabe. Bei der Einigung auf ein Ziel zwischen Therapeut und Klient werden alle hierfür erforderlichen Faktoren wie Durchführbarkeit, positive Definition, Eigenkompetenz, Situations-Spezifizierung oder sinnesspezifische Konkretisierung berücksichtigt.

Ein Ziel zu erarbeiten ist ein bedeutsamer Bestandteil des Gesprächsablaufs, und ein erreichbares Ziel stellt eine Ressource dar, die als Kraftquelle den nächsten Schritt zur Lösung ermöglicht. Aus lösungsfokussierter Sicht handelt es sich bei einem Ziel jedoch nicht um die Lösung selbst, da sich das Ziel meist beim Gehen der Schritte hin verändert. Das Ziel an sich stellt damit noch keinen absoluten Wert dar. Aus diesem Grund wird es nur als Richtungsweiser kurz thematisiert, denn eine zu starke Beschäftigung mit der genauen Abgrenzung des Ziels fokussiert indirekt auf den Problemzustand.

Da die meisten Klienten kein wirklich konkretes Ziel nennen können und ihre Vorstellungen meist ziemlich vage bleiben (8), hat die Erarbeitung von leicht erkennbaren Hinweisen, die dem Klienten bereits erreichte Fortschritte verdeutlichen, einen höheren Stellenwert.

Die Definition des Ziels als Abwesenheit negativer Zustände behindert die notwendige Klarheit bezüglich der Art der Zielerreichung, denn *‚Abwesendes'* lässt sich nur schwer erkennen. Es müsste dann über sein Gegenteil, nämlich die Anwesenheit des problematischen Empfindens ausgedrückt werden, was die Gefahr des Wiedererlebens dieses Zustands impliziert und einen Rückfall wahrscheinlicher macht. Vielmehr empfiehlt es sich, das Ziel dahingehend zu formulieren, dass der Beginn einer alternativen Verhaltensweise in den Mittelpunkt der Aufmerksamkeit gerückt wird.

Oft lassen sich nützliche Fakten ermitteln, indem der Klient aufgefordert wird zu schildern, was aufgrund seines geänderten Verhaltens nach Wegfall des Problems passieren wird. Bei entsprechender Strukturierung dieser Frage (9) wird das Ziel zu einem Startpunkt umgeformt, der besonders handlungsfähig macht, weil dem Klienten die Veränderung als selbst erzeugt erscheint.

Ziele umfassen all das, was im Leben des Klienten anders sein wird, wenn die Beschwerde nicht mehr existent ist und das Leben nicht mehr mit problematischen Begriffen etikettiert werden muss.

Es erfolgt keine feste Orientierung auf ein absolutes Ziel, weil dies den Übergang zur Lösung erschweren könnte. Gewünschtes soll weniger als Endziel denn als Beginn von etwas Neuem aufgefasst werden, dadurch bleibt die Option bestehen, dass auch künftig kreative Wandlungen möglich sind. Das Problem vom Ziel her zu sehen wie dies im Verlauf der Wunderfrage der Fall ist, vermittelt eine andere Sicht. Der Weg zum Ziel wird mühelos und schlagartig zurückgelegt, der Fokus liegt auf der Realisierung des durch die Wunderfrage bereits erlebten Zielzustands im Alltag. Zielvorstellungen wirken dann oft ähnlich wie Lösungsvorstellungen - sie machen handlungsfähig. Schon eine sehr kleine Veränderung kann hierbei die Lösung auf den Weg bringen, sobald der Therapeut hierfür die besten Voraussetzungen schafft, wird der Klient in Form eines Welleneffekts weitere Lösungen selbst bewirken können (10).

4.3.1 Kriterien

> *„Dem Menschen ist das Ziel seines Lebens unerforschlich.*
> *Der Mensch kann nur die Richtung kennen, welche zum Ziele führt."*
>
> *Tolstoj*

Das Herausarbeiten von Zielen ist die wesentliche Voraussetzung jeder nützlichen Lösungsarbeit, wobei es gewisse Kennzeichen wohl formulierter Ziele gibt. Die folgende Auflistung entspricht den Kriterien des Neuro-Linguistischen-Programmierens und umfasst sämtliche wichtigen Merkmale von Zielen (11):

- **Wichtigkeit / Bedeutsamkeit der Ziele für den Klienten:** Klienten verfolgen nur diejenigen Ziele mit entsprechendem Einsatz, deren Wichtigkeit ein lohnendes Ausmaß hat.
- **Ethische Verträglichkeit:** Im Fall von Widersprüchen zwischen Zielen und gängiger Ethik zeigt sich im Zuge der Er-

mittlung von dahinter liegenden Motiven meist irgendwann ein ethisch vertretbares Ziel, mit dem gearbeitet werden kann.

- **Eingrenzung des Umfangs:** Klienten schildern Probleme meist als allgegenwärtig, was eine Begrenzung auf bestimmte Situationen, Orte und Kontexte erfordert.
- **Formulierung:** Das Erreichen von Zielen wird begünstigt durch Beschreibungen, die möglichst spezifisch, konkret, verhaltensbezogen und exakt messbar sind
- **Kontexteinbindung:** Durch Berücksichtigung bedeutsamer Menschen aus dem Umfeld des Klienten kann die Integration von Zielen über Fragen nach sozialen Wechselbeziehungen wie folgt erreicht werden:
  - ***„Wenn Sie sich entschließen würden, das zu tun, was wäre dann anders zwischen Ihnen und Person xy?"***
  - ***„Was wäre dann anders zwischen Ihnen und anderen Personen?"***
  - ***„Welche Unterschiede würden Andere bei Ihnen bemerken - was wäre dann anders in Ihrem Leben?".***

  Der Welleneffekt einer ersten positiven Veränderung in einer Beziehung kann weitere Veränderungen bewirken und mit dem Beantworten dieser *Beziehungsfragen* verstärkt der Klient selbst die Attraktivität seines Ziels.

- **Orientierung auf eine Alternative:** Der Beginn mit Anderem oder Besserem verspricht eher Erfolg, als eine Tätigkeit oder ein Verhalten ohne Handlungsalternative zu unterlassen.
- **Definition des Gegebenen:** Die Frage nach dem ***‚stattdessen'*** wendet den Fokus der Aufmerksamkeit von einem schwer erreichbaren Ziel wie dem *‚Verschwinden eines Problems'* auf das erwünschte positive Verhalten (12).
- **Überschaubarkeit des Zeithorizonts:** Unterziele und Zwischenziele sind besser überprüfbar und ungeachtet dessen, *‚Wie'* man sie erreichen wird, geht es bei der Zieldefinition um Wunschvorstellungen, um das *‚Wohin'*. In diesem Stadium könnten allzu konkrete Fragen nach der Durchführbarkeit behindernd wirken.
- **Festlegen des Endpunktes:** Um einen Zeithorizont zu erhalten, kann man nach dem frühesten Erreichen des Ziels fragen.

- **Festlegung von Indizien:** Die zu Beginn erarbeiteten Hinweise lassen später auch feststellen, ob und wann das gewünschte Ziel erreicht ist. Die Indizien können ermittelt werden über eine Frage wie:
  „Woran werden Sie merken / erkennen, dass das Ziel erreicht ist?"
- **Eigenverantwortlichkeit:** Der Klient kann über gezielte Fragen zur Übernahme eigener Verantwortung angeregt werden:
  „Und woran würden Sie merken, dass das Verhalten von ... xy ... für Sie kein Problem mehr darstellt?"
  „Und was müssten Sie tun, um es größtenteils allein zu schaffen?
  Die *‚aktive Rolle'* des Klienten bei der Lösung des Problems steht hierbei im Fokus der Aufmerksamkeit. Auf die Frage nach Veränderungen als Folge einer fiktiven Problemlösung stellen Klienten ihr Verhalten meist differenzierter dar und dieses kann dann als Ausgangspunkt für eine neue Zieldefinition verwendet werden.
- **Realistische Durchführbarkeit:** Die Frage nach der Realisierbarkeit seiner Ziele und die Prüfung der Konsequenzen seiner Zielverwirklichung unterstützen den Klienten, unrealistische Ziele zu erkennen und eventuell zu ändern.
- **Würdigung:** Nach Steve de Shazer sind Probleme des Klienten zu akzeptieren und außerdem in dem Sinne zu würdigen, dass ihre Lösung harte Arbeit erfordert. So werden Würde und Selbstachtung des Klienten geschützt und gefördert, und es wird ihm zusätzlich Verantwortung übertragen. Verfehlt er sein Ziel beim ersten Versuch, so bleibt die Hoffnung bestehen, es durch größere Anstrengung in Zukunft sehr wohl noch erreichen zu können.

4.3.2 Inhaltliche und sprachliche Annäherung

> *„Aller Eifer, etwas zu erreichen, nutzt freilich gar nichts, wenn du das Mittel nicht kennst, das dich zum erstrebten Ziele trägt und leitet."*
>
> *Cicero*

Im normalen Alltagsleben nimmt der Klient problematische Dinge oder Zustände wahr und hinterfragt sie über ein ***warum?***. Im Verlauf eines lösungsfokussierten Gesprächs träumt er von Dingen und Zuständen, die es bisher für ihn noch nicht zu geben schien und fragt ***warum nicht?***. Der Therapeut bringt den Klienten zum Träumen, er verkauft in gewisser Weise Träume und Visionen, die erst nach und nach realisierbar gemacht werden.

Das Ziel des lösungsfokussierten Ansatzes ist das Auffinden von Lösungen über Fragen nach:

- dem Aussehen von Lösungen, wenn diese schon Realität wären,
- dem Unterschied, den Veränderungen für das Leben des Klienten machen würden,
- den Handlungen, die als Ergebnis solcher Veränderung durch den Klienten vorgenommen werden würden,
- den Aktivitäten, die Außenstehende den Klienten dann ausführen sehen würden, die zuvor nicht möglich gewesen wären,
- der Bedeutung des Problemverhaltens, um dieses therapeutisch besser nutzen zu können beispielsweise über Erkundigungen in der Art von: ***„Was hilft es Ihnen zu ...xy (Problemverhalten)...?"***,
- und schließlich nach dem ***Was noch?***.

Dass in der Zukunft die angestrebte Veränderung erfolgt, wird vorausgesetzt und nicht weiter in Frage gestellt oder diskutiert. Dies wird deutlich durch den Gebrauch der temporären Form des Wortes ***„wenn..."*** oder, in Abgrenzung zum konditionalen *‚wenn'*, noch besser durch den Einbau von ***„sobald"*** in die weiteren Fragen.

Die Vertreter des lösungsfokussierten Ansatzes gehen hierbei von der Erickson'schen Grundannahme aus, dass Veränderung nicht nur möglich, sondern unvermeidlich ist; die einzige Frage in diesem Zusammenhang ist diejenige nach dem Zeitpunkt. Jede verbale Formulierung von Zweifel, beispielsweise über die Verwendung des konditionalen *‚wenn'* oder des Wortes *‚falls'* führt von der zuversichtlichen Erwartung einer Verbesserung zurück in den Wunschbereich des Problemkontextes. Steve de Shazer richtet den Fokus auf das, was passieren wird ***„sobald ..."*** die Veränderung im Problembereich eingesetzt hat. Bei Beteiligung mehrerer Klienten an einer Therapiesitzung wird danach gefragt, wer sich ***„als Erster"*** verändern wird (13).

Durch Tonfall und Wortwahl kann der Therapeut die Entwicklung des Klienten dahingehend unterstützen, dass er etwas Positives tun wird, sobald er das problematische Verhalten abgelegt hat:
„Sobald es Ihnen wieder besser geht ..."
In einer derartigen Formulierung verstecken sich zudem indirektes Lob und Achtung vor dem Klienten, indem ihm das Vertrauen für die erforderliche Lösung von vorne herein entgegen gebracht wird.
Eine weitere stillschweigende Grundannahme betrifft das Auftreten von Rückschlägen. Es wird nicht zeitlich festgelegt, wann eine Besserung erfolgen soll. Dieser offene Zeithorizont gibt dem Klienten die Möglichkeit, eventuelle Rückschläge als normalen Bestandteil eines gängigen Auf und Ab des Lebens und daher als weniger bedrohlich anzusehen. Darüber hinaus wird die Entscheidung über die Ausführung einer Handlung und ihren Zeitpunkt in den Verantwortungsbereich des Klienten gelegt, was Achtung seiner Person und seines Wissens bezüglich der eigenen Lebensführung verdeutlicht (14).
Dabei werden alle folgenden Formulierungen im Anschluss an *„Sobald es Ihnen wieder besser geht ....."* in der **Gegenwartsform** statt im Futur formuliert. Alles, was gewünscht und erhofft wird, wird nicht in eine ungewisse Zukunft projiziert, sondern so dargestellt, als würde es gerade passieren. Durch eine solche Grammatik der Frage kann sich der Klient die Abläufe realistischer vorstellen und sie impliziert, dass eine Verbesserung stattfinden *wird* und dies nur eine Frage von Zeit ist.

Inhaltlich geht es beim lösungsfokussierten Vorgehen um die Änderung des Bezugsrahmens, in dem ein Problem definiert wird. Problemverhalten ist für den Klienten meist ein sinnvolles Mittel, etwas Bestimmtes zu erreichen. In der Therapie gilt es herauszufinden, wie dieses Ziel auf weniger problematische Weise erreicht werden könnte. Der Gegenpol, also das Nicht-Problem, ist hierbei nicht das einzig mögliche Ziel. Mit einer Einschränkung der Lösungsmöglichkeiten auf diese Option werden die zahlreichen Alternativen kaum noch in Betracht gezogen.

Ein inhaltliches Spezifikum der losungsfokussierten Therapie ist die Beziehung zwischen Problem, Lösung und Ziel. Das Verschwinden eines Problems muss nicht unbedingt etwas mit dem eigentlichen Ziel zu tun haben. Als vergleichbares Beispiel scheitern die konventionellen Alkoholprogramme in hohem Ausmaß, weil auf das Ziel der Abstinenz hin gearbeitet wird, die jedoch aus der Sicht des Klienten fast nie das eigentliche Ziel ist. Wird das tatsächliche Ziel herausgefunden, kann sich eventuell auch das Trinkverhalten sozusagen als Nebenergebnis ändern. Deshalb haben auch die Antworten auf die Wunderfrage oft nichts mit dem Problemzustand zu tun.

Im lösungsfokussierten Ansatz wird deshalb, sozusagen als rhetorische Eigenheit, oft nicht direkt nach dem Ziel oder dem Wunsch des Klienten gefragt, sondern nach seinen eigenen Ideen zum Outcome der Therapie. Die Fragestellungen sind eher ausgerichtet auf die Suche nach dem, was passieren muss, damit weitere Treffen nicht mehr nötig sind oder auf das Ausarbeiten von Einzelheiten, wie das Leben des Klienten nach dem Verschwinden des Problems verlaufen wird.

4.4 Lösung

> *"Wenn das gute oder böse Wollen die Welt ändern kann,*
> *dann kann es nur die Grenzen der Welt ändern, nicht die Tatsachen.*
> *Die Welt kann als Ganzes zunehmen oder abnehmen.*
> *Die Welt des Glücklichen ist eine andere als die des Unglücklichen – selbst wenn die Tatsachen gleich sind."*
>
> *Ludwig Wittgenstein*

Die Lösung bewirkt Umstände, unter denen etwas Vorteilhaftes für den Klienten geschehen kann. Riskantes, wenig hilfreiches oder gar nachteiliges Verhalten wird durch weniger riskante, nützliche Aktivitäten ersetzt.

Aus lösungsfokussierter Sicht umfasst die *‚eigentliche'* Lösung alles das, was sich entwickelt, nachdem das Problem gelöst beziehungsweise das Ziel erreicht ist. Im weitesten Sinne ist dieser Zustand bereits gegeben ab dem Moment, in dem die erste Ausnahme gefunden und beschrieben wurde.

Lösungsfokussierte Kurzzeittherapie ändert den gesamten Bezugsrahmen, die Kontextfaktoren, den Raum und die Perspektive, nur die Inhalte sind zunächst die gleichen. Nach einem Perspektivenwechsel ist es durchaus möglich, dass neue und andere Inhalte entstehen, die Änderung beginnt jedoch nicht bei den Inhalten, sondern in der Umgestaltung des Rahmens. Der Übergang vom Problem zur Lösung bedeutet keine Wandlung einzelner Ereignisse, sondern eine Änderung der

Haltung zur Welt an sich. Es ändert sich nicht nur Etwas, sondern das Ganze – es eröffnet sich ein Zugang zur Lösung.

Es gibt für jedes Problem eine Form von Lösung, auch wenn unabänderliche Gegebenheiten erst einmal zu akzeptieren sind. Die Lösung besteht in diesem Fall nicht in einer Änderung der Fakten, sondern in einem anderen Umgang mit den vermeintlich definitiven Tatsachen.

Lösungsfokussierte Kurzzeittherapie unterscheidet sich generell von anderen Lösungsansätzen und Theorien. Die sonst üblichen Fragestellungen im Zusammenhang mit der Lösung von Problemen weisen über die Frage *„Was verursacht das Problem?"* von der Vergangenheit in die Gegenwart. Der Gedanke an Problemlösung war und ist vielfach auch heute noch meist verbunden mit Reflexionen zu ihrer Entstehung. Mit der Frage nach dem Ursprung des Problems wird akzeptiert, dass es einerseits das Problem an sich und andererseits eine bestimmte Ursache für dieses Problem gibt und dass eine Beziehung zwischen dem Herausfinden der Ursache und dem Lösen des Problems besteht.

Zielführender ist jedoch die mit der Kybernetik aufgetauchte Fragestellung nach der Art von ***Aufrechterhaltung*** des Problems. Hierbei wird eine Beziehung zwischen Problem und ihrem Bestand vorausgesetzt, die gefunden und beschrieben werden kann. Die Fragestellung dazu lautet: ***„Was hält das Problem aufrecht?"***

Die lösungsfokussierte Kurzeittherapie ist zukunftsorientiert und konstruiert Lösungen so, dass positive Aspekte im Problemzustand gefunden und in den Fokus der Aufmerksamkeit gesetzt werden. Über die Kontaktaufnahme mit der Lösung kann das Problem gewissermaßen verschwinden und die Lösung als andere Seinsweise entstehen. Die dazu gehörende Fragestellung ist: ***„Wie können Lösungen konstruiert werden?"***

Hierbei wird von folgenden Vorannahmen ausgegangen:

- Es gibt Lösungen (mehr als eine)
- Die Lösungen sind konstruierbar
- Therapeut und Klient können sie konstruieren

Zur erfolgreichen Konstruktion von Lösungen werden folgende Schritte durchlaufen:

- Herausfinden, was der Klient will, statt seine Vermeidungsstrategien zu vertiefen.
- Nach dem suchen, was funktioniert und den Klienten mehr davon machen lassen.
- Den Klienten anregen, problemerzeugende Handlungen zu unterlassen und stattdessen neue sowie hilfreichere Optionen auszuführen.

Konkreter gliedert sich das Auffinden von Lösungen in folgende Phasen auf (15):

- Entwicklung wohlformulierter Ziele.
- Suche und Untersuchung von Ausnahmen.
- Laufende Einschätzung der bereits gemachten Fortschritte des Klienten.
- Rückmeldungen am Ende der Sitzung über die beobachteten Phänomene, die sich für die Lösung als hilfreich erweisen.

Die Annahme des lösungsfokussierten Ansatzes, dass sich Probleme ganz einfach selbst und ohne besonderen Grund aufrechterhalten, führt zu der Vorstellung, dass jeder Unterschied im Verhalten, Denken, Fühlen und Wahrnehmen sowie im Kontext eine Möglichkeit bietet, einen solchen Unterschied zu machen, der zur Lösung und damit zum Verschwinden der Beschwerde führen kann.

Da Probleme und Lösungen weitgehend momentane Definitionssache sind und sich diese Definitionen im Laufe einer kooperativen Interaktion mit anderen Menschen verändern können, sind sie auch weder als *‚real'* in einem objektiven, allgemeingültigen und wissenschaftlich erfassbaren Sinne zu bezeichnen, noch wissenschaftlich-systematischer Beobachtung zugänglich. Dies widerlegt den wissenschaftlichen Ansatz des Problem-Lösens, welcher auf der Annahme von objektiver Realität sowie auf der Beobachtbarkeit von Problemen basiert. Lösungen können daher beschrieben werden als ***die Fähigkeit des Klienten, die Definition dessen, was er will und wie dies umzusetzen ist, zu entwickeln und zu erweitern,*** wozu er aufgrund seiner Kompetenz und des Wissens um sein Leben selbst in der Lage ist.

1. Zitiert nach Aussagen auf einem Workshop in Graz 2003.
2. Gemäß dem Konzept der Passgenauigkeit muss eine Intervention hierbei nur in der Art eines Dietrichs passen, der ja für eine Vielzahl von Schlössern genützt werden kann, Einzelheiten von Form oder Typ des Schlosses sind hierbei unwichtig. Die Therapeutische Intervention muss zum Problem nur

in der Weise ‚passen', dass das Ziel erreicht wird bzw. sich eine Lösung entwickelt. Hierbei genügt ***eine*** brauchbare Lösung, wie viele andere Interventionen ebenfalls erfolgreich gewesen wären, ist unwichtig.

3. Siehe dazu genauer de Shazer, 1999, S. 44 - 75.
4. Prinzipiell geht es um ein Lösen verschiedener Probleme, wobei stets mit dem einfachsten begonnen wird, in der Hoffnung auf automatisches mitlösen der schwierigeren Probleme von selbst durch systeminterne Entwicklung.
5. Zitiert nach Aussagen auf einem Workshop München 2004
6. Bsw. in der Form von „Es ist wirklich schwierig für Sie … ich kann nachempfinden, wie schwer Sie es haben … in ihrer Situation könnte ich auch nicht xy...".
7. Hierbei handelt es sich um eine leicht adaptierte Variante der ursprünglich als Standardintervention genutzten Formelaufgabe. Siehe dazu genauer Kapitel 7.1.
8. Bei allen Beschwerden im Rahmen von Depression oder depressivem Empfinden sind bezüglich Problem und Ursache meist extreme Verwirrung vorherrschend, konkrete Zielvorstellungen können dann nicht abgegeben werden, sämtliche Alternativen bleiben ebenso vage wie die Herkunft der Beschwerde.
9. Hierbei verweist Steve de Shazer auf die spezielle Satzkonstruktion aus der Erickson'schen Hypnotherapie: Auf die Standardformulierung „Was meinen Sie, was geschehen *wird, sobald* Sie damit anfangen" folgt ein Satz in Form eines Zitates als eine direkte Aufforderung des Klienten an sich selbst (Du-Form) in der Gegenwart bsw. „xy (Name des Klienten), du handelst zz (Gegenteil des Problemverhaltens in Form des gewünschten Verhaltens)". Siehe dazu de Shazer, 1999, S. 60.
10. Dies mag eine Erklärung dafür sein, dass laut entsprechender Untersuchungen am BFTC ein Großteil der Klienten nach Abschluss der Therapie keine weitere therapeutische Unterstützung mehr braucht. Es scheint offensichtlich gelernt zu haben, ein einmal erfolgreich angewandtes Muster auf künftige Probleme zu übertragen.
11. Siehe dazu die in der einschlägigen Literatur des Neuro Lingistischen Programmierens angegebenen Zielkriterien oder in der lösungsfokussierten Literatur Kim Berg 1999, S. 70 – 78, Kim Berg / Miller 1998, S. 54-68, Kim Berg / De Jong, 1999, S. 114 - 124.
12. Ein ähnliches Vorgehen eignet sich auch im Fall einer Symptomverschiebung. Hier erweist es sich als nützlich den Klienten nicht auf die Fehlerhaftigkeit hinzuweisen, sondern nach den Konsequenzen des eingeschlagenen Weges zu fragen. So kann er selbst erkennen, dass sein bisheriges Vorgehen nicht zielführend war und eigene Alternativoptionen konstruieren.

13. Siehe dazu de Shazer 1999 S. 221 f.
14. Siehe dazu genauer Kim Berg, 1999, S. 107 f., Kim Berg, Miller, 1998, S. 143.
15. Siehe dazu auch Kim Berg, De Jong, 1999 S. 42 f.

5 Problem

„Das Problem ist lediglich die Fahrkarte für die Therapie. Wofür sollen wir uns mit der Fahrkarte befassen?"

Steve de Shazer

„Nicht die Dinge selbst beunruhigen die Menschen, sondern ihre Urteile und Meinungen über Sie."

Epiktet

Jedes Hinterfragen der Umstände und der Art einer *‚Aufrechterhaltung'* des Problems setzt eine auffindbare und beschreibbare Beziehung zwischen dem Problem und dessen weiterem Bestehen voraus. Das interaktionelle Muster dieser Beziehung kann dann auf unterschiedliche Art gedeutet werden. Das Ziel dieses lösungsfokussierten Ansatzes ist, dass sich der Klient in den Lösungszustand begibt, was ihm die Ausnahmen vom Problem und Optionen für solche Ausnahmen klar werden lässt.

Der Veränderungsprozess ist auf das so genannte ***Wunder*** ausgerichtet, wobei zwar nicht *‚problemphobisch'*, aber doch vorrangig lösungsfokussiert vorgegangen wird statt wie sonst üblich problemorientiert.

Ebenso wie die Realität wird auch ein Problem konstruiert. Nach Gunther Schmidt kann es definiert werden als ***„selbst entworfene Realitätskonstruktion mit einer Diskrepanz"***, wobei die einfachste Unterscheidungsbildung diejenige zwischen ***Ist*** und ***Soll*** darstellt. Diskrepanz liegt laut Schmidt dann vor, wenn Ist- und Soll-Wert unterschiedlich beurteilt werden und zwischen beiden schwer überwindbare Hindernisse liegen. Aus diesem Grund bedingt ein Problem auch seine Lösung, denn ohne Vorstellung einer Lösung gäbe es das Problem nicht, weil dann keine Diskrepanz bestünde. Nachdem also die Definition des Problems vom Klienten kommt, muss dies auch für die Lösung gelten.

Basierend auf der Erickson'schen Potenzialhypothese geht man auch beim lösungsfokussierten Ansatz davon aus, dass der Klient bereits über alle notwendigen Fähigkeiten zur Lösung des Problems verfügt. Klienten erscheint ihr Problemerleben jedoch oft als eine so übermächtige Wirklichkeit, dass andere Sichtweisen, Ressourcen und Verhaltensoptionen nicht mehr wahrgenommen werden, obwohl sie in ihrem

Repertoire angelegt sind. Um Lösungsmuster nutzen zu können, ist die Fokussierung in Richtung auf diejenigen Ressourcen-Potenziale zu lenken, die aufgrund einschränkender Glaubensmuster bisher nicht oder nur unzureichend genutzt wurden. Der Therapeut arbeitet nach Gunther Schmidt quasi als ***Wieder–Erinnerer*** für den Klienten und somit versteht sich lösungsfokussierte Therapie als Hilfe zur Selbsthilfe.

Psychologische Probleme bedeuten meist ein Leiden am jeweiligen Bild der Welt, am ungelösten Widerspruch zwischen dem, wie die Dinge sind und wie sie eigentlich sein sollten. Die ***Wirklichkeit erster Ordnung*** als das objektiv im ‚*Außen*' Existierende entspricht nicht der ***Wirklichkeit zweiter Ordnung,*** also dem eigenen subjektiven Bild davon. Anliegen und Ziel therapeutischen Wandels ist die optimale Anpassung des Weltbildes an die tatsächlichen Gegebenheiten.

Bei der Entstehung eines Problems, dessen Ursachen niemals geklärt, sondern nur retrospektiv gedeutet werden können, umschließen es sofort kommunikative, interaktionelle Beiträge der Beteiligten. Die Art der Wechselwirkung entscheidet über den Fortbestand oder auch die Transformation solch eines Phänomens. Wenn von einem problemdeterminierten System gesprochen werden kann, ist es auch möglich, ein Lösungssystem zu schaffen, indem der Fokus mehr auf die lösungsförderlichen Beiträge gerichtet wird.

In den meisten Fällen haben Klienten ihre Probleme schon vielen Vorgänger-Therapeuten immer wieder erzählt. Hätte sich Problem durch verbalisieren und analysieren gelöst, so wäre der Klient nicht zur aktuellen Sitzung erschienen. Ein Fortfahren in derselben Weise würde also nach Watzlawick bedeuten, mehr von dem zu tun, was nicht funktioniert hat. Traut sich der Klient dagegen erstmalig an die Schilderung seines Problems, so ist dies sehr wohl als hilfreich zu werten, weil es einen Unterschied zum bisherigen Verhalten bedeutet, der zur Lösung führen kann. Bei wiederholter Schilderung wird dagegen abgewartet und die erste Möglichkeit zur Gesprächsführung in Richtung auf die Lösung ergriffen.

Die Definition spezifischer Lebensumstände, Bedingungen und Gegebenheiten als ‚Problem' ist eine von vielen möglichen, subjektiven Optionen, gewisse Ereignisse im Leben mit Sinn und Bedeutung auszustatten. Erst die Art der Interpretation eines Ereignisses durch die Beteiligten macht dieses eventuell zu einer therapiebedürftigen Konstellation. Im Rahmen von Gesprächen mit Therapeuten schildern Klienten ihre Probleme, wobei es sich um deren subjektive Beschreibungen handelt, die sie aufgrund persönlicher Erlebnisse ihrer Vergangenheit entwickelt haben. Im Therapiegespräch wird dieser Umstand über ein *,so tun als ob'* genutzt. Der Therapeut gibt vor, über die Veränderung der Bedeutungsgebung im einen Bereich neue Umstände und anderes Verhalten in einem anderen Bereich zu bewirken (1). Therapeut und Klient arbeiten aus der Sicht von NLP also an der Landkarte, um das Territorium zu verändern.

Die Beschreibung des Klienten über seinen eigenen Zustand oder sein Problem ist zwar nur seine subjektive Realitätskonstruktion, entspricht aber seiner gegenwärtigen Wirklichkeit und kann vom Therapeuten daher auch als solche akzeptiert und entsprechend gewürdigt werden. Der Therapeut weiß letztendlich nie sicher, ob etwas wirklich so ist, wie der Klient es darstellt. Da die Beschreibung jedoch der Wahrnehmung des Klienten entspricht, empfiehlt es sich, mit dieser Darstellung zu arbeiten, unabhängig von ihrem Wahrheitsgehalt.

5.1 Problemlösen versus Lösungsfinden

„Warum sind die Vorstellungen die Quelle der Irrtümer, die korrigiert werden müssen?
Weil die Vorstellung nicht die Wirklichkeit ist."

Thich Nhat Hanh

„Wissenschaft ist das, was Experten zu wissen glauben, die nichts wissen."

Richard Feynman

Grundlage der meisten *helfenden* Berufe ist das Paradigma des so genannten *,Problemlösens'*, das wiederum vom *wissenschaftlichen-positivistischen Ansatz* oder *medizinischen Modell* beeinflusst ist. Aufgrund großer Erfolge der Medizin im 19. und Anfang des 20. Jahrhunderts entwickelte sich das sehr erfolgreiche Praxismodell von Diagnose und Behandlung. Entsprechende Klassifikationsschemen wurden auch auf den medizinisch-psychischen und generell auf den zwischenmenschlichen Bereich übertragen und so verbreitete sich die Grundannahme, es gäbe eine objektive Wirklichkeit von *Etwas*, das zum Entstehen des Problems führt und den Klienten leiden lässt.

Probleme werden aus einem solchen Blickwinkel heraus zuerst anhand einer Untersuchung der Historie definiert. Über eine Symptomanalyse bildet der Therapeut eine Hypothese über den Klienten und definiert ihn anschließend als einen Menschen mit einem bestimmten Krankheitsbild. Die darauf folgende Therapie ist gestaltet als das Beseitigen von Barrieren zwischen Problem und Lösung. Der Experte bei diesem wissenschaftlich-medizinischen Ansatz ist der Therapeut, welcher die *‚richtige'* Lösung verschreibt. Das zugrunde liegende Prinzip ist *‚Beobachten – Beschreiben – Verschreiben'* auf der Grundlage eines Bildes vom Menschen als Maschine und mit klarer Trennung zwischen Therapeut und Klient.

Das Paradigma des Problemlösens wurzelt in einer langen kulturellen Tradition westlicher Gedanken- und Glaubenssysteme, und basiert auf der Grundannahme, dass die Welt durch wissenschaftliche Methoden erkennbar und die Natur entsprechend manipulierbar sei. Das Individuum wird nach diesem Ansatz für seine Handlungen zur Rechenschaft gezogen und für sein Schicksal verantwortlich gemacht. Die Beurteilung, Erstellung und Planung von Lösungen obliegt ausschließlich dem Experten, die Ausführung der vorgegebenen Lösungskonzepte liegt dann beim Klienten. So wird dieser als letztendlich verantwortlich für den Erfolg der Durchführung gemacht, obwohl die Vorgaben möglicherweise keineswegs seinen eigenen Bedürfnissen, Vorstellungen und Wünschen entsprechen.

Die grundlegende Struktur dieser medizinischen Richtung ist ein genuines *‚Problem-Lösen'*, bei dem zuerst das Wesen des Problems bestimmt wird, um dann aufgrund der erfolgten Klassifizierung zu intervenieren. Die Problem-Untersuchung als Voraussetzung für weitere Interventionen gründet auf der Vorannahme einer zwangsläufigen Verbindung zwischen Problem und Lösung. Aus lösungsfokussierter Sicht muss dies jedoch ebenso wenig der Fall sein, wie die Realität eines greifbaren, linear-kausalen Auslösers für das Problem. Auch der darauf folgende Schritt der Verschreibung einer Lösung auf Basis der zuvor gefundenen wissenschaftlichen Expertise dient keineswegs zwingend der Problemlösung (2).

Beim lösungsfokussierten Ansatz steht demgegenüber weniger das Problem im Mittelpunkt der Aufmerksamkeit, sondern die Fokussierung auf Empowerment und Stärkung des Klienten. Im Gegensatz zum *,Problem-Lösen'* geht es vorrangig um das ***,Finden'*** oder ***,Erfinden von Lösungen'***.

Ein Therapeut der, wie sein Klient, fast ausschließlich auf das Problem oder einen ineffektiven Lösungsweg ausgerichtet ist, ist nicht nützlich für den Klienten, da er keinen Beitrag bringt, der über den des Klienten hinausgeht. Aus lösungsfokussierter Sicht sehen Therapeuten die Dinge ein wenig anders als die Klienten, vor allem auf eine hilfreichere und nützlichere Art. Es empfiehlt sich hierbei, die weniger hilfreichen Wahrnehmungen des Klienten nicht offen zu hinterfragen, sondern vielmehr mit diesen sprachlich zu spielen. Wenn sie in kleinen Schritten ganz vorsichtig in Frage gestellt werden, ergibt sich für den Klienten die Möglichkeit, sie aus eigenem Antrieb zu bezweifeln und diesen Erfolg dann als ihren eigenen Beitrag verbuchen zu können (3).

5.2 Beziehung zwischen Problem und Lösung

„Man muss das Problem nicht kennen, um es zu lösen."

Steve de Shazer

„Man kann ein Problem nicht mit derselben Denkweise lösen, mit der es geschaffen wurde."

Albert Einstein

Erst grundsätzliche Lösbarkeit schafft ein Problem, daher ist zur Definition einer Gegebenheit als Problem der Aspekt der Lösung notwendig. Psychotherapie befasst sich hauptsächlich mit Problemen, gelungene Ergebnisse dagegen werden laut Steve de Shazer so wenig oder selten beachtet, *„dass Lösung zur versteckten Hälfte der ,Problem-Lösung' Unterscheidung geworden ist"* (4). Die Option, ein Problemlösungskonzept *vor* dessen eingehender Untersuchung zu entwickeln, wird meist gar nicht in Erwägung gezogen. Nach lösungsfokussiertem Ansatz wird der sonst übliche Ablauf jedoch umgekehrt und die Lösung des Problems in einem gemeinsamen Prozess von Therapeut und Klient über die Entwicklung eines *,Lösungskonzepts'* angegangen. Rationale Erklärungen zu den Problemumständen sind hierfür meist nicht notwendig.

Dieser Zielausrichtung steht das menschliche Bedürfnis gegenüber, einen oft erheblichen Anteil der verfügbaren Zeit mit dem Beklagen und Analysieren problematischer Umstände zu verbringen. Hier ist der Therapeut aufgerufen, über die Art der Gesprächsführung den Inhalt zu bestimmen. Geduldiges und passives Anhören der Problemschilderungen und Versuche eines Themenwechsels sind hierbei eine behutsame Option. Manchmal kann es auch zielführend sein, den Klienten direkt auf die Nutzlosigkeit seines Verhaltens hinzuweisen, wie Insoo Kim Berg das manchmal eindringlich tat: *„Was Sie jetzt gerade machen, dafür müssen Sie mich nicht bezahlen, das können Sie zu Hause oder bei Freunden umsonst haben“* (5).

In jedem Fall ist es Aufgabe des Therapeuten, durch geschicktes Lenken des Gesprächs im Bereich der Lösungsfokussierung zu bleiben und so Problemgespräche auf das unabänderliche Mindestmaß zu reduzieren.

Ausgehend von der Grundannahme, dass Ausnahmen den Weg zu Lösungen aufzeigen, können diese Ausnahmen als Verhaltens- oder Kontextmuster bezeichnet werden. Bei jedem Problem gibt es Muster betreffend das Bestehen und die Abwesenheit des Problems. Ein bestehendes Problemmuster kann unterbrochen werden, indem die Verhaltensweisen des gegensätzlichen Musters – also der Abwesenheit des Problems – durchgeführt werden.

In der lösungsfokussierten Therapie wird nicht versucht, Probleme zu lösen, sondern Lösungen zu kreieren, was einen wesentlichen Unterschied in der grundsätzlichen Einstellung bedeutet. Der Ansatz basiert auf einer differenzierten Grundannahme darüber, wie Veränderung stattfindet. Der Klient äußert den Wunsch zur Veränderung gewisser Teilbereiche seines Lebens. Über Umfang, Bereich, Merkmale und Art dieser Veränderung, sowie über die Andersartigkeit des Lebens nach der Veränderung wird im Verlauf des Gesprächs ständig verhandelt. Diese Vorgehensweise setzt voraus, dass Klienten als Experten für die Darstellung ihres Lebens wissen, was gut für sie ist und wie sie die Veränderung bewerkstelligen. Der Therapeut dagegen hat die Funktion, beim Einleiten und Bewirken von Veränderung Hilfestellung zu leisten. Im Zuge der Zielfindung schafft der Klient somit eine Vision, die gänzlich aus seinem eigenen Bezugsrahmen entsteht und nicht auf Vorschlägen des Therapeuten basiert. So wird vermieden, dass zwar gut gemeinte aber dennoch falsche Hoffnungen geweckt oder unrealistische Ergebnisse anvisiert werden.

1. Siehe de Shazer 1989, S. 30.
2. Siehe dazu genauer Kim Berg, de Jong, 1999, S 27 - 36.
3. Aus dieser Vorgehensweise ergibt sich zwangsläufig, dass auch dieser therapeutische Ansatz vom ‚Apex–Problem' betroffen ist. Hierbei handelt es sich um das Phänomen, dass erfolgreich behandelte Klienten sehr differenziert über die Lösung ihres Problems berichten, nicht jedoch erkennen können, dass dieser Erfolg der zuvor durchgeführten Therapie zuzuschreiben ist. Nach dem lösungsfokussierten Ansatz ist dieses Phänomen jedoch - im Gegensatz zu anderen Schulen - intendiert, da die Ausrichtung auf lange Sicht auf einen eigenständigen Klienten abzielt, der künftige Probleme selbst lösen kann.
4. Zitiert nach de Shazer 1989, S. 25.
5. Insoo Kim Berg, Workshop 2003.

6 Gesamtablauf einer Erstsitzung

*„Es geht darum, alles so einfach wie möglich zu machen.
Aber nicht einfacher“*

Albert Einstein

Im Folgenden sind die wichtigsten Stationen im Ablauf einer ersten Sitzung aufgeführt, wobei es sich um einen groben Leitfaden handelt, bei dem einzelne Elemente logisch auf einander folgen oder als wesentlicher Bestandteil in jedem Fall zu berücksichtigen sind, andere jedoch situationsabhängig zeitlich verschoben oder eventuell ganz ausgelassen werden können.

- **Klären des Ablaufs**
  Die Arbeitsweise beschreiben und dabei den Hinweis geben auf die Strukturierung der Sitzung sowie das Einlegen einer Pause. Zum geschilderten Ablauf des Gesprächs ist vor Beginn die Akzeptanz des Klienten einzuholen.
- **Klären der Anredeform**
- **Bereiten des Kontextes**
  Eine Atmosphäre von Respekt und Empowerment schaffen.
- **Anfangsformulierung**
  „Erst einmal möchte ich Ihnen danken, dass Sie heute gekommen sind. Ich hoffe, es wird sich irgendwann herausstellen, dass es irgendwie nützlich für Sie war .... dafür gibt es keine Garantien. Ich kann Ihnen jedenfalls garantieren, dass ich mein Bestes geben werde und ich nehme an, dass Sie das auch tun werden und dann sehen wir mal, was dabei herauskommt“.
- **Einstiegsfragen**
  Teil I:
  Einige aufwärmenden Fragen zum üblichen Tagesablauf des Klienten stellen, so dass dieser darüber enthüllt, was ihm wichtig ist und in welchen Bereichen seine Vorlieben und Stärken liegen:

  „Was können Sie mir darüber sagen, wie Sie Ihre Tage verbringen?“

  „Wie verbringen Sie so Ihren Tag?“

„Was machen Sie mit sich selbst den ganzen Tag?"

„Was machen Sie, wenn Sie nicht arbeiten?"

„Welche guten Beziehungen und beruflichen Möglichkeiten haben Sie derzeit?"

Bei hohem Anteil der Arbeit am gesamten Leben des Klienten:

„Glauben Sie, dass Ihr Job in irgendeiner Weise gut für Sie ist?"

Bei Berufswechsel:

„Wie haben Sie herausgefunden / gemerkt / entschieden, dass das für Sie gut sein würde?"

Die Art der Formulierung sollte möglichst einen Hinweis enthalten auf das Wissen des Klienten über das, was für ihn gut ist, sowie auf eine eigenständige Handlung, was die Frage zu einem indirekten Kompliment machen kann.

Teil II:
Das Gespräch danach langsam vom normalen Tagesablauf in Richtung auf Fähigkeiten und Hobbys lenken eventuell mit der Frage nach der Eigeneinschätzung von Tätigkeiten, die der Klient gut und gerne ausführt (bei Paartherapie kann nach den Gemeinsamkeiten gefragt werden, also nach dem was beide Partner zusammen am liebsten tun), sowie nach den vorrangigen Hobbys.

„Was macht Ihnen am meisten Spaß, wenn Sie etwas für sich tun?"

„Worüber können Sie sich freuen?"

„Was besitzen Sie, das für Sie hilfreich ist?"

„Woran haben Sie Spaß?"

Bei zwei Klienten immer wechseln zwischen Eigen- und Fremdeinschätzung sowie der Bestätigung durch Gegenfragen:

„Macht er es gut / mag sie ihren Job? ... Stimmt das? ... Hat er/sie damit Recht?"

Zirkulär weiterfragen betreffend Arbeit / Schule:

„Was können Sie besonders gut, was die Kollegen, der Chef, die Lehrer nicht sagen würden, wenn ich sie / ihn frage?"

Auch wenn ganz gezielt nach angenehmen und gerne ausgeführten Tätigkeiten gefragt wird, so antworten Klienten auf die Frage nach dem Tagesablauf doch oft nur mit negativen Beschreibungen. Sie sind dann derart fixiert auf ihr Problem, dass sie Fragen nach Positivem nicht wahrnehmen. Sobald sich bei diesen Schilderungen die erste Möglichkeit des höflichen Unterbrechens bietet ist das Gespräch umzulenken und möglichst auf Positives zu fokussieren:

„Noch bevor Sie mir davon erzählen, schildern Sie mir zuerst, wie Sie Ihren Tag verbringen, was Sie so üblicherweise tun"

„Das ist mir klar ... und darauf kommen wir später noch zurück, aber erst einmal schildern Sie mir jetzt zuerst wie Sie ..."

„... und wenn Sie also weniger xy (depressiv) sind ... das bedeutet Sie sind mehr ‚was' - stattdessen?"

Erscheint eine Unterbrechung unmöglich, so ist der Klient bei seiner Problemschilderung zu belassen. Sobald er seine Ausführungen zum ersten Mal aussetzt, ist das Gespräch wieder auf das relativ problemfreie Alltagsgeschehen zu bringen, eventuell auch durch Wiederholung der Einstiegsfrage. Dauert die Problemschilderung dennoch weiter an, kann nur mehr dadurch Entspannung eingebracht werden, dass direkt zum zweiten Schritt übergegangen und nach dem gefragt wird, was dem Klienten Spaß und Freude macht.

„Ich bin sicher das ist ein Teil davon, aber was tun Sie noch oder was macht Ihnen Spaß / woran haben Sie Freude?"

- **Problemklärung**

Die wenigsten Klienten müssen anschließend konkret nach ihrem Problem gefragt werden, meist erfolgt dies schon im Verlauf der Einstiegsfragen.

Nach der Problemschilderung ist zu klären, inwieweit der dargestellte Sachverhalt für den Klienten ein Problem ist, wie also seine Wahrnehmung des Problems aussieht. Dies macht deutlich, ob man die Sicht des Klienten wirklich verstanden hat oder nur eine eigene, subjektiv passende Interpretation für das Problem verwendet.

„... und inwieweit ist ... xy ... ein Problem für Sie?"

Es ist immer konkreter nachzufragen, bis die tatsächliche Problematik klar wird. Dazu ist es hilfreich, sich die einzelnen Sequenzen bis zum Verständnis des Gesamtproblems immer wieder vom Klienten bestätigen lassen. Für jedes Problem gibt es so viele Definitionen wie Personen, die damit zu tun haben. Eine erfolgreiche Verhandlung über das Problem kann jedoch nur dann erfolgen, wenn hauptsächlich die Definition des Klienten verwendet wird, denn schließlich muss er die notwendigen Veränderungen vollziehen.

Neben der Überprüfung eigener Vermutung geben die konkretisierenden Fragen dem Klienten noch die Möglichkeit, sorgfältig über seine eigenen, sich vielfach wandelnden Wahrnehmungen nachzudenken, sowie darüber, inwieweit sein Anliegen tatsächlich ein Problem für ihn ist. Als Ergebnis solcher Interaktionen erfolgt oft schon eine Veränderung der Wahrnehmung des Problems und es kann eine Umformulierung oder Neudefinition stattfinden. In jedem Fall öffnet erst diese Einschränkung des Sachverhalts auf die subjektive Empfindung des Klienten zu seinem Problem den Blick für die Ausnahmen.

- **Erfragen eigener Lösungsversuche**
  „Haben Sie schon irgendetwas getan, um ... xy ... selbst zu lösen?" ... „Hat das geholfen?"
- **Erfragen der Erwartungen**
  „Inwieweit kann ich helfen?"

Die Frage dient der Klärung der Beziehung aus der Sicht des Klienten und ermöglicht ein Umfokussieren bei überzogenen oder irrationalen Hoffnungen.

„Was ist Ihr Anliegen?"

„Was führt Sie hierher?"

„Was möchten Sie, dass sich für Sie verändert?"

- **Problem – Lösungsvergleich**
  Hauptproblem und Alternativverhalten sind in der Lösungssprache zu erarbeiten. Auf die Schilderung des Problems (Als Zwischenbemerkung ist immer wieder ein *„ich verstehe"* hilfreich) ist zu antworten mit der Frage:

  „Wie hätten Sie es gerne anders?"

  „Was wäre anders, wenn Sie wüssten, dass das Problem nicht mehr so schlimm ist?"

  „Wann war es das letzte Mal besser?" (wenn keine genaue Erinnerung möglich ist, kann der Hinweis gegeben werden, dass es doch irgendwann besser gewesen sein oder besser funktioniert haben muss).

  „Wie hoch ist der Prozentsatz des Funktionierens?"

  „Was sind die Unterschiede zwischen funktionieren und nicht - funktionieren?"

  „Wie ist Ihre eigene Vorstellung darüber, dass das Problem manchmal doch nicht auftritt?"

  Bei Problemschilderungen ist der Fokus immer wieder auf Positives zu richten, um den problematischen Hintergrund auszublenden, beispielsweise in Form von Fragen nach dem, was der Klient gerne macht und womit er sich gerne beschäftigt.

  „Wie bekämpfen Sie Ihre Angst, dass sich Unerfreuliches ereignen könnte?" (aufzählen lassen)

  „Was machen Sie den Rest Ihrer Zeit? .... was noch?"

  „Wie helfen alle diese Beschäftigungen dabei, die Furcht vor dem Unangenehmen zu verdrängen?

  Es ist vorrangig das vorzuschlagen, was am wahrscheinlichsten macht, dass Positives passiert, deshalb empfiehlt es sich, die Richtung der Fragen darauf auszurichten:

  „Was muss zuvor passieren, damit danach höchstwahrscheinlich das Positive passiert?"

  Eine Problemorientierung des Klienten ist durch Analysieren dessen zu brechen, was ***‚stattdessen'*** da wäre.

- Wie zeigt sich das Verschwinden des Problems:
  „Woran würden Sie merken, dass das Problem verschwunden ist?"
- Welche neue Handlung wäre alternativ vorstellbar:
  „Was würden Sie dann anders machen?"
- Wie gestaltet sich der Umgang mit den geschilderten Missständen / Problemen:
  „Wie gehen Sie damit um?"
  „Was machen Sie, wenn ... xy ... auftritt?
- Welche Handlungen würden in einer neuen Situation ohne das bisherige Problem gesetzt:
  „Was werden Sie tun, wenn das Problem nicht mehr gegeben ist?"
  „Wie gehen Sie dann damit um, dass das Problem gelöst ist?"

• **Konkretisierung des Anliegens / Zielformulierung**
Klienten kennen ihr Problem und können es meist genau schildern. Die positive, erfolgreiche Lösung muss aber fast immer erst erarbeitet werden, dann jedoch ist die Hälfte der Arbeit getan. Sobald klar ist, wo es hingehen soll, können die meisten Klienten auch herausfinden, wie sie dort hin gelangen können. Wenn sie dagegen nicht wissen, wonach sie suchen, gehen Zeit und Energie verloren. Daher sind die Details des Lösungsbildes und die Kriterien für den Erfolg möglichst genau zu erkunden. Hierbei ist zu beachten, dass es sich um die Gegenwart einer Lösung handelt, statt um die Abwesenheit des Problems.

Mit Blick auf die Zieldefinition ist also zuerst einmal die Vorstellung dessen zu erfragen, was als Ergebnis der Zusammenarbeit herauskommen soll.

- ***„Was muss heute hier passieren, damit Sie das Gefühl haben, irgendwann einmal in der Zukunft sagen zu können, dass Ihr Kommen keine Zeitverschwendung war ... und wie werden Sie das dann wissen, woran würden Sie das dann merken?***
- ***„Was muss sich als Ergebnis unseres Treffens heute verändert haben, damit Sie irgendwann sagen können, dass sich unser Gespräch gelohnt hat?***

– ***„Was würde das erste Anzeichen sein, dass Sie merken, dass das vorher genannte dann auch wirklich passiert ist?“***

Neben den Kennzeichen *wohlformulierter Ziele* (siehe dazu Kapitel 4.3.1) müssen bei der therapeutischen Beschäftigung mit Zielen prinzipiell auch noch die beiden Hauptkomponenten berücksichtigt werden:

– Was möchte man erreichen?
– Wie und Wodurch ist das zu erreichen?

Ist das Ziel in Form des ***,Was'*** eindeutig definiert, geht es im nächsten Schritt über das ***,Wie'*** und ***,Wodurch'*** um dessen erfolgreiche Umsetzung.

Hierbei eigenen sich Fragen nach dem momentanen Handlungsbeitrag des Klienten:

„... und Sie arbeiten schon daran?“

sowie der Einschätzung seiner eigenen Fähigkeiten:

„Was wissen Sie über sich selbst, das Sie schließen lässt, dass Sie Ihr Ziel erreichen werden?“

weil diesbezügliche Fragen zu den bereits erfolgten Ausnahmen führen.

Aus den gefundenen Ausnahmen ergeben sich wiederum Handlungen des Klienten, die in den Mittelpunkt zu rücken und genau zu untersuchen sind, weil sich aus ihnen Richtlinien für erfolgreiches Handeln in der Zukunft ableiten lassen.

Sämtliche Aktionen des Klienten auf dem Weg zum Ziel und im Bereich des Ziels sind über zirkuläre Fragen zu erfassen, wobei interaktionelle Aspekte mit einzubeziehen sind:

„Wie würden die anderen Menschen (Umfeld, Familie, bester Freund) merken, dass Sie aktiv an ... xy ... arbeiten / auf Ihr Ziel zusteuern / Ihr Ziel erreicht haben?“

Die Gegebenheiten nach Erreichen des Ziels sind über Fragen nach der Veränderung zu erfassen:

„Was würden Sie dann tun, was Sie heute noch nicht tun?“

„Was wäre dann anders?“

„Was ist stattdessen?“

- **Wunderfrage** Siehe dazu ausführlich in Kapitel 7.3.
- **Pause**
  Das Einlegen einer Pause wird vom Klienten meist problemlos akzeptiert, die Unterbrechung ist auch insofern für ihn hilfreich, als er sich kurz erholen kann und durch die Neugier auf das Kommende danach erfrischt und extrem aufmerksam ist. Laut Insoo Kim Berg scheint *„die Pause ein Ausrufungszeichen hinter alle abschließenden Beobachtungen zu setzen, die wir ihnen* (den Klienten) *geben“* (1).

  Der Hinweis auf die Pause und deren Zweck, nämlich das Überdenken dessen, was vom Klienten bezüglich seiner Situation und seiner Sorgen gesagt wurde, um eine nützliche Rückmeldung machen zu können, sollte schon zu Beginn bei der Erklärung des Ablaufs der Sitzung erfolgt sein. Im laufenden Gespräch ist sie dann beispielsweise wie folgt anzukündigen, wobei schon auf die anschließende letzte Frage vor der Pause hingewiesen wird:

  „Zu dem, was ich brauche, habe ich die wichtigsten Informationen bekommen und an diesem Punkt möchte ich jetzt eine Pause von machen um über das nachzudenken, was an dem Gesagten nützlich war / hilfreich sein könnte, und dann komme ich zurück und erzähle Ihnen, was mit durch den Kopf gegangen ist / was ich denke , aber vorher habe ich noch eine Frage“

  Die Abschlussfrage vor der Pause soll verhindern, dass der Klient nach der Pause, wenn eigentlich der Therapeut reden will, noch seine zuvor vergessenen Statements abgibt oder das, was ihm während der Pause durch den Kopf gegangen ist, nochmals wiederholt.

  - „Gibt es noch irgendetwas, das ich vergessen habe zu fragen, oder das Sie vergessen haben zu sagen, was in diesem Zusammenhang aber absolut wichtig wäre?“
  - „Gibt es etwas, das ich vergessen habe zu fragen, was noch dazugehört, erscheint Ihnen noch etwas als wichtig, das nicht berücksichtigt wurde?“

– „Gibt es sonst noch etwas, das ich wissen sollte, bevor ich mir eine Pause nehme, irgendetwas anderes, was Ihnen in den Kopf kommt, was für mich heute wichtig wäre zu wissen?"

Ein Nein als Antwort des Klienten gibt dem Gespräch einen Abschluss, also einen guten Punkt zum Abbruch. Wird an dieser Stelle vom Klienten noch etwas genannt, das er zuvor noch nicht als ausreichend behandelt empfunden hatte, aber für wichtig hält, dient dieser Hinweis ebenfalls als Möglichkeit, das Gespräch abzurunden und anschließend abzubrechen. Auf einen Nachtrag des Klienten sollte nicht mehr ausschweifend geantwortet werden, er ist möglichst kommentarlos einfach nur zur Kenntnis zu nehmen.

- **Komplimente**
  Die möglichst wortgleiche Wiederholung des Einganssatzes direkt nach der Pause (Begrüßung, Dank für Kommen etc.) ermöglicht als eine Art Amnesieinduktion ein Vergessen vorheriger problematischer Segmente (2), der Klient ist dann unbeschwert aufnahmebereit für die folgenden Komplimente und das Experiment.

„Ich danke Ihnen nochmals für Ihr heutiges Kommen - ich hoffe, es wird sich auf irgendeine Art als nützlich erweisen ..."

Im Fluss desselben Satzes ist überzuleiten zu den Komplimenten

„ ... erstens möchte ich Ihnen sagen, dass es ein paar Dinge an Ihnen gibt, die mich beeindrucken: Zunächst einmal ... (1. Kompliment), außerdem ... (2. Kompliment) ... " oder

„ ... ich fand sehr beeindruckend, dass..."

„ ... es ist mir aufgefallen dass Sie ... „

Von allen möglichen Komplimenten sind diejenigen drei bis vier auszusuchen, die

– Am engsten mit den Zielen beziehungsweise den Fortschritten seit der letzten Sitzung verknüpft sind, und gleichzeitig

– wesentlicher Bestandteil der Aktivitäten seit einem eindeutigen Wendepunkt in der Therapie oder seit der Entscheidung für einen Therapiebeginn sind.

Wichtig ist bei den Komplimenten (und auch beim noch folgenden Experiment) vor allem, die exakten Worte und Redewendungen des Klienten zu benutzen, da ihm dies signalisiert, dass man ihm zugehört hat. Um die Bedeutung der Botschaft zu verstärken, ist es hilfreich, bestimmt, langsam und mit Autorität zu sprechen.

- **Überleitung**
  Bei diesem Verknüpfungselement handelt es sich um die begründende und damit sinnstiftende Verbindung der Komplimente mit den Vorschlägen oder Aufgaben unter Orientierung an Zielen, Ausnahmen, Stärken und Wahrnehmungen zur Person oder zum Kontext des Klienten. Die Überleitung ist auf Basis der sprachlichen Ausdrücke des Klienten formuliert und kann folgendermaßen lauten:

„Ich stimme Ihnen zu, dass (bsw. Zieldefinition) ... und ... (wahre Aussage über die Einschätzung der Situation durch den Klienten)... ich schlage deshalb vor, dass ...“

„Ich stimme mit Ihnen dahingehend überein, dass Sie sich viel Mühe gegeben haben, xy zu tun und dass vieles, was Sie getan haben, nicht funktioniert hat und ich schlage deshalb vor, dass Sie einmal etwas völlig anderes versuchen nämlich ... ich habe da so eine Idee für ein Experiment ...“

„Ich stimme mit Ihnen darin überein, dass Ihr glühender Wunsch ... xy ... zu machen, schwierig ist, aber die Mühe lohnt“

- **Experiment**
  Der Hinweis auf das Experiment ist einzuleiten mit Formulierungen wie:

„... und ich habe über die vielen Dinge nachgedacht, die Sie mir über sich und Ihre Situation erzählt haben ... und ich hätte da einen Vorschlag für Sie ...“

„ ... ich habe mir jetzt folgendes überlegt...“

„ ... ich hätte da ein Experiment, das hilfreich sein könnte – es könnte zunächst für Sie nach zuviel Arbeit klingen – ich meine, dass Sie das schaffen könnten“.

„ ... ich habe da eine Idee, die Sie vielleicht nützlich finden – ein Experiment – vielleicht können Sie daraus etwas über sich lernen“

„ ... ich habe darüber nachgedacht und mir ist eine Idee eingefallen für ein Experiment und Sie entscheiden vielleicht, dass Sie es interessant finden und es tun wollen oder Sie können auch entscheiden, dass Sie es interessant finden und es nicht tun wollen und vielleicht finden Sie es ja auch nicht interessant aber entscheiden sich, es trotzdem zu tun, o.k. wie Sie wollen ... ich erzähle Ihnen einfach, was es ist und dann machen Sie, was Sie möchten ... aber es könnte hilfreich sein und Sie lernen vielleicht etwas dadurch ... “

Anschließend ist auf die Dauer der Durchführung einzugehen:

„ ... und man weiß ja nicht, was dabei heraus kommt, denn es ist ja ein Experiment, aber es könnte sich für Sie als nützlich erweisen – und es ist ein Experiment, das Sie jetzt in den nächsten sechs Wochen tun könnten und dann könnten Sie sich überlegen, ob es jetzt genügend war und Sie daraus gelernt haben, was immer Sie daraus lernen konnten, oder ob Sie es verlängern wollen, weil Sie es noch nützlich finden und in dem Fall könnten Sie es dann noch um zwei Wochen verlängern und dann wieder den Entschluss überprüfen, ob es dann genug war“

„Wenn Sie sich entscheiden, das zu tun, sollten Sie etwas davon lernen und es deshalb so lange machen, bis Sie das Gefühl haben, Sie hätten alles davon gelernt, was Sie lernen konnten ... oder Sie können es so lange machen, bis es Ihnen langweilig wird ... “

Wenn ein *‚so tun als ob‘* vorgeschlagen wird, ist der Fokus auf das Erreichen eines höheren Skalenwerts zu richten:

„... oder vielleicht tun Sie es so lange, bis Sie tatsächlich bei ... xy (angestrebter Wert auf der Skala) *... sind, in diesem Fall sollten Sie sich dann selbst belohnen“.*

Um zu vermeiden, dass beim Klienten ein Gefühl von Bevormundung entsteht, ist eine auf sich selbst bezogene Formulierung in Form eines Wunsches hilfreicher als eine direkte Anweisung:

„... was ich möchte / gerne hätte, dass Sie tun wäre ..."

Ebenfalls möglich ist hierbei, die Anweisung verdeckt als Handlungsoption anzubieten:

„... vielleicht versuchen Sie einfach mal folgendes ..."

Abschließend, nach der Erklärung des Experiments kann der Klient nochmals ermutigt werden, sich der Aufgabe der Durchführung zu stellen, in einer Art, die ihn neugierig auf die Auswirkungen macht:

„... und vielleicht möchten Sie es ja ausprobieren ... es könnte sich lohnen!"

- **Schlussformulierung**
  Bei jeder Sitzung ist prinzipiell davon auszugehen, dass es sich um die letzte Sitzung handeln könnte, der Klient ist also entsprechend *abschließend* zu verabschieden.

  Bezogen auf Experiment:

  „Ich denke, Sie könnten davon etwas lernen – ich wünsche Ihnen viel Glück"

  Allgemein:

  „Ich hoffe, es wird sich eines Tages herausstellen, dass es hilfreich war"

  Abschließend bei der Verabschiedung:

  „Passen Sie gut auf sich auf!".

1. Siehe dazu genauer Kim Berg, De Jong, 1999, S. 168.
2. Durch dieselbe Eingangsformulierung bei Gesprächsbeginn wie nach der Pause werden weniger nützliche Teile des Gesprächs amnestisch. Bei einem Aufbau des Gesprächs nach Segmenten in der Form von A B A C A werden die Teile B und C leicht vergessen, was in diesem Fall intendiert ist, da alle hilfreichen und lösungsfokussierten Elemente in den Komplimenten und der Aufgabe wieder aufscheinen.

7 Werkzeuge

„Die Philosophie ist ein Kampf gegen die Verhexung unseres Verstandes durch die Mittel unserer Sprache."

Ludwig Wittgenstein

Wie jede andere therapeutische Richtung bedient sich auch der lösungsfokussierte Ansatz beim Überwinden sprachlicher Barrieren und zur optimalen Zusammenarbeit mit dem Klienten vor dem Endziel der Verbesserung seiner psychischen Befindlichkeit gewisser elementarer Methoden, Techniken, Hilfsmittel, Stilmittel und adaptierter Werkzeuge anderer Richtungen, die im Folgenden genauer dargestellt werden.

7.1 Formelaufgaben

„Nur das Seltene erweitert unseren Sinn."

Stefan Zweig

„Problem talk creates problems, solution talk creates solution."

Steve de Shazer

Aufgrund der Erkenntnis, dass Interventionen auch dann neue Verhaltensmuster und Veränderungen bewirken können, wenn die Details des Problems bei der Gestaltung der Intervention unberücksichtigt bleiben, wurden am BFTC ab den 70er Jahren diverse standardisierte Formelaufgaben entwickelt.

Neben den Grundformen von „Aufschreiben, Lesen und verbrennen" (1), „Strukturierter Krach" und „Etwas Anderes tun" (2), die auch heute noch als wichtiger Bestandteil oder in abgewandelter Form in vielen Interventionen zu finden sind, hat sich vor allem die 1982 von de Shazer und Nunnally entwickelte Formelaufgabe der ersten Sitzung bewährt, die wie folgt lautet:

„Ich möchte Sie bitten, von jetzt an bis zu unserem nächsten Treffen auf alle Vorgänge (in Ihrer Familie, ihrem Leben, Ihrer Beziehung, Ihrer Ehe) zu achten - und zwar so, dass Sie sie mir das nächste Mal schildern können - deren Fortsetzung Sie wünschen" (3).

Der Zweck dieser Aufgabe liegt darin, über die Umfokussierung der Aufmerksamkeit von vergangenen auf zukünftige Ereignisse eine gewisse Veränderungserwartung zu fördern und damit zum weiteren Verlauf der Dinge eine sich selbst erfüllende Voraussage zu schaffen, ohne das künftige Geschehen im voraus explizit zu machen.

Viele Klienten haben die Vorstellung, dass ihnen die beklagten Dinge einfach zustoßen, ohne Kontrolle über das Geschehen zu haben, dementsprechend fühlen sie sich als Opfer ihrer Symptome und der dadurch bedingten Zustände. Über die Formelaufgabe der ersten Sitzung wird versucht, an die Stelle des Symptoms alternativ etwas *'Positives'* zu setzen, sozusagen ein wünschenswertes Symptom, das aus der Sicht des Klienten dauerhaft willkommen ist. Die Aufgabe beinhaltet die eindeutige und zweifelsfreie Botschaft, dass aus Sicht des Therapeuten derartige Dinge existieren, vom Klienten zur Zeit aber einfach noch nicht oder nicht ausreichend gesehen werden, und dass diese Dinge einen Fortbestand wert sind. Während die Klienten kaum Erwartungen bezüglich positiver Aspekte im Gesamtkomplex ihrer Problemlage haben, sehen die Therapeuten die Situation völlig anders. Sie vermuten sehr wohl angenehme und fortsetzungswürdige Elemente im Kontext des Problems und formulieren diese Erwartung in der Formelaufgabe ohne jeden Zweifel. Aus Sicht der Erfinder wird vermutet, dass eben dieser Unterschied bezüglich der Erwartungen derjenige ist, der ***den Unterschied*** macht und den Klienten in die Lage versetzt, bis zur nächsten Sitzung neue und veränderte Reaktionen zu zeigen (4).

Üblicherweise wird auf die Aufgabenstellung vom Ende einer Sitzung in der nächsten Sitzung kein Bezug genommen und auch nicht nach den Ergebnissen oder Auswirkungen gefragt. Wenn jedoch die *'Formelaufgabe'* als Experiment genutzt wurde, so kann sehr wohl ein Rückgriff erfolgen, wobei sich zu Beginn der nächsten Sitzung die folgende Eingangsfrage gut eignet:

„Was ist geschehen, was Sie auch weiterhin gerne geschehen sehen würden?

Die Interventionen der zweiten und auch der jeweils nächsten Sitzung sind dann abhängig von den Berichten der Klienten (5).

Im Fall einer Verbesserung ist anzunehmen, dass der Klient von weiteren Fortschritten überzeugt ist, und es können ihm dann konkrete

Aufgaben gestellt werden. Erfolgt die Schilderung der Verbesserung dagegen nur sehr vage, empfiehlt es sich, auf die Möglichkeit eines Rückfalls hinzuweisen, beispielsweise über die Bemerkung:

„ ... eine wirkliche Veränderung geht zwei Schritte vorwärts und drei zurück".

Gibt es keine Veränderung, dann kann es sein, dass der Klient die Aufgabe eventuell missverstanden und ausschließlich auf den problematischen Bereich und nicht auf das gesamte Leben bezogen hat. Meist erfolgte im Bereich außerhalb des Problems sehr wohl irgendeine Art von Verbesserung. Unter Hinweis auf die offensichtlich richtigen Handlungen, ist dieser Fortschritt dann zu komplimentieren. Unterstützend kann hier ein Hinweis sein wie zuvor, dass oft vor einer Verbesserung eine Verschlechterung erfolgt. Als hilfreich erweist sich hier der Rat an den Klienten, auf diejenigen Handlungen zu achten, die eine Verschlechterung verhindern.

Schildert der Klient völligen Stillstand, so hilft ein Reframing welches einen Unterschied bewirkt und den Klienten befähigt, wieder andere Handlungen zu setzen. Hierbei ist er auf das langsame Tempo von Veränderung hinzuweisen. Es wird also der Pessimismus des Klienten unterstützt und genützt, um eine Neuorientierung zu bewirken. Im Fall von Verschlechterung kann gemeinsam die Möglichkeit erwogen werden, dass der beklagte Sachverhalt vielleicht noch nicht schlimm genug war, um Verbesserung schon zuzulassen. In einer zu dieser Interventionsform durchgeführten Studie (6) war eine derartige Verschlechterung jedoch nur sehr selten der Fall.

1. Aufschreiben, Lesen und Verbrennen:
   Täglich zur gleichen Zeit Rückzug an einen geschützten, ruhigen Ort und dort für mindestens eine halbe Stunde und höchstens anderthalb Stunden wie folgt verfahren:
   an den ungeraden Tagen alle guten und alle schlechten Erinnerungen an den Problemkontext fortwährend aufschreiben, auch wenn dabei dieselben Sätze mehrmals hintereinander aufgeschrieben werden (wichtig ist hierbei der Fluss des Schreibens),
   und an den geraden Tagen die Niederschriften vom vorhergehenden Tag durchlesen und anschließend verbrennen.
   Wenn sich die unerwünschten Gedanken zu einer anderen als der dafür vorgesehenen Zeit einstellen, sollte zu sich selbst gesagt werden: *„Jetzt habe*

ich über andere Dinge nachzudenken, an diese Dinge werde ich zur festgesetzten Zeit denken" oder es sollte eine Notiz gemacht werden, um sich selbst daran zu erinnern, dass man sich auf diese Gedanken ja zu einer festgelegten Uhrzeit zu konzentrieren habe. Siehe dazu genauer de Shazer, 1999, S. 164 ff. Eine ähnliche Technik zur Stressverminderung durch Schreiben (im gegebenen Fall zur Verringerung der Symptome bei Patienten mit Asthma und rheumatoider Arthritis) wurde in einer Studie unter der Leitung von PhD. Joshua Smyth vom Department of Psychiatry, Pulmonary and Rheumatology der State University of New York veröffentlicht. Siehe dazu genauer: Smyth, J.,Stone, A., Hurewitz, A., Kaell, A.: Effects of Writing about stressful Experiences on Symtom Reduction in Patients with Asthma or Rheumatoid Arthritis — A Randomized Trial, 1304, JAMA, April 14, 1999 - Vol. 281, Nr. 14.
Der Ablauf der Methode ist genau beschrieben in Stollnberger 2006, S. 198 f.

2. Siehe dazu ausführlich de Shazer 1999, S 164 – 183.
3. Zitiert nach de Shazer 1999, S. 184 bzw. 198.
4. Siehe de Shazer 1999, S. 184 f.
5. Zu den folgenden Ausführungen siehe de Shazer 1999, S. 200 - 203.
6. Zu den Ergebnissen der Studie siehe de Shazer 1999, S. 205-209.

7.2 Kommunikationstechniken

„Ein weiser alter Vogel saß in einer Eiche.
Je mehr er hörte, desto weniger redete er.
Je weniger er redete, desto mehr hörte er.
Warum kannst Du nicht so wie dieser weise alte Vogel sein?
Autor unbekannt

„Die Menschheit zerfällt in zwei Teile:
Der erste drückt sich falsch aus, und der zweite missversteht es."
Roda Roda

Ein sehr wesentlicher Aspekt der Arbeit lösungsfokussierter Kurzzeittherapeuten ist die Art und Weise der Beziehungsgestaltung im Therapiesystem, wobei im Bereich des verbalen Verhaltens, der Form von Akzeptanz des Klienten sowie des Umgangs mit den erhaltenen Informationen gewisse Fähigkeiten Voraussetzung sind, die sich von anderen Herangehensweisen deutlich unterscheiden und für diesen Ansatz typisch sind.

Als selbstverständlich vorausgesetzt werden die im therapeutischen Kontext üblichen Formen der Herstellung einer vertrauensvollen und empathischen Beziehung zum Klienten, des entsprechenden non-verbalen Umgangs des Therapeuten sowie die Beachtung des non-verbalen Verhaltens des Klienten und die dadurch bedingte Beeinflussung der Interaktion. Aus lösungsfokussierter Sicht sind hierbei besonders die unterschiedlichen kulturellen Muster zu berücksichtigen (1).

7.2.1 Lösungsorientiertes Zuhören

„Der Grund warum wir zwei Ohren und nur einen Mund haben: Damit wir mehr zuhören und weniger plaudern."

Zeno

Laut Steve de Shazer antwortet ein Großteil seiner Klienten auf die Frage nach dem Grund des Wechsels weg von den bisherigen Therapeuten mit einem Hinweis auf ihr Gefühl, dass ihnen nicht wirklich zugehört worden sei. Die Bedeutung des richtigen Zuhörens scheint daher nicht nur mit Blick auf Zielerreichung und Lösung von enormer Wichtigkeit, sondern auch bezüglich des Verhältnisses zum Klienten und dessen Einschätzung der Fähigkeiten des Therapeuten.

Die Grundvoraussetzung dafür, dass sich der Klient gehört und akzeptiert fühlt, liegt in der Übernahme seines Bezugsrahmens. Dies erfordert vom Therapeuten, die Aussagen des Klienten aus dessen Perspektive heraus ohne subjektive Bewertung zu hören. Die gelingt am ehesten aus einer Position von Nicht-Wissen bezüglich sämtlicher Aussagen und Wahrnehmung des Klienten. Bei solch einer Haltung ist es auch weniger wahrscheinlich, dass beim Klienten Widerstand aufkommt, da dieser nicht gezwungen ist, seine Position gegen den Therapeuten zu verteidigen. (2)

Zuhören sollte außerdem nicht nur mit Blick auf Informationsgewinn zur Situationseinschätzung erfolgen. Lohnenswerter ist es, den Fokus auf solche Mitteilungen auszurichten, die Auskunft darüber geben, was dem Klienten wichtig ist und wo er Unterstützung braucht. Wichtig ist das Verständnis der subjektiven Bedeutung des Problems für den Klienten. Voreilige Schlussfolgerungen des Therapeuten bezüglich Gewichtung und Einschätzung eines Problems, können leicht an der tatsächlichen Wahrnehmung des Klienten vorbeigehen. Es liegt im Interesse des Klienten über das zu sprechen, was für ihn von Bedeutung ist und was der Therapeut für ihn tun kann und nicht darüber, was dieser aus seiner Sicht für den Klienten für bedeutend hält.

Beim lösungsfokussierten Ansatz geht man von der Existenz von Rapport zwischen Therapeut und Klient aus, dieser muss also nicht erst aufgebaut werden. Das, ***was*** der Therapeut sagt, ist wichtiger als *wie* er es sagt, und ein therapeutisch effektives nonverbales Verhalten stellt sich bei respektvollem Zuhören und Rückstellen des eigenen Bezugsrahmens ohnehin von selbst ein (3). Steve de Shazer drückt dies wie folgt aus:

> *„Ich unternehme nichts, um Rapport herzustellen, ich gehe davon aus, dass er gegeben ist und achte darauf nichts zu tun, um ihn zu zerstören"(4)*

Die Fähigkeit des Therapeuten, den persönlichen Bezugsrahmens des Klienten zu verstehen und nachvollziehen zu können, ist von großer Bedeutung, während Empathie nicht mehr als notwendige Voraussetzung für den Fortschritt des Klienten gilt. Klienten ändern sich außerdem nicht, weil sie ihren Therapeuten mögen, sondern weil sie aktiv etwas anders tun als vorher. Therapeutische Fehlschläge und verlängerte Therapiedauer sind laut Steve de Shazer meist auf zu engen emotionalen Kontakt zurückzuführen.

> *„Wenn ich irgendetwas nennen sollte, was ich bei anderen Therapeuten beobachte, das Therapien länger macht als notwendig, dann ist das ein zu naher Kontakt zu den Klienten" (5)*

Die Frage bei allem therapeutischen Handeln ist die nach dem Nutzen für den Klienten. Dabei geht es nicht darum, ein zahlender oder bezahlter Freund zu werden. Es geht bei der Therapie vielmehr um die Verbesserung der Beziehung des Klienten zu den Personen seines nahen Umfelds und um die Umsetzung seiner Fähigkeiten im normalen Tagesablauf in sozialer und beruflicher Hinsicht.

7.2.2 Sprachliche Anpassung an den Klienten

„Alles ist schon einmal gesagt worden, aber da niemand zuhört, muss man es immer wieder von neuem sagen."

André Gide

Im Kontext der sozialen Beziehung ist es ratsam, die sprachlichen Muster des Klienten zu übernehmen, weil dies Respekt vor ihm verdeutlicht und auf diesem Weg Zugang zu seinem Bezugsrahmen gefunden werden kann. Hierfür eignet sich als weiteres kommunikatives Stilmittel des lösungsorientierten Arbeitens die Dokumentation des Zuhörens, indem die Aussagen des Klienten zusammengefasst und eine Bestätigung über die Richtigkeit der Inhalte eingeholt werden.

Bei diesem Vorgehen gibt es zwei Möglichkeiten:

1. Wiederholen
   Bedeutende Schlüsselworte oder Schlüsselsequenzen sind wortgetreu zu wiederholen, quasi als Betonung des Einflusses des Gesagten. Die Schlüsselworte beinhalten hierbei all das, was dem Klienten wichtig ist, weil es problematisch, beängstigend oder auch positiv kodiert und dem Bereich der Lösung zuzurechnen ist. Das Wiederholen dieser Worte über Verständnisfragen zu ihrer ungefähren Bedeutung ist eine gute Möglichkeit ihrer Hervorhebung:

   „Was genau meinen Sie mit ... xy?" „Was verstehen Sie unter ... xy?"

2. Paraphrasieren
   Die zweite Möglichkeit ist das Paraphrasieren, ein abkürzendes und klarstellendes Rückmelden der wesentlichen Gedanken, Handlungen und Gefühle, unter Berücksichtigung der Schlüsselworte. Wie auch beim Wiederholen sind persönliche Deutung, Beurteilung oder Verurteilung sowie die Übertragung der Aussagen in einen therapeutischen Fachjargon hier nicht ratsam. Paraphrasieren signalisiert dem Klienten, dass man ihm zugehört hat und dass er verstanden wurde, und es gibt ihm außerdem die Möglichkeit, eventuell nicht richtig angekommene Inhalte nochmals zu vermitteln und richtig zu stellen. Um eventuelle Falschinterpretationen zu vermeiden, kann das Nachfragen mit einer Einleitung der folgenden Art erfolgen (6):

„ ... mal sehen, ob ich das richtig verstanden habe ..."

„Verstehe ich Sie richtig, Sie haben also ... ?"

„Gut - wenn ich Sie richtig verstanden habe, dann ..."

„Nur um das klar zu bekommen, Sie haben also ... ?"

Paraphrasierungen dokumentieren ein wirkliches Zuhören und ermöglichen es dem Therapeuten, das Gespräch in eine nützlich erachtete Richtung zu lenken. Das Wiederholen der Schlüsselworte klärt Mehrdeutigkeiten und demonstriert Respekt vor den Aussagen der Klienten.

Die beiden zuvor angeführten Stilmittel können auch eingesetzt werden, um das Gespräch in eine für die Lösung nützlichere Richtung zu lenken. Über gezielt fokussierte Paraphrasierung wird der Klient eingeladen, sich auf einen bestimmten Aspekt zu konzentrieren oder die Situation unter einem bestimmten Blickwinkel zu betrachten. Damit dieses Angebot zum Richtungswechsel vom Klienten nicht als Zwangsvorgabe verstanden wird, empfiehlt es sich, die *Einladung* so zu verpacken, dass der Klient in der Änderung des Blickwinkels letztlich einen Vorteil für sich erkennen kann.

Entscheidend bei allen Arten von Fragestellungen ist der Umgang mit den Antworten. Hierbei werden nur die Informationen für die weitere Arbeit aufgenommen und weiter bearbeitet, die in der Richtung des Ziels liegen, also lösungsfokussiert ausgerichtet sind. Sämtliche anderen Aussagen brauchen nicht weiter beachtet zu werden. Ein Empfinden des Klienten, dass ein Großteil seiner Mitteilungen unberücksichtigt bleibt, wird dadurch umgangen, das Gespräch so zu gestalten, dass sich der Anteil an ‚nützlichen' Aussagen erhöht.

7.2.3 Anerkennen der Wahrnehmung des Klienten:

„Hast du deine Meinung schon durch die drei Siebe gegossen:
Jenes der Wahrheit, jenes der Güte, jenes der Notwendigkeit?"

Sokrates

(siehe hierzu auch den Abschnitt 3.1. Neutralität)

Nach gängiger Meinung ist es notwendig, dass Klienten lernen, ihre Gefühle zu verstehen, bevor sie dazu übergehen können, ihre Probleme zu lösen. Damit sich der Klient verstanden fühlt und Fortschritte machen kann, ist dies aus lösungsfokussierter Sicht jedoch keineswegs notwendig. Sehr wohl für den erfolgreichen Ablauf der Therapie von Bedeutung sind jedoch Fragen nach subjektiven Wahrnehmungen zum Problem, nach bisher unternommenen Lösungsversuchen, Änderungswünschen sowie zur allgemeinen Lebensgestaltung. Die hier genutzte Definition von Wahrnehmung umfasst das gesamte Bewusstsein eines Menschen über Aspekte seines Wesens und seines Lebens. Wahrnehmung umschließt somit ganzheitlich das Ergebnis aller Gedanken, Gefühle, bewussten und intuitiven Verhaltensweisen sowie sinnesspezifischen Erfahrungen der jeweiligen Person.

Indem der Klient aufgefordert wird, seine Wahrnehmungen zu verbalisieren, offenbart sich über die Verwendung, Zuordnung und Bedeutungszuweisung von Begriffen das Zusammenspiel seiner Erfahrungen mit seinem Bezugsrahmen (7).

Ein großer Teil des lösungsfokussierten Gesprächs dient dazu, die Wahrnehmung des Klienten zu erkunden und anschließend deren nützliche Aspekte hervorzuheben und als bedeutsam zu bestärken. Die Gefühle des Klienten haben hierbei den gleichen Stellenwert wie Gedanken, Einstellungen, Überzeugungen oder bisherige Verhaltensweisen. Es ist daher nützlicher, die Wahrnehmungen so ganzheitlich wie möglich zu erfragen und anzuhören, als den emotionalen Aspekt vorrangig zu berücksichtigen.

Dass es sinnvoll ist, die subjektive Wahrnehmung des Klienten zu erkunden, zeigt sich auch bei der Beschreibung oder Ankündigung von Aktivitäten, die auf den ersten Blick erzieherische Maßnahmen oder Konfrontationen zu erfordern scheinen (bsw. Suizid, Gewalthandlungen). In so einem Fall hilft eine vorerst respektvolle Haltung des Nicht-Wissens, die Wahrnehmung des Kontextes durch den Klienten zu klären. Mehr diesbezügliche Information hat oft ein besseres Verständnis zur Folge. Sobald die genauen Hintergründe des fragwürdigen oder abzulehnenden Verhaltes geklärt sind, kann dann weiter gefragt werden hinsichtlich:

- der Nützlichkeit der jeweiligen Handlungen zur Lösung des dahinter stehenden Problems,
- des Grades des Funktionierens dieser Handlungsoption,
- deren Auswirkungen.

So kann mit der Zeit am ehesten eine Änderung der Sicht des Klienten und dadurch eine andere Handlungsweise bewirkt werden (8).

Zusammengefasst bezieht sich also die therapeutische Empathie, Akzeptanz und Bestärkung aus lösungsfokussierter Sicht nicht ausschließlich auf den emotionalen Bereich. Vielmehr werden sämtliche Verhaltensweisen, die sich bei anderen Ansätzen auf Gefühle beschränken, auf die Bereiche des Denkens, Handelns und gesamtheitlichen Erlebens ausgeweitet, nicht nur beschränkt auf die Gegenwart, sondern auch bezogen auf vergangene und künftige Erfahrungen. Im Ablauf einer therapeutischen Sitzung kann dies über laufend eingestreute verbale Äußerungen oder nonverbale Hinweise bewirkt werden, die dem Klienten bestätigen, verstanden und in der eigenen Meinung akzeptiert und bestärkt zu werden.

7.2.4 Komplimentieren

> *„Höflichkeit ist eine stillschweigende Übereinkunft, gegenseitig die moralisch und intellektuell elende Beschaffenheit von einander zu ignorieren."*
>
> *Arthur Schopenhauer*

Im lösungsfokussierten Gespräch werden die persönlichen Qualitäten und Fähigkeiten der Klienten deutlich, auf die sie beim Bewältigen von Schwierigkeiten zurückgreifen. Es unterstützt den weiteren Gesprächsverlauf, wenn die positiven Auswirkungen solcher Begabungen als bisherige Erfolge laufend dargestellt und betont werden. Dadurch wird in der Vorstellung des Klienten das verstärkt, was ihm wichtig ist, und zusätzlich werden Hoffnung und Zuversicht gefestigt. Hierbei sind Deutungen der Situation aus dem Bezugsrahmen des Therapeuten weniger hilfreich, die wertschätzenden Aussagen beziehen sich besser nur auf die verbalen Äußerungen des Klienten.

Natürlich kann der Therapeut in Grenzfällen oder bei Unsicherheiten die Aussage möglichst offen als eigene Meinung deklarieren, damit das Kompliment nicht abgewiesen und dadurch wirkungslos wird. Ein solches Vorgehen kann sogar bewirken, dass eine neue und nützliche Option in die Diskussion eingebracht wird, die sich der Klienten letztlich aneignet, weil sie ihm sinnvoll und richtig erscheint.

Das Stilmittel des Komplimentierens zur Umfokussierung der Aufmerksamkeit des Klienten auf seine Fähigkeiten und Stärken wird am besten über Fragetechniken eingesetzt. Ein verbal geäußertes, eindeutiges Kompliment wird eher ablehnt als eines, das indirekt in Form einer Frage angeboten wird. Über die Frage des Therapeuten zur Art von Bewältigung einer bestimmten Situation oder zur Ausführung einer bestimmten Fertigkeit kann dem Klienten im Verlauf der Antwort klar werden, dass er selbst in dieser Hinsicht über Fähigkeiten und Stärken verfügt. Er kann sich aufgrund dieser Erkenntnis das Kompliment also selbst geben, wodurch es einen noch wesentlich höheren Wert erhält.

Die gängigsten indirekten Komplimentierungen über das Stilmittel des Fragens sind folgende:

- Ein Verhalten, das nicht der Norm entspricht wird als interessant dargestellt:

  „Andere verhalten sich bei ... xy ... auf die Art, dass sie ..., bei Ihnen ist das anders ... interessant ... ich bin überrascht ... wie machen Sie das?!"

  Mit der Antwort überzeugt der Klient nicht nur den Therapeuten von der Richtigkeit seines Handelns, sondern erkennt auch für sich selbst klarer den Wert seiner Aktion. Sollte dies nicht der Fall sein und die Analyse einen Nachteil für den Klienten verdeutlicht, so hat die Aktion immer noch den Vorteil, diese Tatsache erkannt zu haben. Eine Neuorientierung in einer eher hilfreichen Richtung kann dann sofort gemeinsam angegangen werden.

- Eine vom Klienten vorgebrachte Meinungs- oder Verhaltensänderung bezüglich der Gründe ihrer Entwicklung hinterfragen: ***„Wie ist es passiert, dass Sie zu dieser Entscheidung gekommen sind?"***

  „Woran konnten Sie dann plötzlich erkennen, dass ein ... xy-Verhalten ... für Sie in dieser Situation nützlicher sein würde ... wie kam das?"

  Mit solchen Fragen zur Herkunft neuer Einstellungen kann der Klient angeregt werden, den Therapeuten von der Sache überzeugen zu wollen und dadurch eigenes Verständnis sowie Begeisterung zu verstärken. Sowie der Klient irgendeine Änderung seines Verhaltens angibt, empfiehlt es sich daher nach den Auswirkungen dieses neuen Verhaltens auf die

Personen im Kontext oder auf die gesamte Problematik zu fragen.

- Alle nur erdenklichen Arten hilfreicher Handlungen werden hierfür aufgegriffen und hinterfragt:

  „Das ist ja erstaunlich – wie haben Sie herausgefunden, dass das hilft / wirkt?".

  „Woher wussten Sie, dass es gut für Sie sein würde, so zu handeln?

  „Was hat Sie dazu gebracht ... xy ... zu tun ... wie kam das?

  Auch in diesem Fall wird der Klient versuchen, seine Handlungen zu rechtfertigen oder zumindest zu erklären. Dadurch werden ihm diese selbst klarer, er kann ihre hilfreiche Wirkung besser erkennen und in Zukunft in ähnlichen Situationen ähnlich positiv eingreifen.

7.2.5 Fokussieren auf den Klienten

„Das echte Gespräch bedeutet: Aus dem Ich heraustreten und an die Tür des Du klopfen."

Albert Camus

Eigene Lösungen werden von Klienten oft als fremdbestimmt dargestellt. Es ist empfehlenswert, eine solche Darstellung erst einmal anzuhören und zu respektieren, da es das momentane Empfinden des Klienten ausdrückt. Um ein solches Ohnmachtsgefühl in empowerment umzuwandeln, verändert der Therapeut anschließend den Fokus derart, dass sichtbar wird, inwiefern der Klient selbst Teil der Lösung ist. Um diesen eigenen Anteil an der Lösung zu verdeutlichen und so den Übergang von der Problemsprache in die Lösungssprache zu ermöglichen, ist es günstig, vorrangig das zu bearbeiten,

- was den Klienten hoffen lässt, dass sein Problem gelöst werden kann,
- was an aktivem Handeln seinerseits nötig sein wird, um eine auch nur minimale Besserung zu bewirken,
- was Andere an Veränderungen bemerken werden, wenn der Klient anders handelt,

daran zu arbeiten,

- wie die Gegebenheiten anders sein werden, wenn die Dinge besser laufen,
- wie sich die problematische Situation nach einem Wunder darstellen würde,

und zu klären,

- ob bereits Zeiten gegeben waren, die den nach dem Wunder beschriebenen Zeiten ähnlich sind.

7.2.6 Frageoptionen

„Frage nur vernünftig, und du hörst Vernünftiges."

Euripides

Da der lösungsfokussierte Ansatz auf der gezielt eingesetzten Nutzung von Sprache basiert, hat das Stellen von Fragen, vor allem der ***richtigen*** im Sinne von ***nützlichen*** Fragen einen entsprechenden Stellenwert. Die möglichen Fragen nach bestimmten Typen eindeutig zu kategorisieren ist schwer möglich, dennoch gibt es bestimmte grundlegende Leitlinien, nach denen sich der Entwurf von Fragen richten sollte. Die wichtigsten Optionen werden im folgenden Abschnitt anhand von Beispielen dargestellt.

Ein Hauptmerkmal des lösungsfokussierten Ansatzes im Vergleich zu konventionellen Therapiemethoden ist der, dass die Art sprachlicher Formulierungen vorrangig auf den Gewinn von Informationen zur Lösung ausgerichtet ist. Fragen nach Problemen, Fehlern und Ursachen werden gar nicht oder nur kurz zu Beginn der Sitzung gestellt, die entsprechenden Inhalte bringt der Klient ohnehin meist von sich aus in das Gespräch ein.

Stellen offener Fragen

Für den primär wichtigen Informationsgewinn zu den Umständen von lösungsdienlichem Verhalten und zu bereits erfolgten Ausnahmen vom Problem ist das Stellen offener Fragen erforderlich. Geschlossene Fragen in Form von Bestätigungsfragen, die nur eindeutige Stellungnahmen oder endgültige Ja / Nein - Antworten zulassen, sowie Fragen nach Gründen, engen den Fokus des Klienten ein und drängen ihn in die Defensive.

Offene Fragen entsprechen dem intendierten Ansatz des *,Nicht-Wissens'* viel eher. Zudem bieten sie eine effektive Möglichkeit, speziell in Verbindung mit Schlüsselwörtern, die Details der Themenbereiche zu untersuchen, die dem Klienten wichtig sind.

Mit ihrem Hauptziel von Informationsbeschaffung, können offene Fragen wie folgt lauten:

„Können Sie mir etwas erzählen über ...?,

„Können Sie mir darüber noch etwas mehr erzählen?",

„Wenn ... xy ... passieren würde, was wäre dann anders?,

„Wie kommt es, dass ...?".

Lösungsorientiertes Fragen wie auch Zuhören entwickelt sich optimal dadurch, dass der Fokus von Informationsgewinn auf Bereiche gerichtet wird, die für den Klienten wichtig sind. Mit Fragen dieser Art wird er zum Experten für die Beschreibung seines Lebens gemacht, die Auswahl der preisgegebenen Informationen bleibt ebenfalls ihm vorbehalten, was seine Selbstbestimmung respektiert. Alle Fragen, auf die der Klient mit Ja oder Nein antworten kann, zeigen daher, dass der Therapeut zu viel eingebracht hat oder dem Klienten zu wenig Raum lässt. Da es jedoch der Klient ist, der die Verantwortung für die Veränderung übernehmen soll, sollte ihm auch die Gestaltung des Raumes zur Arbeit überlassen werden.

Fragen dienen immer dem Ziel, solche Antworten zu produzieren, die den Klienten zum Nachdenken über Lösungen anregen. Fragen nach dem *,warum'* beinhalten oft Schuldzuschreibungen und implizieren außerdem, dass es erklärbare Ursachen für das Problem gibt. Förderlich für den Selbstwert des Klienten sind dagegen Fragen nach seinen Erfolgen, Fähigkeiten und richtigen Handlungen, also nach den Ausnahmezeiten.

Reframing

Manöver des Umfokussierens auf Positives sind schon zu Beginn des Interviews in den Fragen zu besonderen Fähigkeiten, Lieblingsbeschäftigungen und Hobbys des Klienten enthalten. Sie äußern sich außerdem über sämtliche Fragen zu den Ausnahmen vom Problem, sowie in Form von Umdeutungen des Problemverhaltens.

Jede vom Klienten als problematisch definierte Eigenschaft kann dahingehend untersucht werden, wie sie ihm insgesamt vielleicht doch hilft oder ihn unterstützt, andere Dinge gut zu machen sowie kritische Situationen gut zu überstehen.

„In welcher Weise ist xy (das negative Verhalten bsw. das Trinken) *eine Hilfe für Sie?"*

Eine derartige Frage regt den Klienten zum Denken in eine völlig neue Richtung an. Die Anschlussfrage ***„Wie gut funktioniert das?"*** richtet seine Aufmerksamkeit auf die schädigenden und vergeblichen Lösungsversuche. Dies kann ermöglichen, Verhaltensmöglichkeiten zu finden oder auszuhandeln, die das gleiche Ergebnis auf leichtere und weniger nachteilige Art bewirken könnten.

Das Normalisieren von Problemverhalten kann auch dazu eingesetzt werden, den Sprung auf die nächste Ebene von Eventualitäten überhaupt erst möglich zu machen. Für jedes vom Klienten als problematisch empfundene Verhalten und sogar für medizinische Krankheitsbilder, kann ein Kontext gefunden werden, in dem dieses Verhalten in Anbetracht der Umstände als ‚normal' darstellbar ist:

„Jede Mutter von fünf kleinen Kindern, die ständig ihre Aufmerksamkeit erfordern, würde oft mit dem Gedanken spielen, wegzulaufen – das ist wohl normal".

Das Gespräch kann dann von der Problemschilderung weg in die Richtung von Ausnahmen sowie schon erhaltener oder benötigter Hilfe gelenkt werden. Dadurch wird es möglich, Ideen zu erarbeiten, wie diese gefundenen Ausnahmen und die Hilfestellungen vermehrt werden können.

Im Verlauf des Gesprächs bestehen viele Möglichkeiten, auch bei sehr negativen Schilderungen, Ansätze zu finden, die einen Hinweis auf Fähigkeiten des Klienten enthalten. Solche Fertigkeiten können dann fokussiert, positiv ausgelegt und komplimentiert werden, um danach einen Themenwechsel zum Positiven einzuleiten. Hierbei ergeben sich folgende Möglichkeiten:

- Aggressives Verbalisieren umdeuten:

  „Sie können sich also in Worten sehr gut ausdrücken/ Sie sind also

sprachlich sehr geschickt!" eventuell weiterfragen mit ***„Wo haben Sie das gelernt?"***

- Negatives Verhalten humorvoll kommentieren:

  „Sie haben also bisher noch nicht gelernt zu ... xy (Gegenteil des dargestellten Verhaltens)***!"***

- Kritik an Anderen sprachlich so umformulieren, dass die neue Ausdrucksform etwas Positives, Beeindruckendes enthält:

  „Sie haben also eine klare Idee darüber, was andere machen sollen und sind auch nicht schüchtern, diese Meinung auszudrücken!"

Jede unangenehme Eigenschaft kann derart neu formuliert werden, dass sich positive oder zumindest nützliche Aspekte zeigen. So können Klienten, die im Gespräch den Therapeuten mit ihrem Wissen zu übertrumpfen versuchen oder fortwährend dozieren, folgendermaßen gelobt werden: ***„Sie haben viel darüber nachgedacht"***

In solchen Fällen empfiehlt es jedoch sehr vorsichtig darauf zu achten, den Grad zur Annehmbarkeit eventuell doch ironischer wirkender Aussagen keinesfalls zu überschreiten, da Fragen und Aussagen dieser Art der Grundanforderung des lösungsfokussierten Ansatzes nach Übernahme der Sprache des Klienten eigentlich nicht mehr entsprechen. In manchen Fällen muss jedoch die Problemsprache des Klienten erst einmal verlassen werden, um über einen Ebenenwechsel in andere Themenbereiche gelangen zu können.

Eine abgeschwächte Variante, um das Verhalten von Klienten, die stark intellektuell nach Gründen fragen (die Problemlösung erscheint dem Klienten erst nach einem Verstehen der Gründe / Ursachen möglich), zu reframen und damit zu komplimentieren, ist die folgende:

„Ich war beeindruckt ... und es ist klar, dass es nicht einfach war und wie viel harte Arbeit Sie hineingesteckt haben um ... xy ... zu erreichen und es ist wahrscheinlich, dass noch weitere und viel Arbeit nötig ist. Manchmal lösen Menschen Probleme, bevor sie die Erklärung für das Problem haben und manchmal ist es umgekehrt. Es scheint dafür keine Regeln zu

geben. Es scheint mir wichtig, dies aufgrund meiner Erfahrung anzumerken!"

Ein ähnliches Vorgehen kann bei standhaften „Warum"-Fragern angewandt werden:

„Angenommen heute Nacht passiert ein Wunder und Sie hätten alle Antworten auf Ihre Fragen, was wäre für Sie daraufhin morgen anders?" oder

„Wäre es in Ordnung für Sie, wenn wir das Problem erst lösen und dann nach den Gründen dafür suchen?"

Reframing kann auch dann angewandt werden, wenn man von Klienten zu einer eindeutigen Stellungnahme oder, wie dies oft im Kontext von Paartherapie der Fall ist, zur Parteinahme genötigt wird, sowie auch dann, wenn man einfach nur um Rat gefragt wird:

„Die Frage ist vernünftig - und woran würden Sie erkennen, dass der Rat, den ich Ihnen gegeben habe auch wirklich gut ist und nicht einfach Blödsinn?" oder

„Wenn Sie meinen Rat befolgen, woran werden Sie erkennen, dass er funktioniert ... und wenn er funktioniert, was werden Sie dann als Reaktion darauf tun?"

Es können auch Geschichten von anderen Menschen erzählt werden, die in ähnlichen Zusammenhängen geholfen haben (in der Art von Milton Erickson). Ebenso ist es möglich, solche Geschichten zu einem Experiment zu verarbeiten, das den Klienten aufgetragen wird und sie vielleicht zu weiteren, anderen Aktionen anregt oder eventuell ihre Einstellung ändert.

Positive Suggestion

Alle Fragen, auf die eine negative Antwort zu erwarten ist, können so formuliert werden, dass der Bericht dann doch eher im positiven Bereich des negativen Spektrums erfolgen wird. Fragt man also indirekt suggestiv in einer Art, als würde man automatisch eine positive Antwort erwarten und bietet zusätzlich eine positive Antwortmöglichkeit als Zweitoption an, so erhöht sich die Wahrscheinlichkeit, dass diese angenommen oder zumindest teilweise mit in die Antwort einbezogen wird:

„Verhält sich Ihr Mann zuhause auch so oder ist er im Umgang mit Ihnen anders?“ (statt: „und bei Ihnen macht er das auch so?“ ohne Zusatzoption).

„Ist das immer der Fall oder verhält es sich manchmal auch anders?“

Erfolgt dennoch eine negative Antwort, so ist die Aussage nicht mehr weiter zu vertiefen, sondern in eine möglichst positive Richtung zu lenken, eventuell über weitere Fragen in der Art von:

„Aber Sie können damit umgehen?“

„Aber das ist für Sie in Ordnung so?“

Eine Abwandlung dieser Methodik ist das Angebot einer Illusion von Alternativen. Hier geht es nicht um die Option selbst, denn er wird klar vermittelt, dass die Ausführung einer Handlung in jedem Fall erwartet und keinesfalls in Frage gestellt wird. Vielmehr wird auf diesem Weg dem Klienten der Eindruck von Wahlmöglichkeit verschafft, um ihn dadurch auf eine der gewünschten Handlungen auszurichten:

„Möchten Sie lieber daran arbeiten trocken zu bleiben, oder lieber daran, nicht in eine depressive Stimmung zu geraten?“

Eine weitere Option im Bereich der suggestiven Fragen ist das Unterstellen positiver Absichten für ein bestimmtes Verhalten. Als Alternative zur oft genutzten, aber von manchen Klienten als abwertend empfundenen direkten Frage nach dem Nutzen über

„Ist das hilfreich?“ „Wie hilfreich ist das?“,

ist bei eher destruktiven Verhaltensweisen die folgende Formulierung anzuwenden:

„Sie müssen gute Gründe haben, um zu…. xy ….können Sie mir mehr darüber erzählen“

Mit Fragen dieser Art ergeben sich Möglichkeiten, mit dem Klienten in Kontakt zu treten, ohne dem Drang nachzugeben, ihn zur Aufgabe seines Verhaltens zu bewegen, was alle bisherigen Therapeuten und Personen aus seinem Umfeld vermutlich bereits erfolglos versucht haben. Die Formulierung verschafft wirkliche Information, die mit der anklagenden, herabwürdigenden und beleidigenden Warum-Frage nicht zu erhalten wäre. Die Bedeutung destruktiven Verhaltens wird dadurch verändert, es wird als Weg zu einem Ziel hin interpretiert, aber gleichzeitig eben nur als eine von vielen anderen Möglichkeiten, die es zu erkunden gilt.

Suche nach Ausnahmen

Neben dem Sammeln von Informationen gibt es einen zweiten wesentlichen Aspekt lösungsfokussierter Fragestellungen. Hierbei handelt es sich um das Fokussieren auf diejenigen Abschnitte im Leben des Klienten, in denen das Problem nicht existiert hat. Solche Ausnahmezeiten gilt es zu suchen und dem Klienten bewusst zu machen. Jede erdenkliche Aussage des Klienten wird daher dahingehend geprüft, ob sie in irgendeiner Weise als Überleitung in diesen Möglichkeitsbereich dienen könnte.

„Wann haben Sie sich zuletzt frei von xy gefühlt?"

Kein Verhalten wird immer an den Tag gelegt und keine Belastung ist ständig gedanklich präsent. Die jeweiligen Ausnahmezeiten existieren also sehr wohl, sie sind jedoch meist nicht mehr Teil des bewussten Denkens und zeigen sich erst durch konkretes Nachfragen. Die Ausnahmezeiten können dem Klienten verdeutlicht werden über Fragen in der Art von:

„Wann war es das letzte Mal besser?"

„Wann denken Sie weniger daran?"

Selbst bei Schmerzpatienten oder Klienten, die völlig vom Problem besetzt zu sein scheinen, gibt es immer Variationen im Empfinden. Bei extrem depressiven Klienten sowie bei Schmerzpatienten ist nach kleinsten Unterschieden zu fragen, da umfangreiche Ausnahmen oft nicht existieren. Bei Schmerzen ist zusätzlich mit den Einschätzungen der übrigen Familienmitglieder zu arbeiten, da Schmerz auch ein soziales Phänomen ist.

Ein weiterer Zugang ist das Nutzen von Hoffnung auf Besserung und Veränderung:

„Woher wissen Sie, dass Sie lernen können, xy zu tun?"

Fragen dieser Art führen zu den Zeiten von Ausnahmen, wo das Verhalten bereits gezeigt wurde, sonst wäre die Hoffnung auf Änderung ja unbegründet.

Suche nach Ressourcen

Zu versteckten und zuvor nicht offensichtlichen Ressourcen der Klienten führt die Frage nach dem ***was noch*** in ihren unterschiedlichen Varianten führt:

„Was müssen Sie noch tun, um ...?"

„Wie können Sie noch sicherstellen, dass ...?"

„Wo können Sie diesen gerade beschriebenen Ansatz noch nutzen?"

„Wem würde es noch auffallen, dass Sie ...?"

Auch alle Fragen nach dem ***Wie*** oder ***Woher***, bezogen auf Fähigkeiten und Möglichkeiten, bringt bisher nicht erkennbare Ressourcen mehr in den Mittelpunkt der Aufmerksamkeit. Sollte es sich um eine undurchführbare Lösungsstrategie des Klienten handeln, verdeutlichen solche Fragen als positiven Nebeneffekt immerhin die Unmöglichkeit des Ansinnens und machen den Weg frei für alternative Optionen.

„Wie kommt es, dass Sie in dieser schlimmen Situation dann doch noch in der Lage sind ... xy ... zu tun?"

„Woher wissen Sie, dass Sie dazu in der Lage sind?"

„Woher wissen Sie, dass xy (Dritte Person) ***das schaffen wird?"*** (In Fall von Zuweisungen)

Die Frage nach den eigenen Lösungsvorstellungen unterstreicht den Respekt vor dem Klienten, der sich in einem scheinbar unlösbaren Dilemma befindet und in seiner Verlorenheit vom Therapeuten Rat oder Entscheidung erwartet:

„Die Lage ist derzeit wirklich hart für Sie und Sie müssen eine schwierige Entscheidung treffen ... (Pause) ***... was haben Sie sich überlegt, was Sie tun können?"***

Nach anfänglicher Unsicherheit und eventuellem Ärger auf den Therapeuten, der ihm dann vorübergehend als nicht ausrechend hilfreich erscheint, wird der Klient die bisher durchdachten Optionen mehr und mehr gegeneinander abwägen und eventuell sogar zu einer Lösung gelangen. In jedem Fall bietet die Frage die Möglichkeit, dem Klienten die Fähigkeit zu vermitteln, die Dinge zu durchdenken und eine passende Antwort zu finden.

Fokussieren auf Handlungen

Ein wichtiger Aspekt beim Stellen von Fragen ist deren Ausrichtung auf sichtbare Aktionen des Klienten. Statt nach den Bedingungen zu Änderung der emotionalen Lage zu fragen, empfiehlt es sich eher, die Aktivitäten zu erkunden und dann genau auszuarbeiten, die der Klient unter anderen Umständen setzen würde. Dies impliziert eine Änderung der Gefühle, verweist aber auf jenen Bereich, den er am ehesten beeinflussen kann, den der eigenen Handlungen.

Nennt ein Klient immer wieder nur Gefühle statt Aktivitäten, so versucht man dennoch weiter, ihn in den Handlungsbereich zu lenken, eventuell über ein Fragen in der Art von:

„Was muss passieren, damit sich dieses Gefühl einstellt / damit Sie dieses Gefühl dann haben?"

„Was könnten Sie tun, was wahrscheinlich machen würde, dass Sie sich ... xy ... fühlen?"

In diesem Zusammenhang ist oft die Einschätzung des Klienten durch dritte Personen hilfreich, weil dadurch eigene Handlungen leichter dargestellt werden:

„Was würde Ihr bester Freund Sie tun sehen, wenn Sie Sich ... xy ... fühlen?"

Wenn der Klient als Änderung eine Emotion, beispielsweise nur Fröhlichkeit nennt, kann bis zur dadurch bedingten Handlung weiter gefragt werden:

„Gut - das Fröhlichsein ist ja innen drinnen, was würde Ihr bester Freund an Ihnen sehen, was Sie anders tun, ***wenn Sie fröhlich sind?"***

Überbrücken von Gefahrensituationen

In unerwarteten Situationen, die den Therapeuten zusätzlich noch zur Parteinahme herausfordern, oder bei Gefahr von Extremhandlungen wie beispielsweise Suizid, ist nach dem Nutzen solcher Aktionen oder ihrer Planung zu fragen. Auch wenn Menschen scheinbar seltsame Dinge tun oder anstreben, so ist immer davon auszugehen, dass ihre Handlungen oder zumindest ihre Absichten irgendwie für sie hilfreich sind. Wenn angekündigte schlimme Aktionen nicht ausgeführt wurden, dann muss der Klient irgendetwas richtig gemacht haben, was dies verhindert hat. Es ist lohnenswert, jeden Schritt, der zu einer scheinbar schlimmen Handlung geführt hat, in allen Einzelheiten genau zu untersuchen, denn oft hat er eine noch viel schlimmere Aktion verhindert. So können sich lobenswerte, positive Hintergründe ergeben, die dem Klienten erst durch das genaue Herausarbeiten klar werden und die dann verstärkt nutzbar gemacht werden können.

„Wie war das hilfreich?"

„Was hat Ihnen innerlich gesagt/geraten, ... xy ... zu tun, womit Sie ja die noch schlimmere Variante ... zz ... verhindert haben!"

Nutzung von *‚Lösungssprache'*

Lösungssprache beinhaltet einerseits alles, was der Klient in seinem Leben verändern möchte und umfasst zusätzlich die bestehenden Möglichkeiten, diese eintreten zu lassen. Die Nutzung von Lösungssprache unterstützt den Klienten dabei, gefundene Fähigkeiten über die fokussierte Wahrnehmung mehr und mehr in einen Geisteszustand zu verwandeln.

Die Verwendung von Lösungssprache ermöglicht es, sämtliche Fragen immer so zu formulieren, dass sich der Klient soweit distanziert, dass er sich selbst beobachten kann. Dadurch wird er fähig, langfristige Entscheidungen rational zu treffen und nicht spontan auf Situationen reagieren zu müssen.

Für die Lösungsorientierung nützliche Optionen der Anwendung von Sprache sind die folgenden:

- Positive Sprache – Hilfreiche Sichtweisen anbieten, loben, Mitgefühl zeigen:

  „Wie haben Sie xy überlebt?"

  „Es würde für Jeden schwer sein zu ... "

  „Das ist eine wirklich schwere Aufgabe – nicht wahr?"

  „Wenn man bedenkt wie kompliziert xy ist, haben Sie das wirklich geschafft? – ich bin beeindruckt!"

- Rat implizieren, statt ihn zu erteilen:

  „Wäre es möglich noch einmal zu versuchen ... xy ... zu machen?"

Erteilte Ratschläge können gemildert werden, indem kein *‚sollen'* oder *‚müssen'* verwendet wird, sondern stattdessen Formulierungen wie:

„Es würde helfen, wenn..."

„Sie könnten immer noch versuchen...."

„Ich überlege, was wohl geschehen würde, wenn Sie..."

„Ich denke nicht, dass es sich nachteilig auswirken würde, wenn Sie...."

- Potenzielle Anweisungen durch Beobachtungen ersetzen — die Aufmerksamkeit kann in eine bestimmte Richtung gelenkt werden, indem statt Weisung eher Beobachtungen in Form von Fragen vorgebracht werden:

„Interessanterweise verhält es sich doch so, dass ..."

„Ich frage mich, wie ... xy ... passiert ist?"

„Was glauben Sie, welche Erklärung gibt es für ... xy ...? Haben Sie irgendeine Vorstellung?"

„Wie kommt es dass ...?"

- Auf Änderung/vorübergehende Zustände fokussieren statt auf Beständigkeit und Eigenschaften (durch die Art der Verbalisierung speziell hervorgehoben):

„Ich habe aus Ihren Schilderungen entnommen, dass Sie in letzter Zeit Schwierigkeiten mit ... xy ... haben?"

„Sie durchleben also momentan eine Phase von..."

- Über die Fragen „Wer, Was, Wo, Wann und Wie" Struktur vorgeben und Information einbringen:

„Was meinen Sie, wie ich Ihnen helfen kann ?"

„Was passierte, als Sie beschlossen, ... xy ... zu tun?"

„Wie sind Sie zu der Entscheidung gekommen, ... xy ... zu tun?"

„Woher haben Sie die Idee, dass es hilfreicher sein kann, zu ...?"

„Wie überwinden Sie schwierige Situationen – was scheint Ihnen dabei am meisten zu helfen?"

„Wie schaffen Sie es zu... ?"

„Wie schaffen Sie das Tag für Tag ?"

„Das hört sich schwierig an –was werden Sie also tun?"

Entwickeln einer Vision

In Situationen, in denen man den Eindruck hat, festzustecken und keine Lösung für die Klienten sieht, ist es lohnenswert, ihn dazu zu bewegen, sich eine andere Zukunft vorzustellen. Dies kann angeregt werden über die äußerst hilfreiche Frage

„Angenommen...".

7.2.7 Nutzung des Schweigens

„Wünscht du, dass die Leute gut über dich denken? Sprich nicht."
Pascal

In westlichen Kulturen wird Schweigen meist als unangenehm empfunden, im Therapiegespräch zeigen sich gänzlich unterschiedliche Sichtweisen bei Klient und Therapeut. In den meisten Fällen braucht der Klient das Schweigen, um nachzudenken und eine Antwort zu finden oder zu formulieren. Schreitet der Therapeut zu schnell ein, indem er Hilfsvorschläge übermittelt, zerstört er die eigenständige Lösung des Klienten.

Auch in Situationen, in denen der Therapeut keine Idee zum weiteren Vorgehen hat, kann Schweigen die beste Verhaltensoption sein, denn dann wird der Klient zu einer Handlung angeregt. Es kann sich in einem solchen Fall aber auch als therapeutisch nützlich erweisen, diese Unwissenheit explizit zu machen und so als Mittel zum Zweck zu nutzen. Aus lösungsfokussierter Sicht ist es sehr wohl zulässig, den Klienten aufzufordern, durch seine eigenen Ideen und Beiträge den stockenden Verlauf wieder zum Fließen zu bringen. Ein solches Vorgehen hebt ihn auf eine gleichrangige Ebene und stärkt dadurch seinen Glauben an eigene Fähigkeiten.

Eine ähnliche Wirkung kann auch das technische Hilfsmittel des Selbstoffenbarens haben. Selbstoffenbaren ist aus lösungsfokussierter Sicht folgendermaßen zu verstehen: Ergibt sich ein Stillstand im Gespräch oder ist der Therapeut aufgrund der Aussagen des Klienten verwirrt, so sollte dies als gegebene Tatsache auch angesprochen werden. Das kann einfach dadurch erfolgen, dass dem Klienten mitgeteilt wird, was im eigenen Kopf vorgeht (9). Ein solches ehrliches Darstellen des eigenen Zustands führt oft zu mehr Klarheit in der Wahrnehmung.

1. Sprache erlaubt dem Therapeuten, viele Dinge zu tun - zur selben Zeit limitiert sie ihn auch, Vor allem dann, wenn es kein Wort zu einem Sachverhalt, einer Tatsache, Gegebenheit oder einer Idee gibt. Insoo Kim Berg bringt in diesem Zusammenhang ein Beispiel aus dem Norden von Kanada von einer Gruppe von Indianern, die kein Wort für „morgen" haben. „Ich bin dort und spreche mit ihnen über lösungsorientiertes, zukunftsorientiertes Arbeiten. Die Wunderfrage konnte ich dort nicht wie üblich benutzen und wusste nicht, was ich sagen sollte ... mir ist noch keine Sprache begegnet, in der es kein Wort für morgen gibt. Ich habe dann gefragt, ob sie ein Wort für heute gibt. Da haben wir uns dafür entschieden, dass es das Wunder gibt, und es passiert - an einem anderen Tag - OK war die Rückmeldung, das funktioniert. Es gibt auch Kulturen, die haben kein Wort für Privatsphäre. Also können wir hier nicht über Privatsphäre sprechen und darüber nachdenken. Man muss dann versuchen, hier einen neuen Weg zu finden, um Privatheit zu thematisieren" Insoo Kim Berg, Workshop 2004.
2. Der Therapeut sollte sich im Zweifelsfall auf die Seite des Klienten stellen und solange von dessen Kooperationsbereitschaft und seiner ehrlichen Darstellung der Situation sowie von seinen grundlegend an gängigen Moralvorstellungen und gesetzlichen Vorgaben orientierten Motiven ausgehen, bis das Gegenteil bewiesen ist. In dem Fall liegt dann die Entscheidung über die Weiterführung der Therapie selbstverständlich beim Therapeuten.
3. Das Ziel, um jeden Preis und vorrangig Rapport herstellen zu wollen, setzt indirekt voraus, dass vorher eine Trennung gegeben war, die zu überwinden sei, was bei diesem Ansatz nicht angenommen wird.
4. Steve de Shazer, Workshop 2003.
5. Ibid.
6. Bei Rückfragen hat die Offenheit des Therapeuten meist den Effekt, dass der Klient seine ursprüngliche Version der Aussage nochmals konkreter und detaillierter wiederholt oder bei der Korrektur zur besseren Verständlichkeit wesentlich genauer wird, was zusätzliche Information bringt: Vgl. dazu Kim Berg / de Jong 1999, S. 52 f.
7. Ibid. 1999, S. 64.
8. Siehe dazu ausführlich ibid. S. 65 f.

9. Es ist in diesem Zusammenhang nicht ratsam, Parallelen im eigenen Empfinden oder Leben zu erzählen, um dadurch besseren Rapport zu bekommen oder den Eindruck entstehen zu lassen, dem Klienten aufgrund gleicher eigener Ausgangslage besser helfen zu können. Ein solches Vorgehen ist nach heutigem Wissensstand ohnehin umstritten und basiert auf unbewiesenen oder zumindest fragwürdigen Grundannahmen. Ibid, 1999, S. 59.

7.3 Wunderfrage

"Wer den Geheilten gut spielt, wird auch geheilt."

Ovid

7.3.1 Theorie

*„Wunder geschehen nicht im Widerspruch zur Natur,
sondern im Widerspruch zu dem, was wir von der Natur wissen."*

Augustinus

Da die Entwicklung einer Lösung nicht in Beziehung zum Problem oder den Beschwerden steht, ist es über die Wunderfrage möglich, Problem und Lösung zu trennen. Bei dieser Art von Fragestellung wird das Fehlen des Problems vorausgesetzt und der Klient angehalten, die Auswirkungen dieses Fehlens zu beschreiben, das Wunder kann sich dann als Folge in Form einer Wirkung ohne Ursache zeigen (1).

Die Bezeichnung ***Wunder*** eröffnet einen neuen Möglichkeitsbereich (2) Viele Probleme entstehen erst durch eine Begrenzung der Möglichkeiten, die Wunderfrage beseitigt diese Grenzen. Sie zeigt, wie sich die Welt des Klienten verändert, wenn das Problem gelöst ist. Die Angaben zur Lösung sind im Vergleich weltweit gleich, die dahinter stehenden Probleme keineswegs, Problem und Lösung existieren aus Sicht von Steve de Shazer und seinem Team unabhängig voneinander.

Wenn ein Symptom verschwindet, ist dadurch noch nichts über die Richtung bekannt, in der das Ziel liegt, ebenso wenig zeigt das Wegfallen des Problems den Weg zum Ziel auf. Die Wunderfrage klärt den Kontext insofern, als sie einen Zielzustand offenbart. Neben den therapeutischen Nutzungsmöglichkeiten wird die Frage daher auch gestellt, um genauere Vorstellungen vom Ziel zu erhalten. Während Ziele oft eher so angelegt sind, dass sie Utopien erzeugen, schafft die Wunderfrage realistische Antworten.

Mit der einmal getroffenen Entscheidung, die Lösung eines Problems in Angriff zu nehmen bietet sich mit der Wunderfrage eine Möglichkeit, sich vorzustellen, wie das Leben nach Lösung des Problems in der Wunschvorstellung anders laufen würde. Um diese Wunschvision letztlich auch in die Realität zu transportieren, sind die folgenden Kriterien zu beachten (3):

- Das Wunder muss wichtig genug sein um eine Verwirklichung zu ermöglichen. Dies ist dann der Fall, wenn die Lösungsstrategie vom Klienten selbst entwickelt wurde.
- Das Wunder muss vom Umfang her realistisch umsetzbar oder in Teilschritte zerlegbar sein. Zu hohe Erwartungen und Anforderungen an den Klienten sind einer der Hauptgründe für das Scheitern von Therapie, vor allem im Bereich von Süchten. Die Wunderfrage fokussiert dagegen auf die ersten bemerkbaren Anzeichen einer positiven Veränderung, betrachtet diese genauer und baut sie dann langsam aus.
- Die Beschreibungen des Wunders müssen konkret, spezifisch und verhaltensbezogen sein, um Fortschritt und Lösung erkennbar werden zu lassen. Therapie darf kein begleitender Lebensinhalt, mit Behandlungs- und Nachsorgeprogrammen sowie Verpflichtung zu lebenslanger Heilung sein, sondern nur eine vorübergehende Hilfestellung. Die Beschreibung des Wunders und damit der Dinge und Umstände, die nach dem Wunder anders sein werden, muss daher überprüfbar sein.
- Die Beschreibung von Lösungen muss auf Handlungen statt auf Unterlassung ausgerichtet sein, um Erfolg sichtbar und messbar zu machen (4). Besteht das Ziel darin, etwas *nicht zu tun*, kann dieses Ziel nie erreicht werden, da das Problem jederzeit wieder auftreten kann; Heilung wird dann zu einem lebenslangen Prozess. Um die Endlosspirale von *Vermeidung* und *Nicht Tun* zu umgehen, wird der Klient gefragt, was er ***stattdessen*** tun würde.
- Die Konzentration aller Aufmerksamkeit liegt auf den Aktivitäten des ersten Schrittes und nicht auf dem Ziel der Reise. Der Blick auf das Endergebnis lässt die Fortschritte auf dem Weg unbemerkt, doch nur über das Erkennen der Fortschritte wird es möglich, kleine Änderungen weiterzuentwickeln und in die Lösung einzubringen.

- Veränderung kann nicht über Analyse des *Warum* erfolgen, sondern über Klärung des ***Wie***, mittels Erkundung von ***Wer – Wo – Wann*** bezogen auf die gewünschte Änderung. Fragen nach dem *Warum* führen nicht zum Handeln, sondern zu weiteren Warum-Fragen. Genaues Wissen um die Ursachen ist keine Voraussetzung für Veränderung, dieser Prozess beginnt vielmehr in dem Moment, in dem man spezifiziert, wie man die Dinge gerne anders hätte.

Das Wunder ist der Zugang zum Lösungszustand, es umfasst aber nicht nur die Lösung des Problems, sondern die gesamte Situation. Daher ist die Wunderfrage nur einmal pro Klient, meist in der ersten Sitzung zu stellen (5) und alle in späteren Sitzungen genannten neuen Ziele werden in das allgemeine Wunderbild eingebaut. Der Weg zum Wunder eröffnet so etwas ‚Allgemeines' und nicht einen spezifischen Weg zur Lösung eines speziellen Problems.

Daraus ergibt sich auch ein wesentlicher Aspekt des lösungsfokussierten Ansatzes, nämlich die Übertragbarkeit. Der Klient soll in die Lage gebracht werden, das, was er anhand eines konkreten Beispiels über das Lösen von Problemen gelernt hat, später in anderen problematischen Bereichen seines Lebens zu adaptieren. Diese Übertragbarkeit bewirkt und verstärkt beim Klienten ein wachsendes Bewusstsein für innere und äußere Ressourcen, um den ständigen Herausforderungen des Lebens gerecht zu werden. Nach einer einmal durchgeführten Sequenz haben Klienten gelernt, neue Probleme selbständig zu lösen und benötigen nur in seltenen Fällen weitere therapeutische Unterstützung.

Die Wunderfrage ist das Kernstück der Lösungsfokussierten Kurzzeittherapie. Im Laufe ihrer Entwicklung zu Beginn der 80iger Jahre stellte sich heraus, dass die Frage selbst nicht so wichtig ist wie die Antworten der Klienten und danach wiederum die darauf folgenden Antworten des Therapeuten. Genau diese Informationen ermöglichen den Klienten, eine problemfreie Zukunftsvision zu entwickeln. Die Wunderfrage fokussiert auf Lösungen in der Zukunft, ohne dabei vom Problemzustand auszugehen. Es handelt sich also um eine Befragung ausgehend vom Zustand der Ressourcen. Der Klient wird in Form einer hypnotischen Induktion in einen künftigen Lösungszustand geführt, in dem das gegenwärtige Problem nicht mehr existiert. Im Dialog sollen daher vom Therapeuten vorrangig immer diejenigen Details des

Lösungsbildes erfragt werden, die sich später aus eigener Kraft leichter wieder *,nacherzeugen'* lassen.

Auf lösungsfokussierte Fragen kann nicht mit Hypothesen oder Vorurteilen geantwortet werden, denn darüber fehlt das Wissen. Stattdessen ist Bezug auf innere Wahrnehmung zu nehmen. Daher handelt es sich bei der Wunderfrage um eine *hypnotische Induktion* eines Lösungszustands. Aus diesem inneren Befinden heraus kann die Schilderung künftiger Erfahrung eines problemfreien Zustands erfolgen. Die Wunderfrage führt also zu einer Erfahrung, die Gewissheit über die Möglichkeit einer Lösung vermittelt und ermöglicht dadurch den ersten Schritt aktiver Handlung in Richtung auf ihre reale Umsetzung.

Die Antworten auf die Wunderfrage sind immer weiter zu entwickeln. Positives Feedback des Klienten kann genutzt werden neue Handlungen zu erkunden, die der Klient aufgrund der Veränderung setzen würde. Das Tempo des Gesprächs wird hierbei langsamer, denn es handelt sich für ihn um eine vollkommen neue Situation. Hierbei braucht er ausreichend Zeit, um seine Antworten in Ruhe und wohl überlegt entwickeln zu können. Lange Pausen sind vom Therapeuten zu ertragen, denn zu schnelles Eingreifen, Nachfragen oder Neuformulieren der Frage zerstören die gerade entstehende Antwort, weil sich der Klient dann eine andere Variante einfallen lässt.

Die Antworten sind meist nicht besonders spektakulär. Es geht vielmehr um kleine Dinge des Alltags, die dann wieder genutzt werden können, um auf die Ausnahmen zu fokussieren und auf die kleinen Schritte, die auch ohne das Wunder sehr wohl vom Klienten selbst initiiert werden können. Es wird Schritt für Schritt ein neues Bild aufgebaut, von dem aus auf die Ausnahmen übergeleitet werden kann, indem nach kleinen Realisierungen in der Vergangenheit gefragt wird. Hier ist wiederum konkret nach den Einzelheiten zu fragen, nach den kleinsten Details von Handlungen. Es geht darum, wie es der Klient in der Vergangenheit geschafft hat, ohne Wunder die Ergebnisse des Wunders auszuführen. Wichtig ist weiters die Frage nach den Handlungen, die er selbst aktiv setzen muss, um diese *Wunder-Ergebnisse ohne Wunder* wieder passieren zu lassen (6).

Die gesamte gemeinsame Arbeit zwischen Therapeut und Klient nach der Schilderung des Wunders bezieht sich dann ausschließlich auf Hinweise zur Lösung wie auch auf verstärkende Maßnahmen. Diese Hinweise sind aufzufinden über (7):

1. **Die Suche nach Teilen des Wunders, die bereits passiert sind, mit anschließender genauer Identifizierung der Umstände des ‚Was – Wo – Wer – Wann – Wie' der jeweiligen Handlung.**
   Statt einer Analyse des Problems sollten bereits existierende Lösungen, also Ausnahmen gesucht und genutzt werden. Muster, die mit der Lösung zu tun haben, werden gesucht und dann verstärkt, um sie wiederholt auftreten zu lassen (Im Vergleich geht es nicht, wie bei der konventionellen Therapie darum, nach Mustern zu suchen, die mit dem Problem zu tun haben, diese dann zu verstehen und anschließend aufgrund des Verstehens zu eliminieren).

2. **Das Lernen aus Fehlern, die in Form von ‚Ausnahmen vom Problem' nicht gemacht wurden, aber meist keine oder nur wenig Beachtung erhielten.**
   Wertvolle Hinweise auf die Lösung schwieriger Probleme können aus ‚Null-Information' gewonnen werden. Hierbei handelt es sich um die Zeiten der Musterunterbrechung, in denen das Problem nicht bestanden hat. Das Ausmaß an Informationen zu solchen Ausnahmezeiten erhöht die Chance, dass der Klient in Zukunft in der Lage sein wird, solche Zeiten willentlich zu wiederholen. Das Sammeln von Hinweisen erfolgt als Einstieg über generelle Fragen und konkret wiederum über die *Was – Wo – Wer – Wann – Wie – Fragen.*

3. **Das Erforschen bereits erfolgter positiver Änderungen vor Beginn der Therapie unter Nutzung der Methodik der zuvor angeführten ersten beiden Aspekte.**
   Empirisch belegt begeben sich Klienten bereits nach dem Entschluss, die Lösung ihres Problems anzugehen aktiv auf die Suche nach einer Lösung. 68 % der Klienten berichten über Verbesserung vor dem Erstgespräch. Vermutlich ändert schon das Telefonat zur Terminvereinbarung den Kontext von privat auf öffentlich und initiiert dadurch eine Verhaltensveränderung.

7.3.2 Ablauf

Die beste Art, die Zukunft vorherzusagen, ist, sie zu erschaffen."
Peter Drucker

„Eine fast gleiche Frage kann auf unendlich viele Arten gestellt werden und sie ist in irgendeinem Sinne immer wieder eine neue Frage, schon deshalb weil der Fragesteller ein anderer geworden ist. Die Annahme, die Wunderfrage wäre dieselbe Frage, wenn man sie das nächste Mal stellt, ist schädlich für die Wirkung."
Matthias Varga von Kibéd

Dieses Zitat bezieht sich zwar auf die Besonderheit des Ansatzes der Systemischen Strukturaufstellungen (SySt®) nach Insa Sparrer und Matthias Varga von Kibéd (8), wonach die Wunderfrage demselben Klienten mehrfach gestellt werden kann, enthält aber auch einen generellen Hinweis auf die Anwendungstechnik dieser speziellen Frage. Der sehr standardisierte Ablauf und die Notwendigkeit, bestimmte Regeln genau einzuhalten, lassen die Durchführung auf den ersten Blick vielleicht als zu einfach, monoton und langweilig erscheinen. Die therapeutische Fertigkeit zeigt sich jedoch in der Art und Weise der Reaktion auf die Antworten. Hierzu kann schriftlich keine hilfreiche Erklärung oder gar subjektive Bewertung abgegeben werden, Erkenntnis kann sich nur im Verlauf der praktischen Durchführung einstellen.

Die Wunderfrage ist nur unter bestimmten Bedingungen wirksam und die Voraussetzungen für die erfolgreiche Beantwortung müssen manchmal erst geschaffen werden. Klienten können sich nur dann nutzbringend zur Wunderfrage äußern, wenn Sie ein klares Anliegen haben und nicht völlig im Problemzustand gefangen sind. Solange das Problem übermächtig ist, empfiehlt es sich, den Fokus zuerst ausführlich auf die Ausnahmen zu richten. Auch bei Klienten in sehr schlechtem Zustand ist die Wunderfrage nicht sofort zu stellen, besser ist dann eine Eingangsformulierung in der Art von:

„Wie in aller Welt haben Sie es geschafft, zu dem Punkt zu gelangen, an dem Sie heute sind?"

Die Wunderfrage kann erst dann hilfreich wirken, wenn der Klient sicher davon überzeugt ist, dass Veränderung auch tatsächlich stattfinden kann. Die Antwort ist nicht schon im Kopf des Klienten vorhanden, sie muss vielmehr erst entwickelt werden. Direkte Fragen und

Fragen nach der Einschätzung der Situation durch Kontextpersonen unterstützen den Klienten bei diesem Prozess.

Als Einstieg in den Ablauf der Frage erfolgt eine Eröffnungsbemerkung, welche bereits die Probleme des Klienten bei der Beantwortung der Wunderfrage vorwegnimmt.

„Ich habe jetzt eine sehr ungewöhnliche / merkwürdige / sonderbare Frage, deren Beantwortung einige Vorstellungskraft erfordert und ich denke, Ihnen kann ich sie stellen"

Pause machen, um auf ein Signal des Klienten zu achten, dass ein Fortfahren zulässt.

1. Teil: Schaffen des Rahmens und Fragestellung

„Reines Gedankenspiel ... nehmen wir an ... stellen Sie sich vor ... einmal angenommen ..."

Pause machen, die den Klienten unterstützt, eine Erwartungshaltung einzunehmen.

„... also wenn wir hier fertig sind /aufhören und Sie verhalten sich den Rest des Tages wie üblich und Sie kommen am Abend nach Hause und tun auch dann genau das, was Sie immer tun und dann gehen Sie zu Bett ..."

Pause machen zur Gestaltung der Bedeutung der Situation. Die Pause bekräftigt nochmals, dass der Kontext völlig normal ist und der Tag wie üblich mit Alltagsgeschehen ohne besondere Vorkommnisse verlaufen ist. Die Einbettung der Fragen in den Alltagskontext bringt andere Antworten, als dies bei Fragen im neutralen Raum der Fall wäre, daher ist die Wunderfrage im Kontext von *‚zu Hause sein'* zu stellen.

Wichtig ist ab jetzt die Verknüpfung der Sätze mit ***‚und'***, um eine einschränkende Kausalitätskette mit einem Ablauf in Richtung *‚und was kommt danach'* zu verhindern.

„ ... und während Sie schlafen passiert ein Wunder ... und alles, weswegen Sie hierher gekommen sind, ist gelöst, einfach so ... (an dieser Stelle ist irgendeine Form von Hinweis zur Verdeutlichung dieser Eigentümlichkeit zu eruieren, beispielsweise ein Fingerschnippen) ***... und es wäre ja wirklich ein Wunder, wenn das schon über Nacht bis morgen Früh der Fall wäre".***

In diesem Abschnitt der Wunderfrage, die sich auf die Ereignisse während des Schlafes bezieht, sind folgende Elemente wichtig:

- Der Hinweis auf den Schlaf und damit auf das ‚*Nicht-merken*', fokussiert auf das Ergebnis, der Weg dorthin mit seinen eventuellen Beschwerlichkeiten wird durch diesen Umstand ausgeblendet.
- Im nächsten Teil des Satzes ist der direkte Verweis auf das Anliegen, also auf die Auftragsbezogenheit wichtig. Die Erklärung des Wortes ‚***Wunder***' in Form der Formulierung „***alles, weswegen Sie hierher gekommen sind***" ist einerseits spezifisch genug, um auf das Hauptproblem hinzuweisen, dessentwegen der Klient ja erschienen ist. Sie ist andererseits aber auch vage genug, um mehr als nur ein einzelnes Symptom zu beinhalten und lässt damit zu, dass viele andere Faktoren inkludiert sind.
- Der nachfolgende Hinweis auf die Lösung „***ist gelöst, einfach so***" ist wiederum vage formuliert gehalten, lässt dem Klienten aufgrund des vorherigen Satzes mit Auftragsbezug jedoch wenig Raum, um vollkommen irreale Wünsche zu äußern.
- Die anschließende Relativierung „***... und es wäre ja wirklich ein Wunder, wenn das schon über Nacht bis morgen Früh der Fall wäre***" mit der nochmaligen Verwendung des Wortes Wunder bringt die Frage in einen leicht annehmbaren Sprachgebrauch. Die Alltäglichkeit wird berücksichtigt und gleichzeitig die Assoziation von ‚*alles ist möglich*' zugelassen. Das Einbetten in den Alltagskontext sowie der Verweis auf das Ziel der Sitzung verhindern ein Nennen von völlig unrealistischen Wundern und es wird wahrscheinlicher, dass Gefühle, Verfassungen, Befindlichkeiten und vor allem Handlungen geschildert werden.

Der nächste Teil im Ablauf verweist auf die Unbewusstheit bezüglich der Tatsache, dass das Wunder geschehen ist:

„***... und Sie wissen es ja gar nicht, weil es ja während des Schlafes passiert ist ... es sagt Ihnen also niemand, dass dieses Wunder passiert ist...***"

Aufgrund des Nichtwissens geht es nicht um das Ziel selbst, sondern um die mit dem Erreichen des Ziels verbundenen sozialen Konsequenzen.

Als Alternative zum Wort Wunder kann für sehr kognitive Klienten die Formulierung ***„Etwas vollkommen Überraschendes"*** genutzt werden.

Bei Klienten, die nicht an Wunder glauben, kann die Bestätigung Ihrer Sicht helfen, dann doch eine Antwort zu erhalten: *„Ich glaube auch nicht an Wunder, aber tun wir einfach einmal so als ob – angenommen, Sie würden an Wunder glauben, was würde dann passieren?"*.

Oft lehnen Klienten die Frage nach einem *Wunder* gänzlich ab, weil sie keine gedankliche Verbindung zu diesem Begriff herstellen können. In so einem Fall kann danach gefragt werden, wie der Klient merken wird, was in seinem Leben anders ist, wenn das Problem gelöst oder weniger schlimm ist.

Auch im Kontext von Organisationsberatungen ist eine alternative Wortwahl besser. Ebenso kann auf den Ursprung der Methode, die *„Kristallkugel-Technik'* nach Milton Erickson hingewiesen werden. Damit wird die im wirtschaftlichen Kontext sonderbar anmutende Bezeichnung auf die Ebene von psychologischer Wissenschaftlichkeit gehoben und so eher akzeptabel gemacht.

2. Teil: Schilderung des Erkennens des Wunders

„... und wenn Sie am Morgen aufwachen ...

a. ***„... wie werden Sie beginnen zu entdecken und herauszufinden / woran werden Sie merken, dass dieses Wunder geschehen ist ... was wäre anders und was werden Zeichen für das Wunder sein?"*** (Eine zukunftsorientierte Formulierung benutzen)

b. ***„... und auch wenn Sie nichts sagen, wie werden andere Menschen in Ihrem Umfeld / wie wird Ihr bester Freund*** (9) ***entdecken/herausfinden/merken, dass das Wunder passiert ist?"*** (10). Die Art der Selbstwahrnehmung eines Menschen hängt stark von der Fremdwahrnehmung ab. Die Einschätzung der eigenen Person durch die Augen bedeutsamer Menschen fällt den Klienten oft leichter, als aus eigener Sicht eine Aussage zu machen. Viele Klienten, vor allem Kinder, die nicht über ihre Probleme reden wollen, beschreiben den Tag nach dem Wunder daher leichter aus der Perspektive von Kontextpersonen (11). Schätzt man den Klienten jedoch eher dahingehend ein, dass ihm die Beantwortung aus eigener Sicht leicht fällt, wird eher mit dem individuellen Aspekt gemäß Variante a) begonnen.

Nach Formulierung des ersten Teils wird erst einmal pausiert. Das Warten wird vom Klienten als angenehm und achtsam empfunden, eine Antwort erfolgt nach Ablauf einer gewissen Zeit in jedem Fall. Daher ist auch ein Nachfragen nicht ratsam, denn dadurch werden dem Klienten nur mehr engere Antwortmöglichkeiten zur Wahl gelassen, als dies vorher der Fall gewesen war. Es ist ebenso wenig hilfreich, dem Drang nachzugeben, die Frage neu zu formulieren, um sie dadurch klarer zu machen. Dies würde bedeuten eine neue Frage zu stellen und die alte Frage würde dadurch gelöscht.

Auf jede Antwort wird möglichst nochmals nachgefragt, da ein Wiederholen der Frage eine verkürzte Antwort und damit eine Reduktion auf Wesentliches bewirkt.

„und noch einmal – wie wäre das dann anders / besser nach dem Wunder?"

„und was wäre sonst noch besser?"

Nach dem zu fragen, was ***besser*** ist, bringt eher nützliche Antworten, als den Fokus nur auf das zu richten, was *anders* ist.

Obwohl die Antworten der Klienten erfahrungsgemäß mannigfaltig sind, hat sich dennoch eine Gewichtung abgezeichnet. Die häufigsten Optionen, sind Folgende:

- Wenn der Klient artikuliert, dass es nicht leicht / schwierig sei, ist dies zu bestätigen:
  - „Ja ich stelle Ihnen einige schwere Fragen - nehmen Sie sich Zeit ..."
  - ***„Es ist mein Job / Ich werde dafür bezahlt, schwierige Fragen zu stellen"***
  - ***„natürlich nicht, deshalb frage ich Sie ja!"*** und Hinweis geben auf ein Zitat von S. Holmes ***„Wie gut ist eine Frage, auf die es eine einfache Antwort gibt?"***
- Die Antwort *„ich weiß nicht"* ist für den jeweiligen Moment zu deuten als *„ich denke noch nach"* und es ist lohnenswert, entsprechend **lange** abzuwarten, auch wenn dies schwierig erscheint. Wenn der Klient nicht sofort eine klare Antwort geben kann, handelt es sich indirekt um den Beweis dafür, dass die Frage gut war. Hält sich der Therapeuten zurück und wartet ab, so muss der Klient reagieren und wird es vermutlich auch irgendwann tun (12). Mit Alternativvorschlägen ist möglichst erst dann zu beginnen, wenn man ausreichend lan-

ge und ohne Erfolg gewartet hat, oder der Klient mehrfach beteuert, wirklich nicht antworten zu können. In solch einem Fall helfen folgende Hinweise weiter:

- ***„Stellen Sie sich vor, Sie wüssten es, was würden Sie sagen?"***
- ***„Es ist eine schwierige Frage – raten Sie!"***
- Bittet der Klient direkt um Hilfe, dann ist es ratsam, nicht darauf einzugehen und die Antwort wiederholt anzufordern. Eine Erklärung, warum die eigene Antwort dem eher dem Fortkommen dient, kann hierbei unterstützend wirken. ***„Ich will Ihnen nicht dabei helfen die Antwort zu geben, die ich gerne hätte".***
- Erst als letzte Möglichkeit kann bei *„ich weiß nicht"* darauf verwiesen werden, dass bei Lösung des Problems ja irgendeine Veränderung gegenüber dem momentanen Zustand gegeben sein muss, da der Klient sonst ja nicht zur Sitzung gekommen wäre. Diese einleuchtende Erklärung bringt dann meist irgendeine Form von Schilderung, mit der weiter gearbeitet werden kann. ***„Irgendetwas muss ja anders / verändert sein, wenn kein Problem mehr existiert und nur Sie können das wissen / wissen was das ist ...?"***

• Antwortet der Klient unrealistisch, eignet sich ebenfalls am Besten die Kombination von *Schweigen* und *Warten*. Die Wunderfrage darf zwar prinzipiell auf jede nur erdenkliche Art beantwortet werden, also auch mit einem utopischen Wunderzustand, Klienten wissen jedoch meist sehr wohl, dass keine wirklichen Wunder passieren und relativieren ihre Aussagen dann wieder.
Das Warten des Therapeuten lässt dem Klienten die Option offen, seine Aussage zu berichtigen oder vernünftiger zu gestalten. Der Klient kann dann eigenständig die Situation bereinigen. Auf diese Art genutzt werden Schweigen und Abwarten zum therapeutischen Mittel (13).
Bleibt der Klient dennoch bei einer utopischen Schilderung der Zeit nach dem Wunder, so akzeptiert der Therapeut dies auch. In der Folge erkundet er verstärkt genau diejenigen Beiträge des Klienten, durch welche die Fiktion zustande gekommen ist.
Was die Realitätsnähe des Wunders betrifft, so kann diese letztlich nur der Klient selbst beurteilen und jedes Herabset-

zen oder auch nur Hinterfragen der Wahrscheinlichkeit des von Klienten geschilderten Wunders verringert dessen Wirksamkeit. Scheint es dennoch notwendig zu sein, den Klienten auf den geringen Realitätswert seines Wunders hinzuweisen, so kann man die Infragestellung durch folgende Abschlussbemerkungen relativieren:

– ***„aber jetzt ist ja das Wunder geschehen"*** oder
– ***„einmal angenommen, das Wunder wäre trotzdem passiert"***

Bezogen auf Teilbereiche des Wunders kann der Therapeut die Realisierbarkeit auch direkt hinterfragen, um so dem Klienten den Realitätsbezug vor Augen zu führen:

„Ist das etwas, das passieren könnte?"

Bei Fragen dieser Art ist eher vorsichtig vorzugehen, damit sich der Klient nicht direkt kritisiert fühlt oder seine Schilderung des gesamten Wunders als in Frage gestellt empfindet.

Kann der Klient diese Frage bejahen, ist weiter zu forschen, um dadurch eventuell schon erlebte Ausnahmen vom Problem ausfindig zu machen. Hierbei helfen Fragen in der Art von:

„Wie kommen Sie zu der Annahme, dass das passieren könnte?"

Was den Bezug zur Realität betrifft, zeigt sich die Trennung von Ziel und Wunder über die jeweils unterschiedlicher Grammatik besonders deutlich. Beim Ziel kann und darf die Wahrscheinlichkeit hinterfragt werden, bei der Beantwortung der Wunderfrage dagegen sollte der Klient ganz frei sein dürfen.

- Auf die Antwort *„das passiert doch ohnehin nie"* kann der Therapeut kontern:
  "Sie haben recht, es wird nicht eintreten, aber nehmen wir einmal an, es würde doch passieren, woran würde dann Ihr bester Freund erkennen, dass das Wunder passiert ist?"
  Der Wechsel zur Sicht der Kontextperson macht es wahrscheinlicher, dass der Klient doch auf eine Frage antworten kann, die ihm vorerst unbeantwortbar erscheint.
  Wenn der Wunderzustand nicht wirklich erlebt oder nicht imaginiert werden kann, empfiehlt sich ein Wechsel in den Bereich des ***So tun als ob***. Aus dieser Imagination heraus

kann dem Klienten geholfen werden, möglichst viele Details zu schildern, um schließlich den Übergang in die Realität zu vollziehen.

- Die Antwort „gute Frage" ist meist nur der Auftakt zu einer nachfolgenden Schilderung, daher braucht nicht unbedingt eine Reaktion zu erfolgen. Die Mitteilung kann jedoch auch – wie Steve de Shazer es oft tat – beantwortet werden mit:

  „Es gibt ein Sprichwort – gute Fragen bewirken / erfordern gute Antworten"

  Dieser Einwurf komplimentiert den Klienten indirekt bezogen auf seine folgende Aussage und ermuntert ihn noch verstärkt dazu.

Formulierungen wie ***herausfinden/entdecken/merken*** sind besonders wichtig, da bei Fragen nach dem *‚fühlen'* nur Emotionen, also sinneskanalspezifische Empfindungen und keine Aktionen geschildert werden. Die Betonung wird daher auf die Handlungsorientierung gerichtet. Es geht um den Unterschied im Handeln, um das ***anders machen*** im Vergleich zu Handlungen ohne Wunder. Bei reiner Gefühlsorientierung des Klienten empfiehlt es sich daher unter Einbezug dritter Personen handlungsorientiert weiterzufragen, woran andere Menschen das zuerst geschilderte *‚anders fühlen'* merken würden; dies führt ebenfalls zum Nennen eines Verhaltens.

Um den Klienten zur Schilderung einer Handlung zu bewegen kann gefragt werden:

„So, was werden Sie jetzt machen?"

„Wo werden Sie die Fähigkeiten herbekommen, wo werden Sie nach ihnen suchen?"

„Was muss passieren, damit Sie dieses Gefühl haben?"

„Was würde Ihr bester Freund an Ihnen bemerken, wie Sie handeln, wenn Sie sich .. xy .. fühlen?"

„Was würde Ihr bester Freund an Ihnen sehen, was Sie anders tun, wenn Sie in diesem Gefühl von ... xy ... sind?"

Um die Schilderung einer Handlung zu bewirken, kann der Klient auch aufgefordert werden, anhand von zwei imaginierten Filmen vor und nach dem Wunder, die ohne Ton ablaufen (weil dann nur mehr die Handlung erkennbar ist) zu erklären, woran der Unterschied ersichtlich sein würde, für den Therapeuten oder für den besten Freund.

„Was gibt mir / Ihrem Freund den wichtigsten Hinweis, welcher Film der mit dem höheren Skalenwert ist?"

Ein ähnliches Verfahren ist ratsam, wenn Klienten statt einer Handlung ihre *‚bessere Ausstrahlung'* angeben:

„Ich kann Ausstrahlung nicht sehen – könnte ich die Veränderung in einem Film bemerken / könnte Ihr bester Freund das dort merken?"

Wenn keine hilfreiche Antwort auf die Frage nach der Handlung kommt, kann der Therapeut teilweise zustimmen und weiterfragen:

„OK ... es ist ein Teil davon ... aber wie verhalten Sie sich (noch)?"

Wenn der Klient wiederholt sagt, dass er etwas nicht weiß, dann bleibt dem Therapeuten nur die Akzeptanz dieser Tatsache. Statt eines weiteren Versuchs, die gewünschte Antwort doch noch zu bewirken, schlägt er sich besser auf der Seite des Klienten, dokumentiert wie dieser Unwissenheit und Verwirrung und komplimentiert ihn dadurch.

Werden keine bestimmten Antworten erwartet, ist es wesentlich wahrscheinlicher, hilfreiche Antworten zu erhalten. Wenn man etwas Spezielles sucht, verpasst man das, was kommt, daher erweist sich eine Haltung der inneren Leere und Offenheit für Kommendes als wesentlich nützlicher (14).

Ist der Klient auch auf mehrfaches Nachfragen hin nicht in der Lage zu antworten, kann der erste Teil der Frage übersprungen und direkt zum sozialen Kontext übergegangen werden. Der Therapeut fragt dann nach dem Erkennen durch bedeutsame andere Menschen im Umfeld des Klienten. Wurde der erste Teil ausführlich beantwortet, folgt anschließend ebenso ein Übergang zu diesem Teil der Frage (b):

„und auch wenn Sie nichts sagen, wie werden andere Menschen in Ihrem Umfeld / Ihr bester Freund merken, dass Ihnen dieses Wunder widerfahren ist?

Der zweite Teil der Wunderfrage bezieht sich einerseits auf die individuelle Sicht, andererseits auf das soziale Umfeld des Klienten. Von allen Kontextpersonen, die bemerken könnten, dass das Wunder passiert ist, hat der beste Freund die wichtigste Stellung. Während bisher eventuell nur Emotionen geschildert wurden, wird spätestens hier klar, wie der Klient handelt, da die Sicht und Einschätzung dritter Personen hinzukommt Es geht um das ‚*Bemerken*' durch andere Menschen hinsichtlich der folgenden drei Bereiche:

- der Tatsache an sich – ob überhaupt ?
- der Art der Ausformung – woran ?
- des Verhaltens danach / daraufhin – welche Reaktion ?

Nach ausgiebiger Schilderung kann abschließend noch nach den Auswirkungen und den Folgen dieser Auswirkungen gefragt werden:

„Wenn er/sie es bemerkt, was wird er/sie dann anders machen?" ... „Was noch?"

„Wenn er/sie das tut, was wird dann für Sie anders sein?" ... „Was noch?"

Auch zu diesem Fragenkomplex gibt es wieder einige sehr verbreitete Optionen und bezüglich der Reaktionen des Therapeuten dann eher hilfreiche Reaktionen:

- Beziehen sich die Antworten des Klienten hauptsächlich auf die Änderung dritter Personen im Umfeld, ist es ratsam zu vermeiden, ihn direkt darauf hinzuweisen, dass dies nicht die Voraussetzung für die Verbesserung des eigenen Zustands sein kann. Stattdessen kann nachgefragt werden, was anders wäre, wenn sich die Personen im Umfeld geändert hätten und anders reagieren würden.

  Eine weitere Möglichkeit ist die Einführung eines *Unter-Wunders*, indem der Klient angeregt wird, sich vorzustellen, dass sich der Andere nicht geändert hätte und das Wunder dennoch passiert sei, was ja ein noch viel größeres Wunder sei.

  „und angenommen, die Umwelt ändert sich nicht und die Anderen verhalten sich weiter wie bisher und trotzdem wäre das Problem für Sie gelöst, Sie hätten also kein Problem mehr mit deren Verhalten, das wäre ja ein noch viel größeres Wunder ... und was wäre dann?"

  Ein andauerndes Nachfragen in dieser Richtung bewirkt irgendwann Aussagen über die Veränderung beim Klienten selbst.

- Führt der Klient sein eigenes Problem immer wieder nur auf Handlungen von Kontextpersonen zurück, kann auf die Unmöglichkeit zu verwiesen werden, das Verhalten anderer Menschen zu beeinflussen. Anschließend lohnt es sich meist, nach den eigenen Handlungsantworten auf diese Misere zu fragen:

  „und wie könnten Sie auf dieses unmögliche Verhalten anders reagieren, wenn das Wunder geschehen wäre?"

- Bei Schilderung einer besseren Handlung anderer Personen im Kontext kann nachgefragt werden, welche Reaktionen der Klient selbst auf das geänderte Verhalten des Gegenübers setzen würde.

  „und angenommen ... XY ... tut das plötzlich, was würden Sie dann als Reaktion darauf anders machen?"

- Möglichkeitsfragen betreffend den Überraschungseffekt:

  „und was könnte Person X tun, das Person Y am meisten überraschen würde?"

  „und wie müssten Sie sich verhalten, um Person X zu überraschen?"

- Bei einer Wunderschilderung, die für Kontextpersonen nachteilig oder ärgerlich wäre, kann der Klient dazu angeregt werden, seine Darstellung zu überdenken, indem nach seinen Reaktionen auf die Auswirkungen dieses Wunsches gefragt wird:

  „und wie werden Sie darauf reagieren, dass Person XY dann sehr verärgert sein wird?"

- Bei Abwertung dritter Personen oder bei Abwertung von Sachverhalten lässt sich dieses entwertende Sprachbild wie folgt neutraler gestalten:

  „und was vermuten Sie ... wie wäre es wahrscheinlicher, dass xy (das Ziel oder Wunder) ***passiert ...?"***

  Diese Zusatzfrage ermöglicht ein eher neutrales Beschreiben einer Wunschperson oder eines gewünschten Sachverhaltes. Wenn derselbe Zusammenhang ohne Abwertung behandelt wird, kann die betroffene Kontextperson ihr Gesicht wahren, die Realisierung des Wunders und das Erreichen des Ziels werden dadurch wahrscheinlicher.

- Bei einem schwierigen Umfeld, wenn der Außenkontext selbst aufgrund seiner Problematik vorerst kaum veränderbar ist (bei starken Schmerzen oder unabwendbaren Schicksalen), lässt sich nur bei der Reaktion auf diesen Kontext ansetzen. Es kann dann auf die klienteneigenen Beiträge und Handlungen in Bezug auf *'Ertragen der Situation'* fokussiert werden. Nicht der Kontext selbst wird als veränderbar fokussiert, sondern der ***Umgang*** damit. Dieser Umgang mit dem Kontext wird also zum Fokus der Gestaltung und sämtliche Fragen beziehen sich auf diesen Aspekt:

  „und wie 'anders' als bisher könnten Sie auf die vorerst unabänderliche, schlimme Situation antworten / reagieren?"

  „und was als Reaktion darauf (was in diesem Zusammenhang) würden Sie dann anders tun?"

  „und welche Unterschiede würde das dann 'andere', eigene Handeln erzeugen?"

  „und wie werden Sie darauf reagieren, dass Person xy dann sehr verärgert sein wird?"

- Wenn Klienten nicht in der Lage sind, mit der Wunderfrage zu arbeiten oder nicht definieren können, inwiefern etwas anders sein wird, wenn das Problem gelöst ist und wenn auch alle anderen Möglichkeiten ausgeschöpft wurden, bleibt immer noch folgende Möglichkeit: Es kann dann nach der subjektiven Einschätzung prinzipieller Lösbarkeit des Problems gefragt werden, um so eventuell wieder einen Ansatzpunkt für eine Weiterentwicklung zu bekommen:

  „Woher wissen Sie, dass dieses Problem lösbar ist?"

Nach den ersten erfolgten Antworten kann dann nach weiteren Details gefragt werden mit:

„Wer – was – wann – wie – wo ?"

Bei allen derartigen Folge- und Detailfragen empfiehlt es sich, immer wieder die Phrase zu wiederholen:

„....ein Wunder geschieht und das Problem, das Sie hierher geführt hat, ist gelöst....",

um den Übergang in die Lösungssprache zu verstärken.

Wenn der Klient die Wunderfrage beantworten kann, beziehungsweise einen konkreten Teil des Wunder-Bildes oder eine mögliche Lösung präsentiert, ist es ratsam, in jedem Stadium des Ablaufs nach den ersten kleinen Schritten, den ersten Handlungen unter den Umständen des Wunders zu fragen und im nächsten Schritt nach möglichen Auswirkungen:

„Wenn Sie so tun, als sei das Wunder geschehen, was wären die ersten kleinen Schritte, die Sie setzen würden?"

„Inwiefern könnte das helfen?"

„Was wird anders / besser für Sie sein, wenn Sie xy machen?"

Wenn der Klient wirklich pausiert und scheinbar genug gesagt hat, kommt - sozusagen als dritter Teil - noch einmal eine weitere Variante der scheinbar gleichen Frage, die an dieser Stelle erfahrungsgemäß aber oft noch viel umfangreichere Antworten bringt, als die erste Fassung:

„... und was wäre sonst dann noch anders?"

****

In Zusammenhang mit der Wunderfrage gibt es eine Besonderheit und damit ein wesentliches Cave:

Bei allen Erkundigungen empfiehlt es sich, nicht nach den Handlungen zu fragen, die für das Erreichen des Wunders gesetzt werden könnten. Steve de Shazer rät hier eindringlich, Fragen wie ~~*„und was können Sie tun damit ...xy passiert?"*~~ unbedingt zu unterlassen! Es geht hier nicht darum, die Realisierung des Wunders zu bewirken, sondern um die Handlungen, die sich als Folge der Wundersituation ergeben. In diesem einen Bereich sind die Aktivität des Klienten nicht explizit zu machen. Das Wunder ist eben ein Wunder, weil es von selbst passiert, Handlungsaufforderung bringt Zwang und Anforderung mit ein, was nicht wünschenswert ist. Die Wunderfrage zielt ab auf den realistischen Möglichkeitsraum, aus dem die Kraft der Umsetzung erwächst.

3. Teil: Ausnahmen / Vergleich mit der selbst erschaffenen positiven Vergangenheit

Ausnahmen sind frühere Erfahrungen im Leben des Klienten, bei denen es gute Gründe für ein Auftreten des Problems gegeben hätte, dies aber nicht der Fall war. Die Frage nach den Ausnahmen lenkt das Gespräch um und verändert die bisherige Struktur, ab jetzt übernimmt der Therapeut die Leitung und führt den Klienten bewusst in einen anderen Raum. Dies ist immer nur ein Versuch, der auch scheitern kann, um bei nächster Gelegenheit wieder erneut unternommen zu werden.

Während die Wunderfrage nach vorne auf die Zukunft fokussiert, erfolgt nun der Bezug zu vergangenen Erfahrungen, die ähnliche Elemente enthalten wie das Wunder. Es geht hier also um die Suche nach vergangenen Erlebnissen mit ähnlichen Situationen, Gefühlen oder Handlungen wie denjenigen, die am Tag nach dem Wunder passieren.

„Erzählen Sie mir etwas über die Zeiten in der Vergangenheit, wo das gerade Beschriebene schon in Ansätzen oder vielleicht sogar ziemlich ähnlich passiert ist"

„Wann haben Sie sich das letzte Mal vergleichbar gefühlt, ähnliche Handlungen gesetzt oder sind in ähnlichen Situationen gewesen wie am Tag nach dem Wunder?"

Wenn der Klient selbst keine Ausnahmen sehen kann:

„Angenommen, ich würde Ihren besten Freund (Partner) fragen, wann Sie in letzter Zeit irgendwelche besseren Tage hatten, was glauben Sie, was er sagen würde?"

Es empfiehlt sich, hierbei die Fragen immer so auszurichten, als gäbe es nur positive Optionen. Solange der Klient nicht klar und eindeutig Einspruch erhebt, sind solche Optionen durch eindeutigen Ausschluss in den Bereich des *Nicht Gegebenen* oder *Nicht Denkbaren* zu verbannen. Bis der Klient eindeutig das Gegenteil beweisen kann, wird nur von der Existenz von Positivem, in diesem Fall von Ausnahmen ausgegangen. Es ist daher nicht ratsam, in der Form eventueller Möglichkeit zu fragen wie ~~„Hatten Sie schon jemals.....?"~~.

Der dritte Teil der Wunderfrage ist darauf ausgerichtet, Situationen mit Wunderorientierung in möglichst naher Vergangenheit zu finden. Dadurch erfährt der Klient, dass er mehr eigene *Wunderfähigkeit* besitzt, als er vielleicht vermutet und dass er auch bisher schon fähig war, Ausnahmen vom Problem zu erleben. Er kann also auf schon gelebte Kompetenzmuster zurückgreifen und an dieser Stelle des Interviews erkennen, dass die Zukunft (des positiven Wunders) in gewisser Weise schon aus eigenem Antrieb begonnen hat (mehr als 90 % der Klienten geben eine derartige positive Rückmeldung).

Sobald die Ausnahmen gefunden sind, kann mit wertschätzender Kommentierung auf diese eigenverantwortlich erreichten Fortschritte aufmerksam gemacht werden.

Lösungen der Vergangenheit sind auffindbar über:

- Fragen nach Ausnahmen vom Problem:
- ***„Wann war das Erleben schon einmal wie das der Wundersituation?"***
  - ***„Wann bestand das Problem nicht?"***
  - ***„Wann wurde das Problem nicht als solches empfunden und was wurde dabei anders gemacht?"***
  - ***„Was wurde in der Ausnahmesituation getan, was in der Gegenwart nicht getan wird?"***
- Fragen nach Coping-Mechanismen bei Problemschilderung:
  - ***„Wie wurde es möglich, mit all dem fertig zu werden - was wurde konkret dafür getan?"***
  - ***„Was ist der beste Weg, um sich von all dem abzulenken - was funktioniert dafür am besten?"***
  - ***„Welcher der Problemlösungsversuche hat zumindest ein bisschen funktioniert?"***
- Fragen nach Unterschieden:
  - ***„Was war anders, als das Wunder schon einmal erlebt wurde, im Vergleich zu jetzt?"***

Derartige Fragen bringen den Unterschied im Kontext an die Oberfläche und bieten damit Ansätze zur konkreten Nutzung und Ausweitung der Ausnahmezeiten.

Klienten spielen die Bedeutung einer Ausnahme oft herunter, werten sie ab und fallen in eine alte Problemsprache zurück, weshalb der Therapeut sie immer wieder anleiten sollte, ein stärkeres Bewusstsein für Schritte in die hilfreiche Richtung zu entwickeln.

Beim Benennen von Ausnahmen empfiehlt es sich daher, nach Einzelheiten, also nach dem ***„Wer - Was - Wann - Wo"*** zu fragen. Ebenso wichtig ist der konkrete Unterschied zum Problemzustand, wobei die Frage zur Entstehung der Ausnahme über das ***„Wie"*** Vorrang hat. So kann genau herausgearbeitet werden, welche Handlungsbeiträge der Klient geleistet hat, damit sich die Ausnahme manifestieren konnte.

Wenn Klienten auf diesem Weg entdecken, dass eine Änderung in ihrem eigenen Verhalten den Unterschied und damit die Ausnahme bewirkt hat, dass es sich also um eine *‚absichtliche'* Ausnahme handelt – im Gegensatz zur zufälligen Ausnahme, die unerklärbar passiert, wird ihnen deutlich, dass Veränderung ständiger Bestandteil des Lebens ist.

Bei der Suche nach Ausnahmesituationen oder Ausnahmehandlungen kann es hilfreich sein, Vergleiche zwischen den Beispielen anzustellen oder die Bedeutung einzelner Begebenheiten skalieren zu lassen. Wenn eine Ausnahmesituation mit hohem Skalenwert gefunden wurde, sollte diese genau beschrieben werden. Nach eingehender Untersuchung der jeweiligen Umstände kann dann wieder nach weiteren Ausnahmen gefragt werden:

„Ist das jetzt das wichtigste Beispiel, bei dem der Skalenwert bei ... xy ... ist, oder gibt es noch andere, ähnliche Muster / Situationen?"

Die Unterschiede der absichtlichen Ausnahmen können paraphrasiert werden, da sie optimale Rohstoffe für den Bau von Lösungen bieten. Inwiefern eine Ausnahme zur Lösung des Problems beiträgt, kann nur vom Klienten über Einschätzung ihrer Bedeutung beurteilt werden. Aus Sicht des Therapeuten ist schwerer zu erkennen, welche Ausnahme den Unterschied bedeutet, der einen Unterschied macht. Lösungen entstehen oft aus zuvor unbemerkten Unterschieden, weshalb es Aufgabe des Therapeuten ist, diese Unterschiede immer wieder hervorzuheben – optimal zusammen mit den Informationen über Ziele und Stärken in den abschließenden Komplimenten.

Zu diesem Zeitpunkt kann es auch hilfreich sein, Ausnahmen in die Zukunft zu projizieren. Das bedeutet, bestimmte Faktoren im Umfeld der Ausnahmen zu skalieren, mit einem einleitenden Satz in der Art von:

„Auf einer Skala von 0 bis 10, auf der 0 bedeutet, dass es völlig unwahrscheinlich ist und 10 bedeutet, dass es sehr wahrscheinlich ist ..."

in Weiterführung des Satzes beispielsweise betreffend

- die Zuversicht und Motivation des Klienten bezüglich der Problemlösung,
- sein Vertrauen in seine eigenen Handlungen,
- die Wahrscheinlichkeit eines Fortführens von bisher gut funktionierenden Aktivitäten, auch wenn dies harte Arbeit bedeutet,
- die Chancen, dass die Ausnahme in der nächsten Woche / im nächsten Monat / irgendwann in der Zukunft noch einmal auftritt?

Über die Skalierung werden die komplexen Zusammenhänge und die intuitiven Aspekte der Ausnahmen sowie die Einschätzung künftiger Möglichkeiten konkreter und zugänglicher.

Das Therapiegespräch wechselt in dieser Phase ständig zwischen der Suche nach Ausnahmen, und dem Gestalten von Bedingungen, um diese zu stärken und sie öfter und intensiver auftreten zu lassen.

Nützlich sind in diesem Zusammenhang Fragen der folgenden Art:

- ***„... was muss geschehen, damit das passiert?"***
- ***„... was muss geschehen, damit das in Zukunft häufiger geschieht?"***
- ***„... wer muss was tun, damit das wieder geschieht?"***
- ***„... was ist das Allerwichtigste, was Sie tun müssen, um sicherzustellen, dass das mit größter Wahrscheinlichkeit wieder auftreten wird?"***
- ***„... was denken Sie, wie Ihr bester Freund / Partner die Chancen einschätzen würde, dass das wieder passiert, was würde er sagen, was Sie tun können, um die Wahrscheinlichkeit zu erhöhen, dass es wieder geschieht?"***
- ***„... wenn Sie das tun würden, was meinen Sie, was er tun würde. Was für einen Unterschied würde es für Sie / bei Ihnen zuhause / in Ihrer Beziehung machen, wenn er das täte?"***

Manchmal können Klienten keinen Bezug zu einer Skala herzustellen. In solchen Fällten können sie angehalten werden, eine Möglichkeit des Ablaufs einer Situation mit einer anderen Option oder der völligen Absenz dieser Gegebenheit zu vergleichen.

Da Motivation mit Werten verknüpft ist, hilft es, nach Beantwortung der Skalenfrage die Entstehung des Zahlenwertes nochmals zu hinterfragen. So kann noch eine zusätzliche Information dazu eingeholt werden, was dem Klienten wichtig ist und was er erreichen will, und es ergeben sich zusätzliche Möglichkeiten, den Willen und die Ausdauer oder andere positive Eigenschaften des Klienten aufzuzeigen und zu komplimentieren. Generell bringt die Suche nach Ausnahmen im Fall von selbst bewirkten Ausnahmen oft spezielle Stärken der Klienten zum Vorschein, die als solche herausgestrichen komplimentiert werden können.

„Woher wussten Sie, dass es hilfreich sein könnte, zu ... xy ...?"

„Sie müssen ein sehr ... xyz ... Mensch sein, um ... xy ... getan zu haben"

Alle Verzweigungen in den Aussagen der Klienten, die nicht in direktem Zusammenhang mit der genannten Ausnahme oder der Zielvision stehen (15), lässt der Therapeut unberücksichtigt, und er deutet auch nichts, was seiner Meinung nach zwischen den Zeilen stehen könnte. Er hört nur das, was der Klient sagt und unterlässt jede Art von subjektiver Bedeutungsgebung oder die Erteilung von Ratschlägen.

1. Siehe de Shazer, 1998/2, S. 118
2. Für Klienten aus dem Drogen-Kontext, die vordergründig wenig Motivation zur Arbeit an einer Änderung ihrer Lebensumstände zeigten und auf den Therapeuten den Eindruck machten, als müsse sich vor einer Aktion ihrerseits erst eine verheerende Katastrophe ereignen, wurde von Norman Reuss die „Alptraum – Frage" entwickelt.
   „Angenommen, Sie haben heute .... nachdem Sie sich schlafen gelegt haben .... mitten in der Nacht einen Alptraum. All die Probleme, die Sie zu uns geführt haben, werden in diesem Alptraum so schlimm, wie sie überhaupt nur werden können. Es wäre ein Alptraum. Aber der Alptraum wird wahr. Was würden Sie morgen früh bemerken, woran würden Sie erkennen, dass Sie einen Alptraum erleben?"
   Die Frage wird erst nach Herausarbeitung einer möglichen Lösung, der Suche nach Ausnahmen und dem Entwurf eines Wunder-Tages gefragt und nutzt die Problemsprache, um eine für den Klienten passende Lösung zu entwickeln. Über das genaue Ausarbeiten der Horrorvision in allen Einzelheiten und bei gleichem Ablauf wie im Fall der Wunderfrage, ist das Problem zuerst zu externalisieren. Anschließend ist über die Frage nach den zur Vermeidung dieses Alptraums notwendigen Handlungen die Brücke zur Lösung zu bauen. Siehe dazu Kim Berg, Reuss, 1999, S. 47-50.
3. Siehe dazu genauer Kim Berg, 1999, S. 53 – 75.

4. Da Menschen immer im Zustand der Handlung sind, ist es nicht möglich, etwas *‚nicht'* zu tun, ebenso wie es auch nicht möglich ist, an etwas nicht zu denken, womit man sich gerade beschäftigt. Ständiges Denken an das, was man nicht denken oder tun soll, hat den Effekt, das verbotene Tun oder Denken in den Gedanken zu lassen. Ein ständiges Wiederholen von Gedanken (bsw. nicht trinken) erhöht die Wahrscheinlichkeit, dass man nach diesem Gedanken handelt.
5. Die Wunderfrage darf deshalb immer nur einmal pro Klient und nur von einem Therapeuten gestellt werden, weil sonst eine Welt von vielen Problemen konstruiert wird. Es gibt nur einen Zustand von 10, dieser kann und soll sich aber mit jedem neuen Problem verändern und für jedes Ziel neu und anders gestaltet sein.
6. Hierbei sind möglichst keine Beiträge anderer Personen, die ja nicht selbst bewirkt werden können, mit einzubeziehen, auch deshalb, weil das Warten auf eine Änderung anderer vor dem eigenen Handeln extrem frustrierend ist und in eine Opferposition führt.
7. Siehe dazu genauer Kim Berg, 1999, S. 77-100.
8. Siehe dazu Sparer, Varga von Kibéd, 2000 sowie Sparrer 2001.
9. Hierbei ist nach den im Gespräch bereits zuvor erwähnten Personen im Umfeld des Klienten fragen. Falls zuvor noch nicht über soziale Kontakte gesprochen wurde, ist an dieser Stelle davon auszugehen, dass es einen „besten Freund" gibt, solange der Klient nicht definitiv widerspricht, kann weiterhin mit dieser Hypothese gearbeitet werden. Eltern sind in diesem Zusammenhang eher nicht zu nutzen, bei extrem isolierten Klienten ist dann noch am ehesten ein Haustier oder ein neutraler, fiktiver Beobachter einzusetzen.
10. Während Steve de Shazer auf einem Workshop im Jahr 2003 darauf hinwies, dass es günstiger sei, zuerst die Sicht von Kontextpersonen zu erfragen und dann erst zum individuellen Aspekt zu wechseln, ging er im Jahr 2004 mehrfach wieder zur ursprünglichen Fassung zurück. Es ist diesbezüglich wohl besser im Interview aufgrund der Gegebenheiten zu entscheiden.
11. Eine Frage an ein misshandeltes Kind, das sich zu den konkreten Vorfällen nicht äußern will, kann beispielsweise lauten wie folgt: ***"Was würde deine beste Freundin sagen, was bei Dir anders ist, wenn die gute Fee gekommen ist und Deine Probleme gelöst hat?"***. Aus der Sicht einer dritten Person kann unter solchen Umständen eher mit einer informativen Antwort gerechnet werden, Mechanismen von Schuld und Scham können dann leichter umgangen werden.
12. Manche Klienten brauchen lange Denkpausen und entschuldigen sich quasi dafür mit ersten Aussagen wie *„weiß ich nicht"*. Die erste Strategie ist hier-

bei immer zu warten, ob nicht doch noch eine Antwort kommt, was meist der Fall ist, wenn man es lange genug aushält, Steve de Shazer rät hierbei zum *„zurücklehnen und nichts tun"*. Erst als zweite Wahl ist der Klient aufzufordern, doch einfach so zu tun als ob er es wüsste oder zu raten. Workshop 2004.

13. Als therapeutisches Stilmittel kann Schweigen auch dann eingesetzt werden, wenn einem momentan nichts einfällt oder man noch nicht weiß, wie man handeln oder reagieren soll. Derartige Zwangspausen regeln sich vielfach dadurch, dass der Klient sich dann gefordert fühlt und seinerseits den Ablauf wieder weiterbringt.
14. Der übliche Sprachgebrauch von Denken steht meist nur für inneres Selbstgespräch, richtiges Denken kann nur „zwischen" Personen stattfinden.
15. Die *‚Aber-Meldungen'* des Klienten sind solche Optionen, die nicht gehört werden müssen.

7.4 Die Theorie hinter Skalen und Zahlen

„Wer recht erkennen will, muss zuvor in richtiger Weise gezweifelt haben."

Aristoteles

Die Bedeutung von Worten entsteht erst durch deren Verwendung, weshalb Wörter und auch ganze Sätze für zwei verschiedene Menschen nur selten dasselbe bedeuten. Um eine Zielformulierung für Klienten und Therapeuten möglichst *klar* definieren zu können, ist gegenseitiges Verstehen zumindest in dem Ausmaß notwendig, dass auch ein eventueller Rest von Missverstehen letztendlich nicht hinderlich wirkt. Hierbei ist für beide Seiten erforderlich, später genau erkennen zu können, *wann* das Ziel erreicht wurde. Bezüglich des Inhalts muss dagegen nur der Klient wissen, worum es sich handelt, für den Therapeuten ist konkretes Begreifen nicht unbedingt erforderlich. Um Fortschritte auf dem Weg zum Ziel feststellen zu können ist es außerdem unerlässlich, kleine und überprüfbare Schritte zu definieren. Um grundsätzlich irgendeine Form von Veränderung erkennen oder überprüfen zu können, sind für beide Seiten Skalen hilfreich, da sie pragmatisch spezifisch, das Thema betreffend jedoch vage sind.

Der menschliche Verstand und damit das logische Denken setzen ein Verstehen der Umstände, im gegebenen Fall der Skalierung voraus, menschliches Verhalten dagegen beruht auf der Wahrnehmung von Unterschieden. Nach gängiger Vorstellung sollte erst die Analyse eines Zustands erfolgen, bevor genaue Unterschiede gemessen werden können. Besser und weit zieldienlicher ist jedoch die Betonung von Veränderung anstelle der Betonung absoluter Werte. Bei der Nutzung von Skalen bekommt man ein grundlegendes Verständnis vom Erkennen eines Unterschieds, ohne die Bedeutung der Absolutheit völlig begriffen zu haben. Unterschiede können wesentlich elementarer sein, als die Zustände, zwischen denen sie bestehen, ebenso wie auch Prozesse wichtiger sind, als die Personen, zwischen denen sie sich abspielen. Man kann sehr wohl von drei Thermometern mit unterschiedlichen Skalierungen eine eventuelle Veränderung der Temperatur ablesen, also den Unterschied zwischen kalt und warm erkennen, ohne zuvor die Skalierung, die Umrechnung oder den Vergleich zwischen den Skalen verstanden zu haben (1).

Nach Steve De Shazer stellt die Verwendung von Skalen die Lösung des Problems der Privatsprachen dar, was ein zentrales Thema in Wittgensteins wichtigstem Spätwerk, den *Philosophischen Untersuchungen* ist. Hierbei geht es um die grundsätzliche Frage, wie Verstehen zwischen Menschen überhaupt möglich sein soll, obwohl es keinen verlässlichen Zugang zu den persönlichen Bewertungen anderer gibt.

Auch Matthias Varga von Kibéd sieht die Antwort auf das Privatsprachenproblem darin, dass Verständnis in seiner komparativen Form, als Verstehen von Unterschieden möglich ist, statt in der Form einer Definition von Absolutem, und sagt hierzu: *„Wenn man die Grammatik des Ausdrucks der Empfindung nach dem Muster von ‚Gegenstand und Bezeichnung' konstruiert, dann fällt der Gegenstand als irrelevant aus der Betrachtung heraus ….. das Verstehen eines Satzes hat Ähnlichkeit mit der Verwendung von Skalen, da man wissen kann, was besser ist, ohne zu wissen, was ‚gut' heißt – das gut an sich ist kaum zu erklären bzw. zu kennen ….. Skalierungsfragen erlauben mit den beidseitig akzeptierten Begriffen der Zahlen die Konstruktion einer Brücke, über sonst mittels Sprache schwer beschreibbare Dinge, wie beispielsweise einen Fortschritt des Klienten in Richtung der Lösung, zu sprechen"* (2).

Skalierungsfragen ermöglichen exakte Kommunikation über ein Thema ohne genaues inhaltliches Wissen dazu. Die Frage nach relevanten Unterschieden ermöglicht Verständigung ohne inhaltliches Wissen, eben weil der Mensch über die Fähigkeit zur Wahrnehmung von Unterschieden verfügt. Statt einer Einsicht in die momentane Situation über Bedeutungsgebung erfolgt eine Bewertung des relevanten Unterschieds. Da die Welt ständig in Bewegung und die Sicht der Welt subjektiv ist, eigenen sich Kategorien von Veränderung besser für die Verständigung im therapeutischen Kontext als solche von Beschreibung.

Beim lösungsfokussierten Ansatz geht man davon aus, dass man nicht wissen kann *‚wie'* etwas für eine andere Person ist, weil ein Vergleich von Empfindungen kaum möglich erscheint. Dagegen können Zahlen solche sonst nicht darstellbaren Zustände oder Gegebenheiten sehr wohl beschreiben. Die Bedeutungen der jeweiligen Zahlen werden im Verlauf der Interaktion zwischen Therapeut und Klient konstruiert, wobei diese jeweils völlig subjektiv sind und nicht einmal zwischen den beiden Interaktionspartnern abgeglichen sein müssen. Vielmehr sind sie oft sogar extrem widersprüchlich und können weder an den Gesprächspartner, noch an dritte Personen weitervermittelt werden. Trotzdem ist es vollkommen ausreichend, wenn dem Klienten die Bedeutung des angegebenen Zahlenwertes klar ist und über den Vergleich von Werten für die Kommunikationspartner die Veränderung erkennbar wird.

Eine konkrete und spezifische Beschreibung eines Zustands ist immer schwerer zu geben, als eine Zahl auf einer Skala zu nennen ist, die dem subjektiv sehr wohl einschätzbaren Zustand entspricht. Obwohl der Therapeut keine Ahnung haben muss, was bestimmte Zahlen im Sinne von Verhalten, Gedanken, Wahrnehmungen, oder Gefühlen für den Klienten bedeuten, oder welcher Abstand einem relevanten Schritt entspricht, beschreiben die Zahlen sehr konkret die Wahrnehmung des Klienten bezüglich Unterschieden, Veränderung, Fortschritt und Bewegung in Richtung einer Lösung (3).

Skalierungen bieten noch einen weiteren Vorteil: Zustände müssen nicht mehr wie sonst üblich ausschließlich als gegeben oder abwesend definiert werden, sondern sind durch die Skalierung in abgegrenzte Schritte unterteilbar. Jede Skalierung, die über der 0 liegt, sagt aus, dass der Klient das Problem als nicht zu 100% belastend empfindet, dass sich die Dinge, verglichen mit dem Tiefstand, gebessert haben und dass somit ein Fortschritt in Richtung Lösung gemacht wurde.

Die Verwendung von Skalen darf nicht dahingehend missverstanden werden, dass die Werte 0 und 10 konstant als schlechtester oder bester Zustand starr angesetzt sind. Dies würde einer pseudo-objektiven Verwendung entsprechen, bei der sich die Bedeutung während der Arbeit nicht ändern darf. Die 10 ist vielmehr zu definieren als der variable Zustand nach dem Wunder, denn dann darf der Klient jederzeit wieder neu konstruieren, was er unter dem Wunder versteht, und kann frühere Verständnisse des Wunders wieder vergessen. De Shazer wählt daher für die 0 nicht den schlechtesten Zustand, weil dies einem Rückgriff auf die gesamte Vergangenheit und sämtliche Lebenskrisen gleich käme, sondern, wie er es dem Klienten erklärt: *„den Zeitpunkt, bevor Sie sich entschlossen haben, dieses Thema anzugehen bzw. in diese Beratung zu kommen"*. Dadurch ist die Gefahr gebannt, dass Klienten die 0 als die immer schlechteste Situation einer absoluten Skala interpretieren und nicht als Ausgangspunkt für das Messen von Unterschieden.

Das Ziel kann sich im Verlauf einer Sitzung wesentlich verändern, die ‚10' oder jede andere Zahl, die den Zielzustand darstellt, bleiben vom Zweck her konstant. Es wird im Verlauf einer Sitzung über emotionale Zustände geredet, die zwar nie von einer anderen Person, verstanden werden können, die aber äußerlich auf der Skala fixierbar sind und auf die somit hingearbeitet werden kann.

Zahlen haben außerdem vollkommen entgegen gesetzte Funktionen, je nachdem, in welcher Phase der lösungsfokussierten Arbeit sie verwendet werden. Laut de Shazer können *"Zahlen sowohl dazu dienen, etwas präziser, wie auch unschärfer zu machen"* (4). Beim Stellen der Wunderfrage wird beispielsweise ganz präzise nach dem momentanen Wert gefragt, im Gegensatz zur 10 des Wunders. Bei der Aufgabe dagegen wird nur gesprochen von einem *„so tun als ob"* ein Wunder geschehen wäre und man bei 10 wäre. Dann dient dieselbe Zahl 10 dem kreativen Öffnen für mögliche Lösungsprozesse.

7.4.1 Skalentypen

„Wissen ist verknüpfen."

Mo – Ti

Über die Abfrage von Empfindungen mittels Skalierung erhält man Aussagen zur Befindlichkeit des Klienten. Die Skalierung misst keine objektive Wirklichkeit, sondern verdeutlicht Unterschiede, sie macht also inhaltlich keine Vorgabe, ermöglicht aber dennoch eine gefühlsmäßige Einschätzung. Lösungen sind eher über Befindlichkeiten als über äußere Situationen erkennbar, denn nur das Verhalten gibt Aufschluss über die Lösung. Skalenbefragung wurde eingeführt, um Therapeuten und Klienten zu helfen, herauszufinden, wo der Klient bezüglich seiner Therapieziele gerade steht. Skalierungsfragen bieten dem Klienten die Gelegenheit, sich selbst in einer gewünschten Richtung zu definieren und ermöglichen dem Therapeuten, den Klienten für seine dadurch offensichtlichen Stärken zu komplimentieren.

Die Hauptskala der gegenwärtigen Befindlichkeit wird zuerst in ihrer Grundform zur Beurteilung von Fortschritt genutzt, später im Ablauf des Gesprächs gibt es noch verschiedene Variationsmöglichkeiten, hauptsächlich in Richtung einer Bewertung der Motivation und des Stellenwerts von Ausnahmen. Die drei Hauptrichtungen der Grundskala sind folgende:

- Momentaner Zustand:
  „Wo auf einer Skala zwischen 0 und 10 befinden Sie sich im Moment?"
- Vergleich mit der Fremdeinschätzung:
  „Was würde Ihr bester Freund sagen, wo Sie sich auf dieser Skala im Moment befinden?"
- Vergleich der gegenwärtigen Situation mit einer Ausnahme:
  „Wo auf derselben Skala würden Sie sagen, dass Sie sich befunden haben, als die Situation ähnlich war, wie am Tag nach dem Wunder?"

Weitere Optionen des Einsatzes von Skalen beziehen sich hauptsächlich auf folgende Bereiche:

- Die Motivation zum Erreichen des Ziels
- Das Vertrauen in das Bewirken der Lösung
- Das Vertrauen in die Dauerhaftigkeit der Lösung
- Die Motivation zum Ausführen des vorgeschlagenen Experiments.

7.4.2 Skalierungsbefragung

> *„Wir können verstehen, was besser ist, ohne zu wissen, was gut heißt."*
>
> *Steve de Shazer*

7.4.2.1 Skalierung des Befindlichkeitsstatus

Die Ausgangsskala dient in erster Linie zur Feststellung der generellen Befindlichkeit und zum Erkennen von Verbesserung. Sie liefert aber auch Hinweise auf eine eventuell schon ohne fremde Hilfe stattgefundene positive Veränderung in der Zeit vor der Entscheidung für die Therapie. Zu ihrer Installation stellt der Therapeut verschiedene, aufeinander aufbauende Skalierungsfragen zur geschilderten Problemsituation, wobei er immer Bezug auf dieselbe Eingangskala nimmt.

Die Grundskala erstreckt sich von 0 oder 1 bis 10 , wobei 10 definiert wird als Optimalzustand all dessen, was man erreichen will, während 0 nur kurz angedeutet wird, als der Zeitpunkt der Entscheidung zur Änderung (meist der Beginn von Therapie) oder irgendeine vage Form des Gegenteils von 10:

> ***„und wo auf einer Skala von 0 bis 10 befinden Sie sich heute zwischen dem schlechtesten Zustand bsw. dem Tag der Terminvereinbarung, also als Sie beschlossen haben zur Therapie zu gehen, was der 0 entspricht, und dem Zeitpunkt nach dem Erreichen des Therapieziels, was der 10 entspricht?"***

> ***„Auf einer Skala von 0 bis 10 und 10 steht dafür, dass Sie das erreicht haben, worüber wir jetzt hier sprechen und das Problem gelöst ist, und 0 steht dafür, wie die Lage war an dem Punkt, als Sie beschlossen hatten eine Therapie zu beginnen, wo sind Sie heute zwischen 0 und 10 – also jetzt"***

> ***„Auf einer Skala von 0 bis 10, und 10 steht dafür, wie die Dinge laufen, wenn alles optimal so ist, wie Sie es sich wünschen, und 0 steht dafür, wie die Lage war an dem Punkt, als Sie Ihren Therapeuten kontaktierten – das ist ein zufällig ausgewählter Zeitpunkt – wo würden Sie sagen, sind Sie jetzt zwischen 0 und 10"*** *(5).*

Laut Verlaufsforschungen antworten die meisten Klienten mit 3 oder 4, jede Antwort über 0 gibt daher die Möglichkeit, den bereits erreichten Erfolg – im Vergleich zu 0 oder einer noch negativeren Nennung, als eine gute, wesentliche und selbst induzierte Leistung hervorzuheben. Prinzipiell kann jeder angegebene Zahlenwert belobt werden, sogar ein extrem niedriger Wert –dann eben verbunden mit einem Verweis auf die ja wirklich schlimme Situation.

Da die erste Skalierung meist schon sehr früh im Ablauf der Sitzung *‚installiert'* wird, also noch vor dem Stellen der Wunderfrage, kann noch nicht auf den Tag nach dem Wunder Bezug genommen werden. Es kann also bezüglich der Definition des Skalenwertes von 10 einfach über die Gesamtsituation nach dem Erreichen des Therapieziels oder nach der Lösung der vorgetragenen Probleme gesprochen werden.

Grundsätzlich kann jeder genannte Zahlenwert erst einmal komplimentiert werden, anschließend bietet es sich an, nach dem Unterschied zu fragen zwischen 0 und dem angegebenen Wert. Es sind also die signifikantesten Merkmale der Verbesserung / Veränderung zu erkunden sowie alles, was der Klient getan hat, um den angegebenen Wert erreichen zu können:

„... oh – Sie sind schon bei ... Z ... (genannter Zahlenwert), ***– und was ist denn der Unterschied zwischen 0 und dem momentanen Stand von ... Z ...,***

„Was ist anders bei ... Z ..., verglichen mit dem Wert von 0?“

„Was war hilfreich, um dorthin zu gelangen?“

„Wie haben Sie das geschafft, was tun Sie, wenn sie bei ... Z ... sind, was Sie bei 0 nicht tun?“

Im Verlauf der weiteren Klärung bezüglich Zahlenwert, Maßnahmen zum Erreichen desselben und der Möglichkeiten weiterer Steigerung dieses Wertes sind folgende Punkte zu berücksichtigen, um die Bewegung in Richtung der Lösung zu fördern:

- **Fokussierung auf Verbesserung:** Der Blick ist hauptsächlich auf das zu richten, was besser geworden ist, Meldungen über Verschlechterung sind bestenfalls mitfühlend zu kommentieren, aber nicht weiter zu hinterfragen. Wenn ausschließlich auf die Zeiten und Vorkommnisse fokussiert wird, die mit einem Anstieg auf der Skala hin zur Lösung verbunden sind, und nicht auf die negativen Anmerkungen oder Rückschritte, steigt die Bereitschaft, weitere Anstiege zu bemerken. Achtsamkeit bezüglich der gewünschten Art von Entwicklung begünstigt solche Anstiege, die generelle Entwicklung geht dann eher in der gewünschten Richtung von Verbesserung, während gegensätzliches Verhalten dazu führen würde, nützliche Entwicklungen zu übersehen. Alle Fragen beziehen sich daher auf positive Entwicklungen:
  „Was tun Sie bei ... Z ... das Ihnen hilft, was Sie bei 0 nicht tun?

- **Klärung der subjektiven Bedeutung:** Sobald der Klient mit dem Nennen des Wertes den eigenen Zustand definiert hat, kann er zur Deutung dieser Zahl befragt werden:
  „... und was bedeutet ... Z ... für Sie?"
  Skalenwerte sollten deshalb bezüglich ihrer Bedeutung für den Klienten hinterfragt werden, weil wir diesbezüglich nur Vermutungen anstellen können. Das Einzige, was wir letztlich über Skalenwerte anderer Menschen wissen, ist, dass eine niedrigere Zahl unter einer Höheren liegt, die Bedeutung für den anderen ist uns jedoch unbekannt. Manche Menschen verwenden multiplikative Skalen statt additiver Skalen und haben schon bei geringen Werten große Fortschritte gemacht. Die Annahme, dass ein Klient bei 5 die Hälfte des Weges geschafft hätte, ist eben nur eine Annahme.
  Deshalb ist auch die Frage erforderlich:
  „Wie hoch auf der Skala müsste der Wert sein, damit es nicht mehr erforderlich ist, dass wir uns treffen?"
  Sehr oft haben Klienten nicht die Vorstellung, die 10 erreichen zu müssen, sondern sie definieren vielmehr die Lösung ihres Problems weit unter diesem Wert. Bei allen Skalierungen kann es auch hilfreich sein zu fragen, bis wohin unter dem erreichbarem Höchstwert der Zustand als *‚normaler Alltag'* akzeptiert beziehungsweise toleriert werden könnte.

- **Akzeptanz von Nicht-Wissen des Klienten:** Auf die Frage *‚Wie'* der Klient etwas *‚schafft'* oder *‚geschafft hat'* geben Klienten oft an, es nicht zu wissen oder selbst nichts getan zu haben, während die Sache einfach passiert sei. Daher ist es oft nützlicher, nach der Handlung an sich zu fragen, beziehungsweise nach den Umständen der Änderung und dem Kontext an sich:
  „Wie ist das passiert?" oder noch besser
  „Woran haben Sie entdeckt/erkannt, dass Sie dort angekommen sind?"
  Kann der Klient dennoch keine Antwort geben, empfiehlt es sich zu warten, den Klienten aufzufordern zu raten, oder weiterzufragen unter Einbezug dritter Personen:
  „Was würden Sie sagen, wie Sie es geschafft haben, wenn Sie raten würden?"
  „Wie kommt es, dass Sie das nicht wissen?"
  „Was würde Ihr bester Freund sagen, wie Sie es gemacht haben?"

- **Verbesserung des Zahlenwertes:** Bei Klienten, für die erst einmal ein Erhalt des Status Quo wichtig ist, weil der Schritt dorthin ohnehin schon enorm groß war, ist nicht die Weiterentwicklung das Grundthema, sondern das Bewahren:
  „Was müssen Sie tun, um diesen Wert zu halten?
  Erscheint der gegenwärtige Zustand eher abgesichert, sind Hinweise zu erfragen bezüglich der Möglichkeiten einer Weiterentwicklung zum nächsten Punkt in Richtung 10:
  „Was müssten Sie tun, um auf Z+1 (nächster Wert auf der Skala) ***zu gelangen?"***
  „Was ist notwendig, damit Sie anfangen, sich von Z auf Z+1 zu bewegen?"
  „Wie würden Sie erkennen, dass sie auf Z+1 gekommen sind?"

- **Vergleich mit der Einschätzung Dritter Personen:** Bei sämtlichen Fragen ist ein Abgleich mit der Sicht Außenstehender vorzunehmen. Es sind zirkuläre Vergleiche anzustellen zum Befindlichkeitszustand aus der Sicht der sonst noch anwesenden Personen oder dritter fiktiver Personen / Tiere, um dann die positiven Unterschiede im Vergleich zur Einschätzung des Klienten herauszuarbeiten:
  „und wo auf derselben Skala, wo würden Sie vermuten, dass Ihr bester Freund meint, dass Sie sich gerade befinden?"
  „... und wo würde Person X / wo würden die wichtigsten Personen in Ihrem Umfeld auf dieser Skala Ihre bisherige Entwicklung einschätzen?"
  Bei Einbezug der interaktionellen Seite zeigt sich fast immer eine höhere Einschätzung des Umfelds im Vergleicht zur Selbsteinschätzung. In diesem Fall, kann darauf bezogen weitergefragt werden:
  „... und was sieht Person X, was sie noch nicht sehen, da er / sie ja eine höhere Einschätzung macht als Sie selbst?"
  Die Antwort auf diesen Hinweis kann beim Klienten eine innerliche Korrektur der eigenen Einschätzung auf der Skala nach oben hin erleichtern oder definitiv bewirken. Liegt der genannte Wert unter demjenigen des Klienten kann danach gefragt werden, welche Entwicklung dieser bereits gemacht hat, die den Personen des Umfelds noch nicht aufgefallen ist. Dies weist auf die eigene positive Handlung hin, ist also ein indirektes Kompliment und bringt das Gespräch wieder in den Raum der erfolgreichen Aktivitäten.

- **Fokussierung der interaktionellen Seite:** Mit Blick auf die gegenseitige Beeinflussung von Personen innerhalb eines Systems empfiehlt es sich, auf diese Gegebenheit hinzuweisen, indem Fragen zum Vergleich von Zuständen und zu Reaktionen auf Veränderungen gestellt werden:
  „Sehen Sie auch einen großen Unterschied zwischen Tief und Hoch bei Person X – was ist das für ein Unterschied und wie macht er sich bemerkbar?
  Im Kontext von Paartherapie können folgende Gegenfragen an den Partner gestellt werden:
  „Was tut Sie / er, um vom Tiefpunkt auf 10 zu kommen?"
  „Was glauben Sie, würde Ihr Partner / Person X sagen, was Sie tun müssten, um einen Punkt höher zu kommen?"
  „Wer würde eine solche Veränderung um einen Punkt als Erster bemerken?"
  „Wenn Sie einen Punkt höher kommen, was würde er/sie an Ihnen als Veränderung feststellen können, was er/sie jetzt noch nicht sehen kann?"
  „Was würde er/sie Ihnen gegenüber anders machen, wenn er/sie diese Veränderung bei Ihnen bemerken würde?"
  „Und wie wüssten Sie, dass Sie sich hin auf Z+1 bewegt haben und woran merken es die Personen / Tiere in ihrem Umfeld ?"
  „Und woran würden Sie merken, dass Sie von Z auf Z+1 gekommen sind und was tun Sie dann, was Sie bei Z nicht tun würden?"
  „Und wenn Sie von Z auf Z+1 gekommen sind, welchen Unterschied werden die Anderen an Ihnen bemerken? ... und was glauben Sie, wird Ihnen dann bei den Anderen als verändert auffallen?
  „Wie hoch würde Ihr Partner sich einschätzen, Ihnen bei der Lösung des Problems helfen zu können?"
  Wenn die Skalierungszahl des Partners höher liegt als diejenige des Klienten:
  „Wie erklären Sie sich, dass er mehr daran interessiert ist, dass Sie sich ändern, als Sie es selbst sind?"
  Welchen Grund würde er dafür nennen, dass er so daran interessiert ist, Sie um eine Stufe auf der Skala voranzubringen?

- **Verdeutlichung von Verhaltensunterschieden bei unterschiedlichen Skalenwerten:** Bei Unklarheit ist der Klient anzuhalten, sein Verhalten unter verschiedenen Skalenwerten

als Filme ohne Ton (nur Handlung sichtbar) zu schildern und zu vergleichen:
„Was ist zu sehen in dem Hochgefühl - Film, was auf dem anderen Film nicht zu sehen ist?"
Wenn wenig Unterschied genannt wird, ist nach dem Zahlenwert zu fragen, bei dem ein Unterschied erkennbar wäre:
„Und wo auf der Skala muss der Wert sein, um einen Unterschied zu erkennen, ab welchem Grad ist dies möglich?"
„Und wo würden Sie lieber sein - in welchem Film?"
Die Filmszenen sind so konkret und spezifisch wie nur möglich zu schildern und es sind Beispiele für Tätigkeiten zu suchen, die gerne gemacht werden, wobei dann deren Häufigkeit zu hinterfragen ist:
„Machen Sie das manchmal?"
Daran anschließend können die Auswirkungen der angegebenen Tätigkeiten erfragt werden bezüglich des dazugehörenden Gefühls. Hier ist ratsam zu erkunden, auf welche Art es sich äußert, wie haltbar es sich erweist und welche Aktivitäten der Klient setzen muss, um dieses Gefühl aufrecht zu erhalten. Auch wenn sonst eher auf die aktiven Handlungen fokussiert wird, so ist es doch ab und zu nützlich, die jeweils mit den Aktionen verbundenen Gefühle näher zu erkunden. Die Klienten merken sich dann die Verbindung zwischen Empfinden und Tätigkeit und sind eher geneigt, auf dem Weg über Handlungen die positiven Gefühle wieder erlebbar zu machen.
Abschließend kann es noch hilfreich sein, den dazugehörigen Bewusstseinsgrad näher zu untersuchen:
„Ist es Ihnen bewusst, was Sie da machen, wenn Sie es machen?"

- **Installation von Hinweisen auf das Erreichen eines Ziels:** Da das Ziel der Klienten nicht zwangsläufig mit der 10 deckungsgleich sein muss, kann mittels Skalierung festgestellt werden, wann sie mit dem Erreichten zufrieden sind, beispielsweise über die Frage:
  „Was ist ‚gut genug'?" und darauf folgend
  „Woran werden sie das ‚gut genug' dann erkennen?"
  Die Sitzung kann dann abgeschlossen werden, wenn der Klient deutlich gemacht hat, dass er überzeugt ist, die Situation / die Dinge ändern zu können. Klienten glauben

meist, dass eine Änderung des Verhaltens und ein Lösen des Problems sehr schwierig sind. Sie sollten in dieser Meinung dahingehend bestärkt werden, dass der Weg zum Ziel und das Erreichen der Lösung als harte Arbeit definiert werden. Ein Nicht-anerkennen ihrer Meinung impliziert die Existenz einer leichten Lösung und schreibt den Klienten damit die Schuld dafür zu, das Ziel nicht schon längst erreicht zu haben, was für ihn zusätzlich erschwerend wirkt.

Sowie sichergestellt ist, wo der Zielzustand auf der Skala liegt, um später auch erkannt zu werden, ist eigentlich schon auf das Ende der Therapie hinzuarbeiten. Die Einschätzung der Lösbarkeit des Problems oder des Erreichens des Ziels durch den Klienten ist spätestens gegen Ende der Sitzung zu erfragen:

„Was denken Sie, wie ist es bestellt um die Verbesserung Ihres Zustands?"

„Wie zuversichtlich sind Sie bezüglich einer Besserung Ihrer Situation auf einer Skala ...."

Gibt der Klient daraufhin ausschließlich an, Hoffnung zu haben, kann man eventuell kontern mit:

„das ist eine andere Sache, ich verstehe die Hoffnung und ich hoffe, dass Sie es hoffen ... und was denken Sie ... ist diese Hoffnung realistisch oder nicht ... und wie realistisch ist sie konkret anhand einer Skala?"

- **Umgang mit Ausweitung der Skala in den Negativbereich:** Bei einer selten auftretenden, aber dennoch möglichen Negativaussage (der gegenwärtige Zustand wird im Bereich unterhalb von 0 angelegt) kann danach gefragt werden, was bisher eine weitere Verschlimmerung verhindert hat. Es ist eine Vergleichsoption zu schaffen, die eine Fokussierung auf Besserung ermöglicht. Der Therapeut unterschreitet dazu die negative Marke des Klienten und nutzt diesen noch negativeren Wert als Ausgangspunkt für Wertschätzung. Skaliert der Klient beispielsweise seinen momentanen Zustand mit –2, so wäre folgende Frage optimal:

„und wie konnte es passieren, dass Sie nicht auf –3 gerutscht sind, was haben Sie da richtig gemacht?"

Bei Androhung von Suizid ist ähnlich zu verfahren:

„...wie kommt es, dass Sie es noch nicht gemacht haben, bei Ihrer traurigen Geschichte ... was hat Sie bisher davon abgehalten?"

Das gemeinsame Erarbeiten dessen, was der Klient bisher Nützliches getan hat damit sich die Dinge nicht noch mehr verschlechtert haben, fokussiert auf positive und schon gesetzte Handlungen und bringt zusätzlich ein indirektes Kompliment für den Klienten mit sich.

- **Umkehren von Skalen:** Die Skalierungen können bei absolut unerwünschten Situationen, bei denen ein Abstieg aus Sicht des Klienten als leichter empfunden würde, auch auf den Kopf gestellt werden. Eine solche Umkehrung entspricht dann einer Besserung bei Verringerung gegen 0 als positivsten Wert und eine Verschlechterung bei Erhöhung gegen 10 als schlimmsten Wert, was dann metaphorisch mit einem mühsamen Aufstieg in Verbindung zu bringen ist.

7.4.2.2 Skalierung von Selbstachtung, Motivation und Zuversicht

Skalierungen können auch dazu genutzt werden, das Vertrauen in die eigenen Fähigkeiten und die Bereitschaft des Klienten deutlich zu machen, an der Lösung zu arbeiten. Folgende beiden Fragen sind hierzu nacheinander unter Bezugnahme auf *dieselbe* Skala zu stellen:

- ***„Wie viel Selbstvertrauen und Zuversicht haben Sie bezüglich der Lösung des Problems zum gegenwärtigen Zeitpunkt?"***
- ***„Wie viel Motivation zur Arbeit an dem Problem haben Sie zum gegenwärtigen Zeitpunkt?"***

Bei der Frage nach der Motivation ist es hilfreich, die wichtigsten Kontextpersonen mit einzubeziehen. Besonders ist hierbei deren Meinung zu den Möglichkeiten des Klienten, sich auf der Skala nach oben zu bewegen:

„Was glauben Sie, denken die Personen in Ihrer Umgebung, was Sie tun müssten, um eine Stufe höher zu kommen?

„Was glauben Sie, würden die Anderen sagen, was Sie brauchen, um auf die nächste Stufe zu kommen?

Um am Selbstbild der Klienten arbeiten zu können, ist die folgende Frage hilfreich, im Fortgang wieder verbunden mit weiteren Skalierungsvergleichen zu wichtigen Kontextpersonen:

„Stellen Sie sich vor, 10 bedeutet, dass Sie die ideale Person geworden sind, die Sie immer sein wollten / dass Sie mit sich selbst völlig zufrie-

den sind und 0 das krasse Gegenteil, wie nahe befinden Sie sich heute an der 10 / wie nahe sind Sie je an der 10 gewesen?"

Um auf die Fähigkeiten des Klienten zu fokussieren, die momentan nicht genutzt werden, in der Vergangenheit jedoch bestanden hatten, besteht die Möglichkeit, zuerst nach vergangenen höheren Zahlenwerten zu fragen. Diese sind dann hinsichtlich eigener Beiträge in Form konkreter Handlungen genauer zu untersuchen:

„Was haben Sie damals - in höheren Skalen-Zeiten - anders gemacht?"

„Wie müssten Sie es anstellen, um das zu wiederholen?"

„Was ist der erste Schritt, den Sie tun müssten, um das heute zu erreichen?"

„Was war der tiefste Punkt, an dem Sie sich je befunden haben und was haben Sie gemacht, um da wieder heraus zu kommen?"

Sämtliche geplanten Aktivitäten und zuvor angegebenen Zahlenwerte sind bezüglich ihrer Aussicht auf erfolgreiche Durchführung zu skalieren. Außerdem kann noch die Zuversicht zum den Bestand ihres Wertes zu ermitteln:

„Wie zuversichtlich sind Sie, dass Sie ... xy ... auch tatsächlich tun werden?"

„Gut, Sie sind also bei Z, und ich habe Sie danach gefragt, was Sie alles tun, um bei Z zu bleiben ... wenn ich Sie jetzt auf einer Skala von 0 bis 10 frage, wobei 0 bedeutet, dass Sie überhaupt keine Zuversicht haben und 10 bedeutet, dass Sie absolut zuversichtlich sind, wie zuversichtlich Sie sind, dass sie bei Z bleiben — was würden Sie sagen?"

Die genannten Werte sind in jedem Fall zu komplimentieren und es lohnt sich nachzufragen, wie sie zustande gekommen sind und was der Klient konkret dazu beigetragen hat. Diese Form der Skalierung nützt eher dann, wenn anzunehmen ist, dass die Zuversicht hoch ist. Dann erhält der Klient nämlich eine weitere unterstützende Dokumentation seiner Fähigkeiten. Wurde die Frage eher gestellt, um dem Therapeuten die Umstände klarer werden zu lassen, und ist der Wert eher niedrig, so ist die Tatsache zu loben, dass der Klient überhaupt noch irgendeine Form von Zuversicht hat. In jedem Fall ist der aktive Beitrag des Klienten zur gegebenen Zuversicht genau zu erkunden und vom Therapeuten komplimentierend zu wiederholen, um sie dem Klienten nochmals einprägend zu verdeutlichen.

Bei Paar- oder Familientherapie sowie bei anderen Konstellationen mit mehreren Klienten eignen sich Skalierungsfragen nicht nur zur Verdeutlichung von Befindlichkeiten einzelner Personen. Sie dienen zudem der Veröffentlichung momentaner Zustände, jedoch ohne Beschuldigung Dritter oder die Preisgabe inhaltlicher Details. Hier zeigt sich, dass Skalen einen geschützten Rahmen bieten, denn sie verringern die Einspruchsmöglichkeiten der Anwesenden auf ein Minimum. Besonders in Streitsituationen, wo aufgrund bestimmter Reizwörter über jede Kleinigkeit debattiert wird, gibt es niemals einen Kampf um die Werte der Skalierung. In diesem Fall lassen sonst erbitterte Kontrahenten sehr wohl die Einschätzung des Anderen unwidersprochen gelten.

Hilfreich in diesem Kontext sind folgende weiterführenden Fragen:

„Wie zuversichtlich sind Sie, Person X / Ihren Partner zu überzeugen, die Dinge so zu sehen wie Sie?"

„Wie groß ist Ihre Motivation / Hoffnung, mit Person X / Ihrem Partner auszukommen?"

„Wie bereit sind Sie, die Meinung von Person X / Ihrem Partner ruhig anzuhören und abzuschätzen, inwiefern sie wahre Aspekte enthält?"

7.4.2.3 Skalierung von Ausnahmen

Um auf gegebene Fähigkeiten des Klienten zu fokussieren, diese hervorzuheben und dadurch die Lösung und das Wunder eher in den Bereich der realistischen Möglichkeiten zu bringen, ist eine Skalierung bereits erfolgter Ausnahmen günstig:

„Und wo auf derselben Skala würden Sie sagen, dass Sie sich befunden haben, als die Situation ähnlich war, wie am Tag nach dem Wunder?"

„Und welchem Skalenwert entsprachen die Ausnahmen vom Problem, die dem Wunder ähnlich waren, die schon vorher stattgefunden haben, das heißt, wann waren Sie schon näher an 10 als heute?"

Hierbei werden laut Verlaufsforschung häufig für bestimmte Situationen die Werte 8, 9 oder sogar 10 genannt. Der Klient weiß also bereits, wie er solche hohen, positiven Werte erreichen kann, weil sie schon Bestandteil seines Erfahrungsrepertoires sind. Beim Nennen eines hohen Wertes kann daher dezent auf die *‚eigene Erzeugung'* dieses Zustands in persönlicher Verantwortung hingewiesen und diese Handlung entsprechend gewürdigt werden.

Eine zusätzliche Anwendungsmöglichkeit von Skalen ist die Einschätzung der Bereitschaft zur Ausführung des Experiments. Die Aussicht auf Verwirklichung der gestellten Aufgabe kann folgendermaßen schon im Vorfeld über eine Skalierungsfrage geprüft werden:

„Ich mache Ihnen später einen Vorschlag bezüglich einer Aufgabe, die machbar und nicht unethisch ist – wie schätzen Sie Ihre Bereitschaft zur Ausführung ein?"

„Und jetzt noch einmal so eine seltsame Skala - wenn 10 heißt, dass Sie alles im Himmel und auf Erden tun würden, solange es nicht direkt gleichzeitig kriminell und unmoralisch ist, und 0 das Gegenteil davon wäre, das hieße dann so etwas wie, ich kann mir sparen irgendeinen Vorschlag zu machen, weil Sie sowieso keinen müden Finger heben würden dafür, wo zwischen 0 und 10 befinden Sie sich, wenn ich Ihnen vorher noch nicht verrate, was mein Vorschlag sein wird?"

1. Dieses Beispiel wird meist von Matthias Varga von Kibéd angeführt, um den Zweck der Nutzung von Skalen bezogen auf deren Wirkung im menschlichen Gehirn zu verdeutlichen.
2. Mündliche Aussage von Matthias Varga von Kibéd bei einem Workshop 2000.
3. Siehe dazu de Shazer, 1998/2, S. 114 ff.
4. Mündliche Aussage von Steve de Shazer bei einem Workshop 2001.
5. Der ausdrückliche verbale Hinweis auf den *‚zufällig gewählten Zeitpunkt'* wurde von Steve de Shazer in den letzten Jahren deshalb häufiger verwendet, weil Formulierungen wie *„am absoluten Tiefpunkt"* vom Klienten oft nicht nur auf das konkrete Problem, sondern auf einen langen Zeitraum oder eventuell sogar ihr gesamtes Leben bezogen wurden, was nicht intendiert ist und daher über den Hinweis ausgeschlossen werden sollte.

7.5 Rückmeldungen

„Im Gespräch allein springt der Funke der Wahrheit unversehens in die Seele."

Platon

Nach der Pause erfolgt, möglichst wortgleich wie zu Beginn der Sitzung, nochmals eine Begrüßung mit Dank für das Kommen und eventuell ein weiteres Händeschütteln. Diese Taktik erzeugt Amnesie für die problematischen Teile des ersten Gesprächsteils und ermöglicht damit dem Klienten, den Abschlussteil unbeeinflusst und dadurch offener und aufnahmebereiter in Angriff zu nehmen (1).

In der anschließenden Rückmeldung werden alle im Interview gesammelten Informationen (2) auf eine Art strukturiert, die dem Klienten beim Entwickeln einer Lösung nützt.

Die Rückmeldungen haben folgende drei Zielrichtungen:

1. Hilfestellung für den Klienten beim Entwickeln wohlformulierter Ziele.
2. Fokussierung des Klienten auf die Ausnahmen, die mit seinen Zielen in Zusammenhang stehen.
3. Ermutigung des Klienten zur Wahrnehmung der Umstände, unter denen die Ausnahmen auftreten, speziell zur Wahrnehmung seiner eigenen unterstützenden Aktivitäten hierbei.

Beim Entwickeln und Formulieren der Rückmeldungen sind folgende Punkte zu berücksichtigen:

- Definieren des Beziehungstyps zum Klienten.
- Erfassen des Ausmaßes wohlformulierter Ziele.
- Erkunden der Art der Ausnahmen.
- Verwenden der Worte des Klienten und verbleiben in dessen Bezugsrahmen.
- Entwickeln von Komplimenten für sämtliche Handlungen des Klienten, die für die Konstruktion des Ziels und das Finden der Lösung hilfreich sind.
- Finden einer Überleitung, welche die gewählte Aufgabe begründet.
- Vermitteln der Rückmeldung auf authentische Weise unter Beobachtung der Reaktionen.

Die Struktur der Rückmeldung besteht grundsätzlich aus den drei Teilen:

1. Komplimente
2. Überleitung
3. Aufgabe

7.5.1 Komplimente

> *„Komplimente sind wie Parfüm. Sie dürfen duften, aber nie aufdringlich werden."*
>
> *Oscar Wilde*

Die Übersetzung von ‚compliment' als ‚Kompliment' entspricht nicht der englischen Auslegung, denn nach deutschem Sprachverständnis haften diesem Wort Bedeutungen an, die im Rahmen der hier angestrebten Verwendung nicht intendiert sind. Eine Bezeichnung wie ***‚wertschätzende Beobachtung'*** wäre eher geeignet, um die wirkliche Bedeutung klarzustellen. Da es sich jedoch nicht um ein direkt im Therapieverlauf dem Klienten gegenüber ausgesprochenes Wort handelt, sondern nur um die Benennung einer bestimmten Sequenz im Ablauf des Gesprächs und sich die Bezeichnung außerdem in Übersetzungen der Originalliteratur und auf Workshops durchgesetzt hat, wird sie im folgenden der Einfachheit halber beibehalten.

Komplimente dienen weltweit und in allen Kulturen der Verfestigung sozialer Beziehungen. In unserem Kulturkreis werden Komplimente in erster Linie zur Betonung persönlicher Leistungen und individueller Merkmale genutzt.

Im Ablauf eines Therapiegesprächs sind Komplimente für den Klienten in zweifacher Hinsicht Bestätigungen: Sie bekräftigen das, was für den Klienten wichtig ist und interpunktieren seine Erfolge und Stärken, darunter auch das, was er bereits macht und was sich als nützlich erweist, um seine Probleme zu lösen. Der Therapeut zeigt daher alle positiven, erfolgreichen oder nützlichen Bemühungen auf, die der Klient unternimmt, um seinem Ziel näher zu kommen, hebt diese hervor und rechnet sie dem Klienten als Verdienst an. Komplimente beziehen sich auf die positiven Handlungen und Zustände des Klienten, die bisher meist als selbstverständlich und nicht weiter würdigenswert eingestuft wurden. Der Therapeut hat also die Aufgabe, Gewöhnliches zu Außergewöhnlichem zu machen.

Nach der Pause sind die Klienten meist noch von ihren Problemen überwältigt und erwarten keine positiven Bestätigungen zu ihren bisherigen Wünschen und Handlungen. Der Beginn des neuen Gesprächsabschnitts mit Komplimenten lässt sie daher nicht nur Hoffnung schöpfen, sondern vermittelt ihnen implizit, dass Lösungen auf den eigenen Stärken und den bereits erreichten Ausnahmen aufbauen und somit ausbaufähig sind. Alles Positive wird in Form einer wertschätzenden Beobachtung oder Anerkennung ausgedrückt und zwar nicht als Lob von oben herab, sondern als Anerkennung von gleicher Ebene aus. Diese Art von Würdigung durch den Therapeuten, der hier aus der Position eines gleichrangigen Beobachters agiert, kann schon als Technik an sich definiert werden und hat entsprechende Auswirkungen.

Komplimente sind somit zu verstehen als zutreffende, wertschätzende Beobachtungen des emotionalen und körperlichen Zustands oder Verhaltens des Klienten unter genauer Verwendung seiner Worte. Es ist also zu beachten, dass sich die Komplimente nur auf Tatbestände beziehen, die vom Klienten konkret so genannt wurden und keine persönlichen Ansichten des Therapeuten oder seine Interpretation eines bestimmten Verhaltens des Klienten beinhalten. Komplimente sollen vielmehr verdeutlichen, dass der Therapeut zugehört hat und versteht, was der Klient zu erklären versucht hat.

Schon im Verlauf des Gesprächs würdigt der Therapeut das bisherige Verhalten des Klienten als bemerkenswerte Leistung oder bestmögliche Option. Direkte Komplimente während des Gesprächs sind für viele Menschen allerdings schwer annehmbar, weshalb sie entsprechend vorsichtig oder nur beiläufig vorgebracht werden. Sobald ein Kompliment indirekt über die Äußerung einer dritten Person eingebracht wird, erleichtert dies die Annahme wesentlich. Daher lohnt es sich, die Fähigkeiten des Klienten über die Meinung Außenstehender zu fragen. Die Antworten eröffnen ihm dann die Möglichkeit, eigenes Potenzial zu benennen, ohne sich selbst loben zu müssen:

„Was glauben Sie würde Ihr Lebenspartner sagen, was Sie in Bezug auf Situation xy gut meistern, was Ihnen selbst vielleicht noch gar nicht so bewusst ist?"

„Was würde Dein Lehrer / Deine beste Freundin sagen, was Du in der Schule gut machst, was Du selbst zu scheu bist zu sagen?"

„Was nehmen Sie an, würde Ihre Tochter sagen, was Ihr daran gefällt, dass Sie jetzt nicht mehr trinken / xy tun?"

Die beste Art von Anerkennung oder Lob ist in Form einer Frage zu geben. So eröffnet sich dem Klienten die Möglichkeit, im Zuge der Antwort sein eigenes Entscheiden und Handeln als gut und richtig zu erkennen und dieses dann würdigend darzustellen. Fragen werden daher optimal so gestellt, dass der Klient im Zuge des Nachdenkens seine Fähigkeiten entdeckt und sich danach mit der Antwort selbst ein Kompliment machen kann. Statt dem Klienten von außen eine Eigenschaft zuzuschreiben, ist es hilfreicher, seinen eigenen Anteil am Hervorbringen dieser Eigenschaft zu betonen. Das Komplimentieren einer Handlung ist nützlicher als subjektive Evaluierung einer Gegebenheit, die Zuschreibung *‚sein'* kann ersetzt werden durch *‚entdecken zu'*. Statt einer vordergründig komplimentierenden Aussage wie *„Sie sind aber sehr …xy…!"* wird das Kompliment eher in einer Frage versteckt. So wird der Klient angeregt, es selbst herauszufinden:

„ … wie / bei welchen Gelegenheiten entdecken Sie, dass Sie so … xy … sind?"

Grundsätzlich können im Verlauf des Gesprächs durch Umdeutungen negativer Aussagen des Klienten Ansatzpunkte zu direkter und indirekter Komplimentierung gefunden werden. Selbst in einer schlimmen Lage kann letztendlich das Ertragen der Gegebenheiten als Kompliment definiert werden. Grundlagen für Umfokussierung bieten die folgenden Gesprächsthemen:

- Angesprochene Krisen bedeuten, dass der Betroffene die Krise überwunden hat, wofür Kraft und Stärke notwendig waren, was ihm positiv angerechnet werden kann.
- Angedeutete negative Optionen (Verlassen der Familie / Suizid) bedeuten, dass man bisher widerstanden hat, diese Variante zu wählen, was ein Hinweis auf Kraft ist, die verbalisiert werden kann.
- Problemschilderungen, die sich auf das Verhältnis zu dritten Personen beziehen, können dahingehend umgedeutet werden, dass sich der Erzähler über den Betreffenden Sorgen macht. Dies kann direkt *„Sie machen sich Sorgen um xy"* oder indirekt *„Das muss schwer für Sie sein"* ausgelegt und angesprochen werden.

Der Klient erhält nach der Pause so lange Komplimente bis ihm klar wird, dass der Therapeut auf seiner Seite steht. Im Durchschnitt reichen hierfür drei bis vier Komplimente, mehr Hinweise könnten übertrieben wirken. Grundsätzlich gilt auch hier das gängige, dem lösungsfokussierten Ansatz eigene, ‚***Weniger ist mehr***'.

Folgende Komplimente eigenen sich bei fast allen Klienten:

- Die Fähigkeit des Beschreibens von Dingen und Zuständen, die wirklich sehr schwer zu beschreiben sind.
- Eine vielfache Auseinandersetzung mit der Thematik, mit vielen guten Gedanken und vielen möglichen Hilfestellungen als Ergebnis.
- Das Nicht-Aufgeben bei den Anstrengungen, die Dinge für sich, die Familie oder das Umfeld besser machen zu wollen.
- Eine Verbesserung der Dinge aus Sicht des Klienten oder einer dritten Person, im Vergleich zu einem früheren Zeitpunkt, was auf irgendeine Form von richtigem Handeln hinweist.
- Die Bereitschaft zur Änderung der momentanen Lage über Inanspruchnahme therapeutischer Hilfe.
- Der Mut, sich der gegebenen Herausforderung zu stellen.
- Die Klarheit über das Ziel oder im gegenteiligen Fall die Ausdauer zum weiteren Arbeiten an dessen Klärung.
- Eine Betrachtung des Problems mit Humor.
- Die Demonstration von Gesprächsbereitschaft, durch die große Hoffnung gegeben ist, die problematische Situation zu verbessern (dies ist vor allem bei Klienten anzumerken, die zwangsweise überwiesen wurden).

7.5.2 Überleitung

> *„Eine Theorie kann an der Erfahrung geprüft werden,*
> *aber es gibt keinen Weg von der Erfahrung zur Aufstellung einer Theorie."*
>
> *Albert Einstein*

Die Überleitung ist das Verbindungsglied zwischen den Komplimenten und den Vorschlägen oder Aufgaben. Auch die Aufgaben müssen für den Klienten Sinn ergeben, da sie sonst vermutlich abgelehnt werden, die Überleitung dient zur Begründung der folgenden Aufgabenvorschläge. Inhaltlich kann die Überleitung ausgerichtet sein auf Ziele, Ausnahmen, Stärken und Wahrnehmungen zur Person oder zum Kontext des Klienten. Indem der Therapeut diese Inhalte in positive Worte fasst, anstatt sie als Problem zu beschreiben, vermittelt er dem Klienten, dass er sich mit diesen einverstanden erklärt. Auch hierbei werden wieder am Besten die sprachlichen Formulierungen des Klienten genutzt.

Im ersten Teil der Überleitung ist der Sichtweise des Klienten betreffend Zieldefinition, Problemsituation, Veränderungswunsch und eigener Lösungsbemühungen zuzustimmen,:

„Ich stimme Ihnen zu, dass ...“

Anschließend erfolgt die Ausrichtung auf einen neuen Bereich von aktivem Verhalten über die Ankündigung eines Vorschlags:

„... und ich hätte da eine Idee ...“

eventuell noch verbunden mit dem Hinweis auf die Mühe der Durchführung:

„... und das kann schon einige Anstrengungen von Ihnen erfordern ...“

Es ist hierbei zu betonen, dass es schwierig und harte Arbeit sein wird, das Problem zu lösen, dass dies aber sehr wohl möglich sei. Dieses Hervorheben der *‚schweren Arbeit'*, die vor dem Klienten liegt, ermöglicht ihm, auch im Falle eines Rückfalls sein Gesicht wahren zu können.

Die Überleitung ist zusätzlich derjenige Abschnitt der Sitzung, in dem die folgenden Hinweise gegeben werden können:

- Ansprechen der Problematik des schlimmen Zustands, indem man dem Klienten wünscht, er möge eines Tages aus seiner misslichen Lage herauskommen. Hier ist allerdings darauf hinzuweisen, dass man dies nicht erzwingen könne.
- Verweis auf die Möglichkeit der Lösung von Teilproblemen, deren Lösung bereits in Angriff genommen wurde.
- Anhalten des Klienten, auf eventuell doch erfolgende Verbesserung der Lebensumstände zu achten, trotz des Weiterbestehens vieler Restprobleme oder des Entstehens neuer Probleme: ***„Es ist oft schwer, solche angenehmen Veränderungen nicht aus den Augen zu verlieren, wenn nebenher noch xy (Schilderung der jeweiligen Lage) an schlechtem passiert“.***

7.5.3 Aufgaben

„Man weiß nicht was genug ist, bevor man weiß, was mehr als genug ist."

Willian Blake

Bis in die zweite Hälfte der 80er Jahre war das Interview die notwendige Vorbereitung und Voraussetzung für den zentralen Teil, die Aufgabenstellung und Berichte der Klienten zur Erledigung dieser Aufgaben hatten einen sehr hohen Stellenwert. Ab den 90er Jahren ging die Entwicklung des lösungsfokussierten Ansatzes eher dahin, von der großen Bedeutung der Aufgabe abzusehen und die Suche nach Ausnahmen und die Möglichkeiten der Initiierung von Veränderung schon vor der ersten Aufgabenstellung in den Mittelpunkt der Aufmerksamkeit zu rücken. Die Aufgaben haben also keinen höheren Stellenwert als jede andere Komponente des Lösungsfindens.

Das Auffinden einer passenden Aufgabe wie auch deren Ausführung durch den Klienten machten nicht mehr den wesentlichen Unterschied. Wichtig wurde vielmehr, dass irgendeine Form von Handlung gesetzt wird, unabhängig vom Bezug zur gestellten Aufgabe. Aus lösungsfokussierter Sicht ist die Aufgabenstellung seitdem keine derart wesentliche Intervention, dass dadurch die Handlungen des Klienten neu ausgerichtet werden. Agenten der Veränderung sind hauptsächlich die Klienten selbst, indem sie mit ihren Handlungen ihre wertvollen Stärken nutzen, um in Richtung Ziel voranzukommen. Die Aufgabe selbst wirkt dabei lediglich unterstützend.

Die Originalversion des englischen *‚Task'* entspricht wie schon bei der Übersetzung von Kompliment nicht genau der deutschen Bezeichnung *‚Aufgabe'*, weil diese mehr mit Pflicht verbunden wird. Besser kann daher dem Klienten gegenüber die Bezeichnung ***‚Experiment'*** zu verwenden.

Experimente sind, beim lösungsfokussierten Ansatz nicht unbedingt erforderlicher Bestandteil des Therapieablaufs, sie beschleunigen jedoch die Lösungsfindung (3) und richten den Fokus auf die Zeit zwischen den Sitzungen. Die Aufgaben helfen, zum nächsten Schritt zu gelangen und sollten den Klienten daher nicht überfordern, vielmehr sollten sie seinen Fähigkeiten entsprechen. Hierbei ist zu beachten, dass über aufwendige Aufgaben keine bessere Wirkung erzielt werden kann. Einfache Aufgaben sind daher vorzuziehen.

Sinn der Aufgabe ist es, mit dem Wunder und dessen Kontext in Kontakt zu kommen, all dies im Blick zu behalten und weitere Schritte zu unternehmen, weil ansonsten das Wunder oft vergessen wird. Die Aufgabe sollte daher direkt mit dem Wunder verbunden sein, vor allem mit dem Verhalten im Fall des Wunders. Optimal kann etwas vorgeschlagen werden, das der Klient entweder selbst angesprochen, schon erlebt oder bereits getan hat – in jedem Fall sollte sich die Situation durch die Aufgabe verbessern können.

Die Aufgabe schafft Handlungsmöglichkeiten, die das Wunder stärker realisieren, der Schritt in die Zukunft kann dann besser in Angriff genommen werden.

Alle Aufgaben, die einer Verbesserung des Zustands des Klienten dienen, sind in Ordnung und daher richtig gestellt. Es lohnt sich, all das in die Aufgabe einzuarbeiten, was Klienten schon einmal erfolgreich getan haben, um die Situation zu verbessern, was also schon einmal funktioniert hat. Zu berücksichtigen sind hierbei die Ausnahmen, sowie prinzipiell alles, was der Klient zur Verbesserung beigetragen hat. Die Ausnahmen lassen sich als Sonderform des Wunders gut nutzen, weil in dieser Zeit der Klient schon so gehandelt oder empfunden hat, wie nach dem Wunder. Wenn tatsächlich weder vom Klienten noch von seinem Umfeld Ausnahmen gefunden werden können, kann dieser Umstand immer noch dahingehend genutzt werden, dass er als Mysterium bezeichnet und in das Experiment eingebaut wird.

Wenn etwas besser geworden ist, gilt die Aufgabe als ausgeführt. Es ist nicht wichtig was getan wurde, Hauptsache es wurde irgendetwas getan, weil eine kleine Veränderung im Handeln, enorme Auswirkungen haben kann. Es geht darum, dem Klienten zu verdeutlichen, dass er überhaupt in der Lage ist zu einer bessern Lebensgestaltung aktiv beizutragen. Ob er das Experiment dann tatsächlich in der vorgeschlagenen Art durchführt, ist nicht relevant.

Es reicht schon die Vorstellung, dass etwas anders als bisher getan werden könnte, dass also eine alternative Handlungsoption gegeben ist, um einen Unterschied zu machen. Wichtig ist, dass eben dieser Unterschied sichtbar wird, sobald sich der Klient dazu entscheidet, ein Experiment durchzuführen. Die Aufgabe soll verdeutlichen, dass die eigentliche Therapie und die hauptsächliche emotionale Arbeit zwischen den Sitzungen stattfinden.

Die drei Grundregeln (4) der lösungsorientierten Therapie in diesem Zusammenhang sind die folgenden:

1. Wenn es nicht kaputt ist, dann repariere es auch nicht!
2. Wenn Du weißt, was funktioniert, mach' mehr davon!
3. Wenn etwas nicht funktioniert, dann hör' auf damit und mach etwas Ander(e)s!

Das Stellen von Aufgaben bezieht sich auf den zweiten und dritten Punkt.

Dem Klienten gegenüber wird hauptsächlich auf die Tatsache hingewiesen, dass die Hoffnung auf Problemlösung immer gegeben ist und dass Experimente hierzu neue Möglichkeiten eröffnen:

„ ... vielleicht möchten Sie es ja ausprobieren!"

Prinzipiell sind Beobachtungs- und Handlungsaufgaben zu unterscheiden:

- ***Beobachtungsaufgaben*** richten den Aufmerksamkeitsfokus des Klienten auf folgende Bereiche, die ihm bei der Entwicklung einer Lösung helfen könnten:
  - gewisse Aspekte seines Lebens,
  - Unterschiede im Ablauf des Alltags,
  - Unterschiede im Ablauf bestimmter Ausnahmezeiten im Vergleich zu Problemzeiten.
- ***Handlungsaufgaben*** sollen den Klienten veranlassen, konkrete Schritte zu unternehmen, die ihn bei der Konstruktion einer Lösung unterstützen.

Die Entscheidung für eine der beiden Grundtypen ist davon abhängig wie Klient und Therapeut in Interaktion stehen. Für die Art der Aufgabenstellung wird eine Einteilung der Klienten vorgenommen in die Kategorien Besucher, Klagender und Kunde (5). Bei dieser Konzeptualisierung handelt es sich um die Definition von Interaktionskategorien des Klienten, das heißt um eine genauere Einteilung der Art von Beziehung zwischen Therapeut und Klient (6) und nicht um Diagnosen oder Festschreibungen von Merkmalen und Wesenszügen.

Die Kategorien Klient, Kunde oder Besucher sind nach Steve de Shazer keine Eigenschaften des Klienten und **niemals** als solche oder als diagnostische Zuschreibungen zu verwenden, da es sich vielmehr ausschließlich um Bezeichnungen des Verhältnisses vom Therapeuten zum Klienten handelt. In Kurzform lassen sich diese Beziehungsmuster dahingehend unterschieden, dass Besucher keine Beschwerde vorbringen, weil sie meist zwangsweise geschickt wurden, Klagende eine Beschwerde äußern und Kunden hinsichtlich einer geäußerten Beschwerde selbst etwas zu deren Beseitigung unternehmen wollen.

De Shazer *‚vedammte'* bei den in fast jedem Workshop zu diesem Thema gestellten Fragen die entsprechenden Passagen seines Buches aufgrund der üblichen Fehlinterpretation als *„besser niemals geschrieben"* und bezeichnet das Interpretationsergebnis der entsprechenden Abschnitte als das *„nutzloseste überhaupt vorstellbare Missverständnis"*. Dennoch eigen sich die Kategorien bei der Konstruktion von Aufgaben optimal, um den Klienten bei deren Ausführung über eine entsprechende Strukturierung nicht zu überfordern. Die Kategorisierung ist außerdem im Umgang mit dem Klienten hilfreich, denn Probleme mit angeblich widerständigen Klienten ergeben sich aus lösungsfokussierter Sicht immer dann, wenn der Therapeut seine Art von Kooperation nicht dem jeweiligen Beziehungstyp angepasst hat.

Grundvoraussetzung jeder erfolgversprechenden Form von Angebot einer Aufgabe sind gewisse Grundannahmen und Zielausrichtungen, wie:

- Anerkennen der Existenz einer problematischen Situation oder eines Problemverhaltens.
- Voraussetzen der Fähigkeit des Klienten, das Problem teilweise zu lösen bei gleichzeitigem Zulassen der Möglichkeit, dass das Problem auch teilweise weiter bestehen wird.
- Fokussieren des Klienten auf eigene Aktivitäten, die dadurch zum notwendigen eigenen Problemlösungsbeitrag gemacht werden.

Bei der Konstruktion von Aufgaben können die folgenden allgemeinen Richtlinien als Voraussetzung (7) beachtet werden:

- Sammeln von genauem Wissen bezüglich
  - der bisher im Umgang mit der Problematik nützlichen und wirksamen Handlungen des Klienten,
  - des Ablaufs von Ausnahmen wie auch von Beschwerden.
- Genaues Untersuchen der Ausnahmen in Vergangenheit und Gegenwart sowie eventueller Optionen in der Zukunft.
- Feststellen von Unterschieden

- in den Handlungsabläufen im Rahmen von Ausnahmen, verglichen mit denen im Fall von Beschwerden,
- zwischen hypothetischen Lösungen und der Beschwerde.

- Grundsätzliche Einschätzung der Beziehung zum Klienten, um die Art der Konstruktion der Aufgabe auf den Beziehungstyp auszurichten.

Nach erfolgter Einschätzung der Beziehung zwischen Klient und Therapeut empfiehlt es sich, im Fall von Besuchern eher nur Komplimente zu geben, während allen anderen Klienten Angebote zur Durchführung von Aufgaben gemacht werden können. Bezüglich ihrer Art und Ausrichtung auf Handlung oder Beobachtung sind die Aufgaben jeweils abhängig vom Entwicklungsstadium der Interaktion des Therapeut-Klienten-Systems.

Beobachtungsoptionen

- Beobachten dessen, was gut ist und bleiben sollte.
- Suche nach Unterschieden im Vergleich von Realität und Wunder.
- Suche nach Hinweisen zur grundsätzlichen Lösbarkeit des Problems.
- Suche nach Hinweisen auf eigenes und fremdes Verhalten, welches ein Beibehalten des gegebenen Skalenwertes bewirkt.
- Suche nach Hinweisen auf eigenes und fremdes Verhalten zur Verbesserung des gegebenen Skalenwertes.
- Beobachtung des eigenen Verhaltens.

Handlungsoptionen unter Nutzung der Ausnahmen

- Die weitere Durchführung einer bereits erfolgreich herbeigeführten Ausnahme verschreiben. Im Falle mehrerer Optionen die Leichteste wählen oder dem Klienten die Wahl überlassen.
- Bei Unerklärbarkeit oder Zufälligkeit von Aspekten der Ausnahme einen Zufallsfaktor oder einen willkürlichen Bereich einbauen.
- Ausnahmen als Regel verschreiben oder den Zeitraum der Ausnahmedauer erweitern.
- Das Ausnahmemuster über Notizen aktiv beobachten lassen.

Handlungsoptionen ohne Existenz sichtbarer Ausnahmen

- So tun als ob.
- Etwas völlig Anderes tun.

Handlungsoptionen unter Veränderung des Musters

- Den Ort des Beschwerdemusters verändern.
- Die Zusammensetzung der Kontextpersonen des Beschwerdemusters verändern.
- Die Reihenfolge der Schritte abwandeln.
- Dem Klagemuster ein neues Element oder einen neuen Schritt zufügen.
- Die Dauer des Musters verlängern.
- Einen zufälligen Beginn oder ein zufälliges Ende des Ablaufs einführen.
- Die Häufigkeit erhöhen.
- Die Modalität des beklagten Verhaltens ändern.

Handlungsaufgaben auf der Basis erkennbarer Ausnahmen

Um überhaupt durchführbar zu sein, müssen sich Handlungsaufgaben auf bereits erfolgte Handlungen im Rahmen der Ausnahmen beziehen (abgesehen von der anschließend beschriebenen Handlungsoption des *‚So tun als ob'*), das Muster ihrer Konstruktion ist daher abhängig von der Art der Ausnahmen. Hinsichtlich dieser Voraussetzung können daher die folgenden Grundtypen von Aufgaben unterschieden werden:

- **Initiierbare Ausnahme**
  Der Klient ist Kunde mit einem wohlformulierten Ziel und kann absichtliche Ausnahmen mit klar definiertem Handlungsanteil benennen. Es gibt also zumindest eine Ausnahme, die kürzlich vorgekommen ist und die der Klient eigenständig wiederholen kann. Bei solchen positiven Voraussetzungen ist es ratsam, die bisherigen erfolgreichen Aktivitäten zu komplimentieren und eine Verschreibung in Form von ***„Tun Sie mehr desselben"*** abzugeben, eventuell versehen mit einer Beobachtungsaufgabe, die den Klienten mehr auf seine Strategien achten lässt. So wird dem Klienten unterstellt, dass er noch andere nützliche Aktionen durchführt, die er bisher einfach noch nicht beobachtet hat, die ihm ab nun aber auffallen werden. Es wird dadurch ermutigt, die bisher erfolgreiche Strategie weiter zu verfolgen und in einem

Suchprozess zusätzliche Optionen zu erkunden:
„Ich schlage Ihnen vor, dass Sie von jetzt an bis zur nächsten Sitzung, weiterhin das tun, was bisher gut funktioniert hat und außerdem noch auf das achten, was Sie vielleicht auch noch tun, was Ihnen aber bisher noch nicht aufgefallen ist, was auch eine Verbesserung mit sich bringt. Wenn Sie das nächste Mal wiederkommen, berichten Sie mir dann davon".
Wichtig ist im Falle von absichtlichen Ausnahmen, an denen der Klient aktiv handelnd beteiligt ist, zu überprüfen, ob er sie als ethisch vertretbar und für die Problemlösung nutzbar einstuft. Nur akzeptierte Ausnahmen können derart in die Aufgabenstellung mit einbezogen werden, dass deren Ausführung eine Annäherung an die Lösung zur Folge hat.
Zusammengefasst gilt im Fall einer initiierbaren Ausnahme die Kurzformel:

Wunder + Ausnahmen + mehr von dem, was funktioniert = Lösung
Aufgabe: Weiterhin gleiches Verhalten – fortfahren mit Begonnenem.

- **Regellose Ausnahme**
  Es gibt vielfach vorkommende Ausnahme-Verhaltensweisen, die jedoch nicht steuerbar, sondern willkürlich und zufällig auftreten und damit außerhalb des kontrollierbaren Handlungsbereichs des Klienten zu liegen scheinen. Ausgehend von der Annahme, dass scheinbar regellose Ausnahmen in Wirklichkeit sehr wohl in ganz konkrete Kontexte eingebettet sind oder bestimmten Mustern folgen, sind diese sehr wohl vorhersagbar und können für die Lösung genutzt werden. Im Fall solcher scheinbar nicht vorhersagbaren Beschwerden regt der Therapeut den Klienten zu einer allabendlichen Voraussage zum Verlauf des nächsten Tages an, wobei dieser besonders auf das Auftreten der Ausnahme zu achten hat. Zusätzlich fordert er ihn auf, bei erfolgter Ausnahme am folgenden Tag die eventuellen Gründe hierfür sowie für die Richtigkeit oder Fehlerhaftigkeit seiner Vorhersagen zu erforschen.
  Eine solche Options-Aufgabe, die Zufall mit einbezieht, hat den Zweck, über die Vorhersage einer zufälligen Ausnahme eine sich selbst erfüllende Prophezeiung einzuleiten. Regellose Ausnahmen sind nämlich nicht wirklich regellos, sondern

werden nur als solche beschrieben, weil die Bedingungen für die Vorhersage unbekannt sind. In den meisten Fällen steigert die Vorhersage von Ausnahmen die Häufigkeit ihres Auftretens, auch wenn das zugrunde liegende Muster unergründbar bleibt.

Die Vorhersage einer Situation kann zu Verhaltensweisen führen, die ihr Auftreten wahrscheinlicher machen. Die abendliche gedankliche Beschäftigung mit dem Ausnahmemuster und damit der Verbesserung am nächsten Tag kann eine solche Entwicklung in Gang setzen. Das Verhalten wird dann nämlich eher so ausgerichtet sein, wie es der gewünschten und als möglich anerkannten Verbesserungs-Option entspricht.

Die folgenden Möglichkeiten (8) lassen eine als zufällig eingestufte Ausnahme wahrscheinlicher werden:

- *Vorhersage:* Der Klient trifft jeweils am Vortag eine Vorhersage für den nächsten Tag, ob und wann eine Ausnahme eintreten wird. Die Beobachtungen der jeweiligen Vorkommnisse am nächsten Tag sollte er dann so konkret wie möglich vornehmen und hinsichtlich folgender Fakten analysieren:
  - Eigener Beitrag zum Ergebnis.
  - Meinung anderer Menschen bezüglich des eigenen Beitrags zum Ergebnis.
  - Beitrag anderer Menschen zum Ergebnis.
  - Art der Veränderung der Vorhersage für den nächsten Tag aufgrund des Einbezugs dieser Informationen in die Gesamtbetrachtung.
- *Münzwurf:* Der Klient überlässt die Art seiner Handlung dem Zufall, er wirft eine Münze und verhält sich darauf hin bei einem Treffer für eine vorher festgelegte Zeitspanne so als ob das Wunder passiert sei. Zusätzlich soll der Klient darauf achten, wie sich der Tag entwickelt, verglichen mit anderen Tagen, an denen das Experiment nicht ausgeführt wird. Der Fokus seiner Aufmerksamkeit soll hierbei auf Veränderungen seines Verhaltens und des Verhaltens anderer Menschen liegen.
- *Lösungs-Lotterie:* Der Klient wird aufgefordert, eine möglichst lange Liste mit Aktivitäten und Dingen zu erstellen, die er als Belohnung empfindet, die jedoch weder großer Vorbereitungen bedürfen noch viel Geld kosten.

Dann hat er fünf Zettel mit folgenden Aufschriften gemischt und verdeckt in einer Schachtel vorzubereiten: *keine Belohnung, Belohnung sofort, Belohnung in 4 / 12 / 24 Stunden.* In der Folge soll der Klient immer dann, wenn er eine Ausnahme bemerkt, aus der Liste eine Belohnung aussuchen und sich gemäß dem gezogenen Los verhalten, Der Zweck dieser Lotterie besteht darin, gewohnte Verhaltensmuster zu unterbrechen, damit neue Muster entstehen können.

Die Kurzformel im Fall einer regellosen Ausnahme lautet:

Wunder + Ausnahmen + Etwas, das zufällige Ausnahmen wahrscheinlicher macht = Lösung

Aufgabe: Treffen von Voraussagen über die Wahrscheinlichkeit des Auftretens der Ausnahme bei gleichzeitigem Werfen einer Münze.

- **Beschreibbare Ausnahme / Mangelhaftes Vertrauen in Wiederholbarkeit**
  Es gibt eine Ausnahme, die in Verhaltensweisen beschrieben werden kann und kürzlich vorgekommen ist, der Klient kennt die erforderlichen Verhaltensweisen, um die Ausnahme aufrecht zu erhalten, ist jedoch nicht zuversichtlich, sich diesen entsprechend verhalten zu können.
  Aufgabe: Genaues Beobachten des Verhaltens in der entsprechenden Situation und Auffinden der Unterschiede im Verhalten beziehungsweise Erkennen und Erklären der Andersartigkeit der Situation.
- **Existierende Ausnahme ohne Wissen um deren Durchführbarkeit**
  Es gibt Ausnahmen, der Klient weiß jedoch nicht genau, was er tun muss, um diese zu bewirken bzw. aufrecht zu erhalten.
  Aufgabe: Aufpassen, was passiert, wenn die Ausnahme vorkommt.

Seit etwa 2003 gab Steve des Shazer zusätzlich zum üblichen Experiment eine standardisierte Beobachtungsaufgabe. So wies er den Klienten jeweils an, genau zu erforschen, was er selbst und die Personen in seinem Umfeld tun oder unterlassen würden, was ihm dabei helfen würde, den genannten Skalenwert der Hauptskala als Grundlage zu

halten, um weiter in Richtung 10 zu gelangen.
Außerdem hielt er den Klienten dazu an, Ausschau zu halten nach allen noch so kleinen Details und Anzeichen dafür, dass sich die Dinge in Richtung auf den nächsthöheren Skalenwert bewegen würden. Manchmal versah er diese Aufgabe noch mit dem Hinweis, dass es dabei vielleicht auch nötig sein würde, sich ganz genau umzusehen, um nichts zu übersehen, sowie der Aufforderung, sich eine Belohnung zu gönnen, wenn ein kleiner weiterer Schritt auf der Skala in Richtung 10 gemacht worden sei.

Handlungsaufgabe ohne erkennbare Ausnahmen

- **Erkennbares Wunder ohne Ausnahmezeiten**
  Der Klient ist Kunde mit klarem Wunder-Bild, er erkennt jedoch keine Ausnahmen. Ein ***,So tun als ob'***, also ein Handeln, als wäre ein Wunder geschehen und das Problem gelöst, ermöglicht eine Veränderung, ohne Dritten Personen oder auch sich selbst gegenüber gleichzeitig schon zugeben zu müssen, dass des Problem tatsächlich bestanden hat.
  Die Entscheidung, vom Handeln des *„So tun als ob"* zum wirklichen Handeln zu wechseln, kann dann getroffen werden, wenn sich in der Folgezeit positive Reaktionen des Umfelds eingestellt haben. Auf diesem Umweg können Besucher, die von Dritten Personen mit einem Problem *,bedacht'* wurden, ein neues Verhalten probieren und die Überweiser dadurch zufrieden stellen. Viele Klienten machen hierbei die Erfahrung, dass das neue Verhalten Vorzüge bietet und behalten es bei, was sie wiederum zu Besuchern oder Kunden werden läßt.
  Klienten, die ihr Ziel nur sehr vage und unspezifisch definieren, können über das *,So tun als ob'* ihr Ziel anschließend konkretisieren. Wenn es in einer Aufgabe innerhalb des Alltags erreichbar und durchführbar aufbereitet wurde und der Klient auf diesem Weg eine Lösung sowie die Reaktionen auf diese Lösung erkennen und spüren kann, so ist der Übergang zur Umsetzung in der Realität gebahnt.
  In einem solchen Fall hilft es, wenn der Therapeut vorerst die Klarheit des Wunder-Bildes komplimentiert (9) und mit dem Klienten die Unsicherheit bezüglich des Ziels oder der nicht deutlichen Ausnahme teilt. Ein solches Verhalten dokumentierte dem Klienten, dass er verstanden

wurde und der Therapeut keine hierarchisch höhere Position einnimmt, was speziell bei zwangsweise geschickten Klienten eine wichtige Voraussetzung für Kooperation ist. Als Aufgabe kann das *,So tun als ob'* an einem bis maximal zwei Tagen der Woche vorgeschlagen werden:

„Mir geht es wie Ihnen, ich bin mir noch nicht sicher, was die Lösung sein wird. Deshalb schlage ich fürs erste folgendes vor: wählen Sie einen (zwei) Tag/e der nächsten Woche aus und, ohne irgendjemandem etwas davon zu erzählen, tun Sie an diesem Tag so, als sei das Wunder geschehen. Und achten Sie während dieses Tages darauf, was anders ist, damit Sie es mir beim nächsten Mal erzählen können".

Bei Paartherapie kann zusätzlich aufgegeben werden, dass der Partner den einen oder beide Tage erraten soll. An ein bis zwei Tagen pro Woche bis zum nächsten Termin sollen beide Partner jeweils im geheimen so tun, als ob das Wunder passiert sei und herausfinden, an welchen Tagen dies *,So tun als ob'* beim anderen der Fall war. Wird von einem Partner dennoch eine Bestätigung seiner Annahme erbeten, so ist dies vom Anderen in jedem Fall zu verneinen, auch wenn es stimmt. Weiters sollen beide Partner genau beobachten, welchen Unterschied dieses Vorgehen dahingehend bewirkt, wie der normale Alltag abläuft.

Um das Ausnahmemuster klarer werden zu lassen, kann folgendes Experiment hilfreich sein: Der Klient wird angehalten alles zu notieren, was in den jeweils problematischen Situationen passiert, und zu beobachten wie und unter welchen Bedingungen er es dann jeweils schafft, sich nicht ins Problemverhalten ziehen zu lassen.

Die wesentlichen Elemente bei Verschreibungen dieser Art sind der Suchprozess und das Wahrnehmen von Unterschieden zwischen den Tagen mit einem *,So tun als ob'* das Wunder passiert sei und jenen ohne dieses Vorgehen. Deshalb ist es auch ratsam, die Anweisung nur für einen oder maximal zwei Tage zu erteilen, um den Unterschied deutlicher wahrnehmbar werden zu lassen.

Kurzform bei erkennbarem Wunder ohne Ausnahmezeiten:

Aufgabe: ,So tun als ob' für einen eng begrenzten Zeitraum

- **Fehlendes Ziel bei Anwesenheit erkennbarer Ausnahmen**
  Der Klient ist zwar ein hoch motivierter Kunde, hat jedoch kein wohl formuliertes Ziel und findet keine selbst verursachten Ausnahmen. Selbst wenn der Therapeut die Ausnahmen dann sehr wohl erkennen kann, ist von dem Versuch abzuraten, dem Klienten aus der eigenen subjektiven Sichtweise heraus einen Ausstieg aus seinem Bezugsrahmen zu ermöglichen. Es ist besser, mit den Worten des Klienten seine Weltsicht, seine klare Beschreibung des Problems und seine bisherigen Bemühungen zu komplimentieren, ihm bezüglich der Schwierigkeit des Problems zuzustimmen und als Aufgabe zu einem *‚Tun Sie etwas Anderes'* zu raten:
  „ …. und weil es sich um so ein schwieriges Problem handelt, schlage ich Ihnen vor, dass Sie in der Zeit von jetzt bis zum nächsten Mal, wenn wir uns sehen, etwas völlig Anderes machen, wenn … xy … auftritt – egal wie sonderbar, verrückt, albern oder merkwürdig das erscheinen mag, was Sie dann tun. Wichtige ist dabei nur, dass Sie, was immer Sie sich zu tun entschließen, etwas wirklich völlig anderes machen als bisher."
  Klienten haben meist eine sehr gute Wahrnehmung ihrer Ressourcen und ein ausreichendes intuitives Wissen um hilfreiche Ideen. Sie sind auch vielfach in der Lage, gerade dann spontan und kreativ zu sein, wenn sie es am nötigsten haben. Selbst gestaltete Lösungsstrategien sind zudem oft wesentlich kreativer und in der jeweiligen Situation hilfreicher und entsprechender, als wenn sie vom Therapeuten entwickelt worden wären.
  Wenn es um unangenehme Interaktionen geht, hilft es vorzuschlagen, einen Teilaspekt der Interaktion auf kuriose Weise anders zu gestalten, was zur Verunsicherung des Interaktionspartners und damit in der Folge zu einer Musteränderung führen kann. Hierbei muss nichts Konkretes geraten werden, vielmehr kann dem Klienten selbst die Wahl überlassen werden. Ist der Klient sehr kooperativ, hat aber selbst keinen besseren Vorschlag, dann kann sogar vorgeschlagen werden, die unangenehme Situation einfach zu ignorieren oder gar zu verstärken. Manchmal hilft es auch, den Klient daran zu erinnern, dass ein Utilisieren bisheriger Lösungsmuster innerhalb des neuen Verhaltens den Erfolg positiv beeinflussen kann.

Kurzform bei fehlendem Ziel und nicht erkennbaren Ausnahmen:

Aufgabe: Bei Auftreten des Problems „Etwas völlig Anderes tun"

Unabhängig von der Art der Aufgabe sind bei der Aufgabenstellung noch die folgenden Aspekte zu berücksichtigen:

- Während Fragen im Interview immer möglichst klar und eindeutig gestellt und auch beantwortet werden sollten, ist es bei Aufgaben eher notwendig, dass sie einen vagen Bereich enthalten. Zahlen in Form von Skalierungen unterstützen hierbei gleichzeitig sowohl die Klarheit als auch den vagen Aspekt und ermöglichen dem Klienten die Beobachtung des eigenen Zustands und eventueller Forschritte.
- Es eher keine Aufgabe zu stellen, die leicht abgelehnt werden kann, weil sich der Klient diese vermutlich schon selbst gestellt oder das Umfeld es versucht hat.
- Aufgaben sollten kein ‚Weg-sein' in Form eines Hypothetisierens über diesen Zustand enthalten.
- Eine Aufgabe ist immer zu begründen, weil sie nur dann vom Klienten angenommen wird, wenn sie für ihn einen Sinn ergibt.
- Aufgaben müssen auf den im Interview gesammelten Informationen basieren, weil sie nur dann für die Klienten aus Ihrem Bezugsrahmen heraus einen Sinn ergeben.
- Dauer und Zeitpunkt der Aufgabendurchführung sollten genau definiert sein, weil die Klienten sonst selbst eine Wahl treffen müssen und dadurch verunsichert sein könnten. Die erste Stunde oder halbe Stunde des Tages ist hierbei ideal, weil sie den folgenden Tagesablauf bestimmt. Beobachtungen werden immer nur für eine Stunde als Aufgabe gestellt. Klienten dehnen bei positivem Ergebnis den Zeitraum von sich aus auf einen längeren Zeitraum oder sogar den ganzen Tag aus. Umgekehrt erfolgt aber selten eine eigenständige Einschränkung, die Aufgabe wirkt dann überfordernd und entmutigend und wird eventuell gar nicht ausgeführt.
- Ein Nachempfinden des Optimalzustand von 10 als Aufgabe zu stellen ist nur dann hilfreich, wenn der Klient sich den Zustand wirklich gut vorstellen kann, ansonsten lohnt es sich eher, den Zielzustand bei einem Grad über dem genannten Wert festzumachen. Hier ist davon abzuraten, zu verschreiben *‚bei 10 oder x+1 zu sein'*, sondern dem Klienten nur nahe-

zulegen, so zu tun *‚als ob'* er bei 10 oder x+1 sei – und dies für maximal ein bis zwei Stunden / Tag.

7.5.3.1 Besucher

„Unser Fehler ist, dort nach einer Erklärung zu suchen, wo wir die Tatsachen sehen sollten."

Ludwig Wittgenstein

Der Besucher hat aus eigener Sicht kein Problem und sieht demzufolge keinen Grund für Therapie oder Beratung, weshalb er sein Ziel in einem baldigen Ende der Therapie sieht. Dieser Kliententyp wird als besonders schwierig eingestuft, es handelt sich meist um zwangsweise von Eltern, Behörden oder Organisationen sozusagen als *‚Neben-Klienten'* geschickte Personen, deren eigene Wünsche und Ziele bisher noch wenig berücksichtigt wurden. Daher ist mit Widerstand als natürliche Reaktion auf den Zwang durch die eigentlichen Beschwerdeführer, die *‚Haupt-Klienten'* die bei der Sitzung oft gar nicht anwesend sind, zu rechnen.

Der Besucher kann meistens keine Antwort auf die Wunderfrage geben, er kann keine Zielvision oder Zieldefinition finden und die Frage nach dem ‚stattdessen' nicht beantworten. Er befindet sich möglicherweise auf der Suche, ist jedoch ohne Ausrichtung und Orientierung. Der Besucher nimmt kein Problem wahr, das er bearbeiten sollte, vielmehr sieht er die zuweisende Person sowie deren Wünsche als das eigentliche Problem an. Die therapeutische Aufgabe bei dieser Beziehungsart liegt im Aufstellen eines realisierbaren Ziels. Es empfiehlt sich daher Klarheit darüber zu schaffen, was für den Klienten ein hilfreicher Sinn der Therapie sein könnte und sich nach dem zu richten, was der Klient will, denn nur dann kann dessen Energie genutzt werden.

Hier kann die nicht-wissende Art der Gesprächsführung des lösungsfokussierten Ansatzes sehr hilfreich sein, denn sie respektiert die Wahrnehmung des Besuchers als bedeutungsvoll und sinnvoll. Gleichzeitig wird mit diesem Vorgehen der Klient für seine Sichtweise aber auch verantwortlich gemacht, weil Fragen aus einer Position des Nicht-Wissens von ihm eine einleuchtende und sinnvolle Erklärung seiner Wahrnehmung erfordern. Der Klient wird dadurch zum respektierten Experten gemacht, und obwohl diese Verantwortung den Druck erhöht, schwindet dadurch paradoxerweise meist der ‚Widerstand'. Es ist sinnlos, mit einem Besucher Diskussionen über die Realität des Problems zu führen, weil dies nur die unterschiedlichen Sichtweisen verdeutlichen würde. Vielmehr hilft es nachzufragen, welche Art von Wahrnehmung der Klient von sich selbst und der Situation an sich hat sowie zu erkunden, was er sich grundsätzlich wünscht:

„Was wäre in Ihrem Leben anders, wenn es nach Ihnen ginge?"

Der Therapeut überführt die Antworten des Klienten in eine Lösungs-Sprache und beide erarbeiten anschließend gemeinsam, was passieren müsste und was der Klient dazu beitragen könnte, damit seine Wunschvorstellung real werden kann.

Im Umgang mit Besuchern sollte sich die Gesprächsführung an folgenden Leitlinien orientieren:

- Freundlichkeit im Umgang mit dem Klienten.
- Vertreten der Sichtweise, dass der Klient aus seiner Perspektive gute Gründe hat, so zu denken und zu handeln, wie er es tut, statt subjektiver Be- oder Verurteilung des Klienten.
- Ausschließliche Parteinahme für den Klienten und Zustimmung zu seiner Wahrnehmung, soweit dies ethisch vertretbar ist.
- Genaues Erfragen jeder auf den ersten Blick noch so unverständlichen oder für den Klienten schädigenden Haltung aus einer Position des *‚Nicht-Wissens'*, um dadurch eine Erklärung durch den *‚kompetenten'* Klienten zu erhalten. Bei dennoch fragwürdigen Ansichten hilft es, den Klienten dahingehend zum Nachdenken anzuregen, wie bedeutsame Personen aus seinem Umfeld diese Wünsche und Ansichten empfinden würden.
- Befragung des Klienten, was er als sein Hauptinteresse wahrnimmt, was er will und wünscht und vor allem wie seine Beteiligung am Erreichen des Ziels aussehen würde. Hierbei kann darauf verwiesen werden, dass ja nur eine aktive Beteiligung wirkliches Empowerment und damit Verwirklichung der Wünsche zur Folge hat.
- Beachtung des Sprachgebrauchs des Klienten und Nutzung der jeweiligen Formulierungen bei allen Rückmeldungen, statt Verwendung von Paraphrasierungen.
- Suche nach dem, was funktioniert statt Erkundung und Analyse von Fehlern.

Hilfreiche Fragen bei der Arbeit mit den meist nicht freiwillig zur Sitzung erschienenen Besuchern sind die folgenden:

Klärung des Überweisungskontextes:

„Wessen Idee war es, dass Sie hierher kommen sollen?".

„Weshalb denkt xy (Überweiser), dass Sie hierher kommen sollen?"

„Was denkt xy, was Sie anders machen sollten?

„Was denkt xy, was der Grund ist für das Problem, von dem er glaubt, dass Sie es haben?

„Was ist Ihr Verständnis / Ihre Meinung, weshalb Sie hier sind?"

Zielarbeit:

„Was müsste geschehen, damit xy Sie in Ruhe lässt?"

„Was würde xy sagen, was Sie zumindest minimal anders machen müssten?"

„Was müssen Sie tun, um xy zu überzeugen, dass Sie nicht mehr hierher kommen müssen?"

„Was vermuten Sie, sagt xy darüber, wie es Ihnen helfen wird, dass Sie hierher kommen?"

„Was müsste xy Sie tun sehen, damit er erkennen könnte, dass Ihnen das hier hilft – was vermuten Sie würde er sagen?"

Suche nach Ausnahmen:

„Wann haben Sie das, was xy anders haben will, das letzte Mal so getan?"

„Was war damals in Ihrem, Leben anders?"

„Wie haben Sie es geschafft, das zu tun?"

„Was hat Ihnen am meisten geholfen, damit anzufangen?

„Was vermuten Sie, würde xy sagen, war aus seiner Sicht bei Ihnen anders, als die das taten?"

Wiederholung von Ausnahmen:

„Angenommen, Sie würden sich entscheiden, das noch mal zu tun, was wäre der erste kleine Schritt, den Sie machen würden, damit das wieder passiert?"

„Wie sicher / zuversichtlich sind Sie auf einer Skala von ...., dass Sie das, was geholfen hat, wieder tun könnten?"

„Was würde xy sagen, wie hoch die Chancen auf einer Skala von .... sind, dass Sie das wieder tun?"

Fragen nach Unterschieden:

„Angenommen, Sie würden sich entschließen, das wieder zu tun, was würde das für einen Unterschied machen im Verhältnis zwischen Ihnen und zz?" (wichtigste Kontextperson)

„Was würde zz sagen, wie das hilfreich für Sie / ihn wäre?"

„Angenommen, Sie würden sich entschließen, das zu tun, was für Unterschiede würde das sonst noch in Ihrem Leben bewirken?"

„Was würde dann in Ihrem Leben passieren, was jetzt nicht passiert?"

„Was ginge in Ihrem Leben dann weiter, was jetzt nicht weitergeht und was mach das für einen Unterschied?"

„Wie werden Sie wissen, dass Sie genug getan haben?"

„Wer wird es sein, der als erster die Veränderung bemerkt, die Sie an sich und Ihrem Leben vornehmen?"

Bei Gefahr von Abbruch der Sitzung durch den Klienten:

"Inwiefern hilft Ihnen das – da Sie trotz allem gekommen sind, wollen Sie doch sicherlich, dass hier irgendetwas herauskommt – was muss hier jetzt passieren / anders werden, damit dieses Gespräch für Sie hilfreich sein kann – was möchten Sie, dass Person xy anders macht, das Ihnen dann hilft?"

Da Besucher meist noch nicht an der Problemlösung arbeiten wollen, werden ihnen hauptsächlich Komplimente gemacht. Ein solches Ansprechen ihrer positiver Handlungen ruft in ihm das Empfinden hervor, geachtet und respektiert zu werden, was sie als angenehm bestärkend, sowie, weil ja völlig unerwartet, als positiv irritierend empfinden. Da Besucher oft Klienten sind, die zwangsweise geschickt wurden, ist in den Komplimenten vorrangig die Tatsache anzusprechen, dass sie trotz der widrigen Umstände überhaupt erschienen sind und Themen besprechen, die sie eigentlich für unwichtig erachten (10).

Die Rückmeldungen an einen Besucher können etwa die folgende Form haben:

„Ich bin sehr beeindruckt, dass Sie heute gekommen sind, Sie hätten mit Sicherheit die Möglichkeit gehabt, den einfacheren Weg zu wählen und nicht zu kommen .....“

„Es war sicher nicht leicht für Sie, heute hier zu sein, Sie mussten Ihre Zeit opfern, über Dinge reden, über die Sie eigentlich nicht reden wollen .....“

„Mir ist klar geworden, dass Sie ein Mensch mit einer eigenen Meinung sind, der nicht will, dass man ihm sagt, was er tun soll – ich stimme Ihnen da zu, dass man Sie in Ruhe lassen sollte. Aber Ihnen ist auch klar geworden, dass diese Leute **(Überweiser)** ***eher aus Ihrem Leben verschwinden und Sie in Ruhe lassen werden, wenn Sie tun, was Ihnen gesagt wird. Ich würde mich deshalb gerne noch einmal mit Ihnen treffen, um herauszuarbeiten, was Sie noch tun können, das ihnen dabei helfen könnte und gut für Sie ist“*** (11).

Bei der Rückmeldung kann auch ein Normalisieren oder Universalisieren der misslichen Lage hilfreich sein. Indem dem Klienten versichert wird, dass das, was er tut, im Rahmen eines normalen, Verhaltens liegt, kann er sich gestärkt und unterstützt fühlen.

Auch die Frage, wie es der Klient geschafft hätte, unter diesen Umständen nicht in eine noch schlimmere Situation zu geraten, kann sich über die Antwort in ein indirektes Kompliment verwandelt. Klienten bekommen so ein Gefühl von Sicherheit, dass weder ihre Gefühle, noch ihr Verhalten als krank oder verrückt zu werten sei. In diesem Sinne können Probleme als *Stress* oder *Reaktion auf traumatische Erfahrungen* umgedeutet werden (12).

Ein Besucher erhält für gewöhnlich keine Aufgabe. Entwickelt sich in der Sitzung jedoch ein gewisses Maß an Kooperation, kann eventuell doch eine der folgenden Beobachtungsaufgaben gestellt werden:

- **Standardaufgabe:** Anregen der Suche nach dem, was gut und bewahrenswert ist und was bleiben kann, wie es derzeit gegeben ist.
- **Erstellung einer Erfolgsliste:** Wenn der Klient eine Vielzahl von Problemen, jedoch kein vernünftiges Ziel hat, kann er angeregt werden, eine Liste der positiven und hilfreichen eigenen Aktivitäten zu erstellen. Zusätzlich soll er sich noch überlegen, was in seinem Leben gut und richtig ist und was er fortzuführen oder beizubehalten wünscht. Die Ausführung dieser Aktivitäten soll ohne Diskussion mit anderen Personen erfolgen und die Beobachtung der Gegebenheiten ohne Einbezug Dritter ausgeführt werden.
- **Verbesserung des Skalenwertes:** Der Klient soll in der Folgezeit darauf achten, was er tut oder was sonst noch passiert, das ihn auf der Skala einen Punkt höher bringt. Er soll dies jedoch vor Personen in seinem Umfeld oder dem Überweiser geheim halten und einen neuen Termin vereinbaren, sobald er glaubt, den nächsten Skalenwert erreicht zu haben. Im gegebenen Fall soll der Überweiser ebenfalls auf diese Skalenänderung achten und seinerseits einen neuen Termin vereinbaren sobald er glaubt, der Klient hätte den nächsthöheren Wert erreicht. Als zusätzlichen Erfolg einer derartigen Aufgabenstellung gelangen so vermutlich beide Personen in den Status von Klienten (13).
- **Erhalt des bereits erreichten Skalenwertes:** Bei extremen Stimmungsschwankungen des Klienten ist es vorrangig wichtig, den genannten Skalenwert stabil zu halten. Dafür empfiehlt es sich, den Klienten anzuhalten, zu beobachten, welche seiner Handlungen dabei helfen, den angegebenen Wert zu halten. So kann die Markierung als Fixpunkt stabilisiert und als weitestgehend sichere Basis für die Bewegung gegen 10 eingerichtet werden.

Im Fall von zwangsweise geschickten Klienten ist auch das Gespräch mit den Überweisern zu suchen. Nachdem der Sicht dieser Person zugestimmt und ihre bisherigen Bemühungen als Schritt zum Erfolg komplimentiert und gewürdigt wurden, können mit Blick auf den Ausbau der ihrer unterstützenden Funktion verschiedene Frage zu den Fähigkeiten und Möglichkeiten des überwiesenen Klienten gestellt werden:

„Wissen Sie, ob xy (Klient / Kind) weiß, wie er das tun muss?"

„Was für Fähigkeiten glauben Sie, dass xy hat, die ihn befähigen, dass er es (Aufgabe / Ziel) schafft?"

„Empfinden Sie das beklagte Verhalten als normal bezogen auf das Alter des Kindes / Jugendlichen oder als außerhalb der Norm liegend?"

„Was ist aus Ihrer Sicht die minimalste Veränderung, die notwendig ist? - erzählen Sie mir vom letzten Mal, als xy dieses Verhalten schon gezeigt hat? - was glauben Sie, wie das passiert ist?"

„Auf einer Skala von 1 bis 10 –

- ***Wo schätzen Sie das gegenwärtige Verhalten von xy?***
- ***Was ist die höchste Stufe, die xy jemals erreicht hat?***
- ***Wo würden Sie das Potenzial von xy einschätzen, sich zu ändern?***
- ***Was wäre die erste kleine Sache, die ich tun könnte, um hilfreich für Sie zu sein?"***

7.5.3.2 Klagende

„Der Mensch führt ewig Klage gegen unbekannt."

Paul Valéry

Der Klagende sieht sich nicht als Teil oder gar Ursache des Problems, das aus seiner Sicht ausschließlich durch andere Personen verursacht ist, und fühlt sich daher auch nicht angesprochen, sich um eine Lösung zu bemühen. Im Gespräch kann eine Klage oder ein Problem identifiziert werden, eine Rolle des Klienten beim Prozess des *Lösungs-Findens* ist jedoch nicht immer erkennbar. Der Klient sieht sich also nicht als Teil der Lösung, vielmehr glaubt er, dass diese ausschließlich durch andere Personen erfolgen kann. Da sich der Klient als Opfer der Umstände sieht, ist nur ein vages Ziel vorhanden oder nicht einmal das und die Antworten auf die Wunderfrage enthalten keine Handlungen. Dennoch gibt der Klagende genaue Beschreibungen der Problemlage sowie der Beziehungsmuster an und schlägt auch mögliche Lösungen vor, welche die beteiligten Personen durchführen sollten.

Die Wahrnehmung des Klagenden gilt es zu respektieren, gleichzeitig kann der Therapeut jedoch versuchen, die Aufmerksamkeit von den *‚problematischen Anderen'* auf den Klienten selbst zu verlagern. Die therapeutische Aufgabe besteht darin, die Problem-, Lösungs- und Selbstwahrnehmung des Klienten so zu verändern, dass er erkennt, dass hauptsächlich er selbst die Problemlösung bewirken kann. Der Therapeut stellt aus der gewohnten Position des Nicht-Wissens heraus Fragen an den Klagenden, möglichst ohne dessen Wahrnehmung des Problems in Frage zu stellen, mit denen er ihn zu einem Wechsel von der Problem- in die Lösungssprache einlädt. Nimmt der Klagende diese Einladung an, kann sich sein Status zu dem eines Kunden wandeln. Erfolgt dies nicht, so richtet der Therapeut weiterhin den Fokus immer wieder auf die Aktivitäten des Klienten. Er fragt also weiterhin nach Hinweisen, die doch noch die Option eröffnen könnten, das Problem zu lösen.

Ein weiterer Schwerpunkt des Therapiegesprächs sind Fragen nach der Erwartung des Klienten an den Therapeuten:

„Was ist passiert, das Ihnen sagt, dass dieses Problem lösbar ist?"

„Inwiefern hoffen Sie, dass ich Ihnen bei diesem Problem helfen kann?"

„Was lässt Sie hoffen, dass sich an der momentanen Situation etwas ändern wird?

Der Klient kann auch aufgefordert werden, mittels Skala die Wahrscheinlichkeit für das Finden einer Lösung oder das Ausführen des Experiments einzuschätzen. Ist die Ausführung der Aufgabe wenig wahrscheinlich, kann eventuell eine bessere Chance über eine imaginierte Wette bewirkt werden.

„Wenn ich wette, ob Sie xy einmal pro Woche / nächste Woche tun, werde ich die Wette gewinnen?"

Um die Aufgabenzuteilung besser strukturieren zu können, sind Klienten vom Beziehungstyp *‚Klagender'* zusätzlich noch zu unterscheiden in Bezug auf Vorhandensein oder Fehlen von Zielen und Ausnahmen sowie hinsichtlich der Art derselben.

Klagender ohne Ziele und Ausnahmen:

Für diesen Kliententyp gibt es zwei mögliche Ausgangspunkte für die Rückmeldung:

- Der Klient ohne erkennbare Ausnahme erhält Komplimente dafür, wie genau er sein Problem und dessen Auswirkungen auf sein Leben beobachtet und wie angestrengt er darüber nachgedacht hat. Als Überleitung kann kommentiert werden, dass dies ein hartnäckiges und ernstes Problem sei und anschließend ist eine Aufgabe der folgenden Art vorzuschlagen: ***„Von jetzt an bis zum nächsten Mal, wenn wir uns sehen, achten Sie darauf, was in Ihrem Leben geschieht, das Ihnen zeigt, dass dieses Problem gelöst werden kann".***
- Der ziellose Klient erhält nach Komplimentierung seines Erscheinens, seiner nützlichen Arbeit und hilfreichen Gedanken sowie nach Zustimmung zum Schweregrad seiner Problematik die frühere *‚Standard-Aufgabe des Erstgesprächs'*: ***„Von jetzt bis zum nächsten Mal, wenn wir uns sehen, möchte ich, dass Sie beobachten, und zwar so, dass Sie es mir beim nächsten Mal berichten können, was in .... Ihrer Familie, Ihrem Leben, Ihrer Ehe, ihrer Beziehung zu.... geschieht, von dem Sie möchten, dass es weiterhin geschieht"*** (14).

Klagender mit wahrnehmbaren Ausnahmen:

- Selbstinitiierte Ausnahmen:
  Bei Klienten vom Typ Klagender mit erkennbaren Ausnahmen kann als Ausgangspunkt eine Beobachtungsaufgabe zu den benannten Ausnahmen gestellt werden. Der Klient wird angehalten, bis zum nächsten Zusammentreffen derart auf die Zeiten zu achten, die besser sind, dass er diese bei der nächsten Sitzung detailliert beschreiben kann. Dabei soll er besonders auf die Situationen achten, in denen er anders handelt als üblicherweise und dadurch das Auftreten der Ausnahme bewirkt.
- Fremdinitiierte Ausnahmen:
  - Bei Klienten, die das Zustandekommen der Ausnahme ausschließlich dem Handeln bedeutsamer Anderer und keinesfalls dem eigenen Handeln zuschreiben, kann eine Beobachtung derjenigen Zeiten vorgeschlagen werden, in denen dies der Fall ist. Auch hier werden die Klienten angehalten, das Geschehen so zu beobachten, dass sie in

der nächsten Sitzung genauen Bericht erstatten können. Zusätzlich sollen die Klienten erkunden, welches eigene Verhalten Kontextpersonen geholfen haben könnte, die Ausnahme zu bewirken.

– Eine Alternative bei gleicher Grundvoraussetzung ist, den Klienten zum Durchführen einer abendlichen Voraussage anzuregen. Dieser soll prognostizieren, ob es sich beim nächsten Tag um einen *,besseren'* Tag handeln wird oder nicht. Vor der nächsten Vorhersage soll er jeweils die Einschätzung des abgelaufenen Tages beurteilen und sämtliche Unterschiede analysieren zwischen der Vorhersage und der Art, wie der Tag tatsächlich gelaufen ist.

Die Nützlichkeit derartiger Vorhersageaufgaben liegt vermutlich in der darin enthaltenen Suggestion. Die Vorhersage eines *,guten'* Tages erhöht die Wahrscheinlichkeit der Erwartung und startet Prozesse die ein tatsächliches Zustandekommen solcher Tage begünstigen. Zusätzlich wird der Klient noch gezielter nach Anzeichen für die Bestätigung seiner Vorhersage Ausschau halten, was wiederum die Wahrscheinlichkeit erhöht, dass er solche Zeichen wahrnimmt.

Vorhersageaufgaben sollten nur bei Klienten gegeben werden, die zufällige Ausnahmen klar definieren können, die also genaue und deutliche Unterschiede zwischen Ausnahmen und Normalsituationen angeben und auch beschreiben können. Kann der Klient diese klare Trennung nicht erkennen, ist es besser, nur eine Aufgabe der Suche nach Ausnahmen zu geben, gleichgültig wie vage sie momentan auch sind (15).

Eine weitere Aufgabe in Form einer Vorhersage ist die Schätzung der Wahrscheinlichkeit, das Wunder zu erreichen anhand einer Skala. Der Klient ermittelt hierbei den Skalenwert für den folgenden Tag am Abend vorher und notiert diesen in einer Liste. Die Angaben sind dann dahingehend auszuwerten, wann und wie sich die geschätzten von den real erreichten Werten unterscheiden. Der Klient wird angehalten, vor allem auf die Kontextvoraussetzungen zu achten, die das Eintreten oder den Skalenwert des Wunders günstiger beziehungsweise weniger günstig beeinflussen. Diese Aufgabe darf allerdings keine Handlungsanleitung beinhalten, also keine Leistung erfordern, das Wunder muss ja zufällig und von selbst passieren, es geht hier nur um eine Beobachtung oder Schätzung.

Die grundsätzliche Zielrichtung von Beobachtungsaufgaben ist neben dem Erkennen von Unterschieden das Fokussieren auf Positives. Ein Klient, der von sich glaubt, keine Kontrolle über sein Leben zu haben, kann vorrangig einmal gebeten werden, im Alltag sein Augenmerk auf das zu richten, was ihm hilft, seine Situation zu verbessern. Im nächsten Schritt wird er dann angehalten auf das zu achten, was er aktiv tut, um seine Situation zu verbessern.

Weitere Optionen für Beobachtungsaufgaben:

- Der Klagende soll die Situation im Fall von Realität und Wunder vergleichen und herausfinden, wann die Realität bereits der Wundersituation entspricht und was dann anders ist. Aus diesen Hinweisen über die Unterschiede zwischen den Zuständen können in der Folge wiederum Handlungsanweisungen abgeleitet werden (16).
- Der Klient wird aufgefordert herauszufinden, welche Handlungen er selbst setzt und was Personen aus seinem Umfeld tun, damit er den Skalenwert seines Befindens erhalten kann. Weiters soll er herausfinden, welches Verhalten von sich oder Anderen wahrscheinlich machen, dass er sich einen Punkt auf der Skala nach oben bewegen kann.
- Bei extrem schlimmer Situation kann der Klient angehalten werden zu beobachten, was am eigenen Verhalten und den Aktionen von Kontextpersonen hilft, den genannten Skalenwert trotzdem zu halten und hierüber eventuell Buch zu führen.
- Bei einem Klienten in einem psychischen Zwiespalt empfiehlt es sich Parteinahme möglichst zu vermeiden. Die klare Benennung des Dilemmas und die nochmalige detaillierte Darstellung der Optionen können dem Klienten bei der Entscheidungsfindung helfen.
  „Ich verstehe Ihr diesbezügliches Dilemma, eine Seite in Ihnen ...... die andere Seite ..... ich bin wirklich gespannt, wie Sie sich in dieser schwierigen Lage entscheiden werden. Denken Sie wirklich gut darüber nach, wägen Sie alles genau ab und berichten Sie mir beim nächsten Treffen darüber"

  Dasselbe Ziel kann erreicht werden über den Bezug auf die Person des Therapeuten und dessen inneres Dilemma mit folgender Aussage:

„Meine langjährige Erfahrung mit Problemen, wie Sie sie haben, würde mir raten, dass Sie folgendes tun ...(1. Wahloption). Ihr Problem ist jedoch ganz einzigartig und unterscheidet sich von den meisten anderen. Wenn ich also Ihre Situation mit einbeziehe, würde ich eher vorschlagen, dass Sie ... (2. WO). Von daher bin ich nicht sicher, was ich raten soll. Ich möchte nun, dass Sie über all dies nachdenken und mir bei unserem nächsten Treffen erzählen, welche Schritte Sie gegangen sind".

Es kann in einer solchen Situation auch nützlich sein, das Dilemma anzusprechen und darum zu bitten, bei der Suche nach einer Lösung noch fortzufahren und intensiv nach einer dritten Möglichkeit zu forschen. Die Aufgabe bis zur nächsten Sitzung bezieht sich dann auf die Suche nach Alternativmöglichkeiten.

7.5.3.3 Kunden

„Es ist wichtig, sich in verschiedenen Dingen hinlänglich zu üben, aber sich in einer Sache zu vervollkommnen."

Miyamoto Musashi

Im Gegensatz zum Klagenden beschreibt der Kunde Situation und Ziel derart, dass er selbst Handlungen gegen sein Problem zu unternehmen bereit ist. Er sieht sich also selbst als Teil der Lösung. Die therapeutische Aufgabe besteht darin, mit dem Klienten den ersten aktiven Verhaltensschritt zu identifizieren, den dieser unternehmen muss. Als Hilfestellung kann eine Handlungsaufgabe aufgegeben werden.

Die Verschreibung von Experimenten in Form von Handlungsanweisungen hat folgende Ausrichtung:

- Fortfahren mit den Handlungen, die bisher erfolgreich durchgeführt wurden.
- ***‚So tun als ob'*** mit genauer Analyse des Unterschieds zum vorhergehenden Verhalten.
- Einführen von Zufallselementen mit dem Aspekt von Heimlichkeit und Raten.
- Treffen von Voraussagen mit Analyse des Ergebnisses.
- Utilisierung von problematisch definiertem Verhalten.
- Veränderung von Teilen des problematischen Musters.

Das Nutzen dieser Grundelemente kann auf unterschiedliche Weise erfolgen, nachfolgend sind einige Anwendungsmöglichkeiten dieser Basisideen aufgeführt:

- **Das ‚*Leichteste*' als Handlung vorschlagen:** Die am einfachsten auszuführende Handlung innerhalb der Schilderung des Wunders oder der hypothetischen Lösung in bestimmten Abständen (jeden 2. Tag / einmal pro Woche) zur Umsetzung in der Realität auftragen.
- **‚So tun als ob' bezüglich des eigenen positiven Zustands:** Den Klienten dazu anhalten, statt auf negative Gefühle zu fokussieren, seinem Umfeld eine gute Verfassung vorzuspielen. Das bewusste Fokussieren von Aufmerksamkeit auf die positive innere Haltung bewirkt eventuell auch ein perfektes *‚sich selbst etwas vormachen'*; als unterstützender Nebeneffekt ändern sich bei einer solchen Ausdrucksweise vermutlich auch die Verhaltensweisen der Kontextpersonen. Der Klient erkennt bei Akzeptanz des Experiments indirekt an, dass *‚bessere'* Tage möglich sind und bereitet so den Weg für selbst erfüllende Voraussagen. Wie bei allen Experimenten, die sich auf ein *‚So tun als ob'* beziehen, kann der Klient auch hier angehalten werden, sich auf die Unterschiede zwischen den beiden Optionen zu konzentrieren.
- **‚So tun als ob' das Wunder passiert sei:** Hierbei handelt es sich um dieselbe Aufgabenverschreibung wie zuvor mit dem Unterschied, dass auf die Situation nach Eintritt des Wunders fokussiert wird. Das Experiment eignet sich besonders im Kontext von Beziehungen, wobei dann noch zusätzlich das Element der Heimlichkeit zur Nutzung kommen sollte. Wenn von zwei Partnern ein gemeinsames Wunder erarbeitet werden konnte, kann die Aufgabe gegeben werden, im Laufe der nächsten 6 Wochen einen Tag pro Woche per Würfel auszuwählen, und an diesem Tag den halben Tag lang so zu tun, als ob das Wunder schon geschehen sei. Das Würfeln und die Ausführung müssen für beide Parteien heimlich erfolgen und es soll dem Anderen nicht verraten werden, um welchen Tag es sich jeweils handelt. Jeder Partner soll versuchen herauszufinden, wann der Tag ist, an dem der andere so tut als ob das Wunder passiert sei. Auf die zu-

lässige Frage, ob gerade der Wundertag des anderen sei, darf allerdings immer nur mit *‚nein'* geantwortet werden, selbst wenn der Frager damit richtig liegt. Wird diese Aufgabe angenommen, hat sie die positive Wirkung, dass jeder Ausschau nach angenehmen Verhaltensweisen des anderen hält, statt wie zuvor hauptsächlich auf Negatives zu fokussieren.

– **Zufallselement einführen:** Durch Würfeln oder Münzwurf ein Spannungselement einführen, wobei den Optionen für einen Tag ein jeweils unterschiedliches Handeln zugeordnet wird (so tun als ob / einfachste Handlung / Handeln wie bisher / etwas anderes machen etc). Zusätzlich kann der Klient wie üblich angehalten werden, auf Unterschiede zwischen den Tagen zu achten. Das Hauptaugenmerk des Klienten soll in diesem Fall darauf gerichtet sein,
    - wie er selbst handelt,
    - wie andere Menschen handeln,
    - was sich an den anderen Menschen durch sein eigenes verändertes Verhalten ändert,
    - wie sich dies wiederum auf ihn auswirkt und
    - was er glaubt, welche Veränderungen die anderen vielleicht an ihm bemerken.

Bei der Option des Münzwurfs ist der Klient außerdem darauf hinzuweisen, dass Münzen ziemlich merkwürdige Eigenschaften haben und man nicht unbedingt eine Chance von 50 Prozent haben müsse, weil man ja schließlich auch noch ein zweites Mal würfeln könne. Mit dem Verweis ***„Münzen lügen manchmal – Sie haben verstanden?"*** ist dem Klienten die Möglichkeit eröffnet, sich sein passendes Ergebnis selbst zu schaffen. Wenn der Klient bereit wäre, aktiv zu arbeiten und durch das Ergebnis des Münzwurfes theoretisch davon abgehalten würde, so kann er sich immer entschließen, mit einem zweiten Wurf seinem Glück nachzuhelfen.

Münzoptionen:
– Heimlich eine Münze werfen: Eine Seite bedeutet ein neues Verhalten, die andere Seite das gleiche Verhalten wie bisher – Beobachten des Unterschieds.

- Nach einem Münzwurf 2 Mal pro Woche in der ersten halben Stunde des Tages oder in der wichtigsten Tagesphase *,So tun als ob'* das Wunder passiert sei.
- Am Abend eine Münze werfen und am nächsten Tag so handeln, als sei man auf der Skala einen Punktwert weitergekommen. Beim gegenteiligen Ergebnis muss nichts vorgetäuscht werden. Bei dieser Aufgabe kann offen gelassen werden, was stattdessen zu tun ist, damit der Klient selbst entscheiden kann. Vielleicht tut er gar nichts, vielleicht gelangt er ohne Vortäuschen tatsächlich auf den höheren Skalenwert. Sobald der Klient das Gefühl hat, tatsächlich einen Skalenwert höher gelangt zu sein, kann ihm aufgetragen werden, sich auf angemessene Art zu belohnen. Bei Aufgabenstellung im partnerschaftlichen Kontext soll der eine Partner 24 Stunden nach dem Moment, ab dem er glaubt, dass der Andere den höheren Skalenwert tatsächlich erreicht hat und dies nicht nur vortäuscht, diesem irgendeine Belohnung zukommen lassen.
- Ein Tag in der Woche kann ausgelassen werden, an den restlichen sechs Tagen soll der Klient am Abend zuvor eine Münze werfen. In Vorarbeit entwirft der Klient eine Liste von Handlungsoptionen die bei der Problemlösung helfen könnten, und legt zu jeder Aktivität schon die mindestens als lohnend angesehene Zeitdauer fest. Beim Münzwurf am Abend wählt er eine Tätigkeit aus der Liste aus. Von dieser Aktivität führt er am Nachmittag des folgenden Tages weniger als halb so viel aus, wie er meint, dass nötig wäre, damit sich die Tätigkeit überhaupt lohnt. Zusätzlich soll er noch auf einem Zettel notieren, was an diesen Tagen anders war.
- Im Fall von Schlaflosigkeit rät der Therapeut zu einem Münzwurf am Abend, um festzulegen, welche der beiden folgenden Optionen diesmal zum Einsatz kommt: Bei Schlaflosigkeit von über einer Stunde nach dem Niederlegen soll der Klient dann
    - aufstehen und Hausarbeit oder unangenehme Büroarbeit erledigen.

- mit weit geöffneten Augen liegen bleiben und darauf achten, dass die Zunge nicht die Oberseite des Gaumens berührt.

– **Voraussagen treffen lassen:** Wie zuvor am Abend eine Voraussage über den Ablauf des nächsten Tages anhand einer Skala treffen und diese dann zu Mittag mit dem tatsächlichen bisherigen Tagesablauf einschätzend vergleichen lassen. Die Analyse der Unterschiede zwischen der Voraussage und dem tatsächlichen Verlauf können dem Klienten helfen, seinen Einfluss zu erkennen und dann entsprechend auszuweiten.
Die gängige Annahme, dass ein problematisches Muster durch etwas verursacht wird, das dem Auftreten des Musters unmittelbar vorausgeht, wird hier therapeutisch genutzt. Die Voraussage von guten Tagen kann die Hoffnung zu einer selbst erfüllenden Prophezeiung werden lassen. Die Voraussage von schlechten Tagen birgt immer noch die Möglichkeit der inneren Rebellion gegen die eigene Voraussage und des Erzwingens der positiven Variante in sich. Prinzipiell hilft die implizite Aussage ***„es wird auch gute Tage geben"***, die Erwartung ihres Auftretens zu entwickeln.
In einer Partnerschaft kann ebenso vorgeschlagen werden, darauf zu achten, was der jeweils andere tut, damit man selbst bei der angestrebten Zahl seiner Skala bleiben kann. Das Verhalten des Anderen soll geheim eine Woche lang beobachtet werden und ist dann außerhalb der Wohnung anlässlich eines Treffens auszutauschen.

– **Verhaltens- und Neigungsveränderungen utilisieren:** Vielfach beschreiben Klienten unterschiedlicher Kategorien ihr Problem sehr ähnlich, nämlich als eine bestimmte Art des Fühlens und Handelns, die sie verändern wollen. In solchen Fällen ist es das Ziel, die Neigung sich …xy… zu fühlen oder eine bestimme, negativ empfundene Verhaltensweise an den Tag zu legen, zu verändern. Als Einstieg kann hier, je nach Klientenityp in Form von Handlungs- oder Beobachtungsanweisung, eine Aufgabe gegeben werden, die ein *‚dem Drang widerstehen'* beinhaltet:
„Achten Sie auf jene Zeiten, wo es Ihnen gelingt, dem

Drang zu ... xy ... zu widerstehen. Achten Sie darauf, was in diesen Zeiten anders ist, besonders darauf, was Sie tun, um den Drang zu widerstehen"
Voraussetzung für diese Art der Aufgabenstellung ist, dass zuvor eine zufällige Ausnahme beschrieben werden konnte (17).

- **Strukturierten Krach planen:** Diese Interventionsform ist im partnerschaftlichen Kontext dann angebracht, wenn beide Seiten über Auseinandersetzungen klagen, bei denen kein Ergebnis sichtbar ist.
  - Durch Hochwerfen einer Münze entscheiden, wer beginnen darf.
  - Der Gewinner darf sich 10 Minuten lang *‚beklagen'* ohne dabei unterbrochen zu werden.
  - Anschließend stehen dem Partner 10 Minuten ununterbrochener Redezeit zu.
  - Daran anschließend muss 10 Minuten lang geschwiegen werden, bevor - wiederum durch Hochwerfen einer Münze - eine neue Runde eingeleitet wird (18).

- **Entscheidung zwischen zwei Alternativen finden:** Bei Klienten, die innerlich zwischen zwei Möglichkeiten schwanken, kann erst einmal deren Wunsch nach bewusster und vorsichtiger Entscheidungssuche komplimentiert werden. Danach verdeutlicht der Therapeut, dass es selbst in ähnlicher Situation ebenso unsicher wäre, und betont die Schwierigkeit der Entscheidung sowie die noch bevorstehende harte Arbeit.
  Der Klient kann dann angehalten werden, die alternativen Verhaltensweisen laut Ergebnis eines Münzwurfs mit allen dazugehörenden Rahmenhandlungen auszuführen. Dabei soll er darauf achten, was ihm Klarheit darüber verschafft, welche Option vielleicht doch besser ist. Hierzu kann dem Klienten der Hinweis gegeben werden, immer daran zu denken, dass man sich bezüglich einer *‚richtigen'* Entscheidung natürlich nie zu hundert Prozent sicher sein kann Die Verbesserung soll dann in der nächsten Sitzung berichtet werden.
  Als Alternative bei sehr verwirrten Klienten kann es nützlich sein, nur eine Beobachtungsaufgabe zu geben, die sie anregt auf das zu achten, was verdeutlicht, dass

die momentane Verwirrung bezüglich der beiden Alternativen normal und völlig in Ordnung ist. Es kann zudem vorgeschlagen werden, ein Tagebuch über die guten und schlechten Seiten der Verwirrung zu führen.

- **Problemanalytiker beruhigen:** Klienten mit vielen ‚Warum-Fragen' können angeregt werden so zu tun als ob irgendwann in der folgenden Woche die gewünschten Erklärungen im Traum auftauchen würden. Da er dieses Wissen jedoch aufgrund von Vergessen der Träume nicht mehr würde abrufen können, soll er jeweils am Morgen auf das achten, was eventuell anders ist. Zudem soll er beobachten, ob sich der Skalenwert verändert hat, was dann als Indiz dafür zu bewerten ist, dass der erklärende Traum in genau dieser Nacht geträumt wurde.
  Alternativ kann dem Klienten vorgeschlagen werden, jeden Tag am gleichen Platz alles schriftlich aufzulisten, was ihm an Vergangenem wichtig und nötig erscheint, aufgearbeitet zu werden und dies dann 15 - 20 Minuten lang schriftlich zu bearbeiten. Am nächsten Tag sind die Ergebnisse durchzulesen und zu vernichten, wenn sich das Thema damit erübrigt hat, im anderen Fall ist weiter schriftlich mit neuen Ideen an der gleichen Thematik zu arbeiten.

- **Machtmissbrauch vermeiden:** Bei sehr schlechter Situation zwischen Eltern und Kindern mit Beleidigung der Eltern durch die Kinder kann es helfen, den betroffenen Elternteil aufzufordern, beim nächsten Anlass einer emotionalen Konfliktsituation einfach nur zu sagen:
  „... ich war dir eine schlechte, miese Mutter / Vater"
  eventuell mit dem Vorsatz
  „Du gehst mir extrem auf die Nerven, aber vermutlich habe ich das verdient, denn..."
  und das Gespräch dann nicht mehr weiterführen und auch nicht den Anschein erregen, als würde einem etwas an einer Antwort liegen. Anschließend ist mit der zuvor ausgeführten Arbeit weitermachen oder es ist der Raum zu verlassen.

- **Aggressive Kontextpartner beruhigen:** Im Falle einer Verbesserung der Situation jeden Tag irgendwann einmal im Lauf des Tages kommentarlos mit abschließendem Abwenden eine verwirrende Belohnung geben. Bei eventuellem Nachfragen nur antworten, dass einem einfach danach war.

- **Ausnahme als Glück definieren:** Wenn eine Verbesserung ausschließlich als *‚Glück'* definiert wird, kann dem Klienten vorgeschlagen werden, ganz genau hinzusehen, wann ihm dieses Glück *‚passiert'*. Der Therapeut macht hierbei deutlich, dass er es für wahrscheinlicher hält, dass sich das Glück öfter zeigen wird, wenn es dem Klienten bewusst ist und er gezielt danach Ausschau hält. Als Aufgabe empfiehlt es sich anzuregen, anhand der Skala eine Vorhersage über den Verlauf des nächsten Tages zu treffen, und zwar bezüglich der Häufigkeit des Auftretens von Glück. Am nächsten Abend kann der Klient dann prüfen, inwieweit die getroffene Vorhersage richtig war.
- **Kontrahenten versöhnen:** Bei widersprüchlichen Meinungen innerhalb einer Familie oder eines Paares über die Art der Lösung eines Problems legt der Therapeut die gleiche geteilte Meinung innerhalb der eigenen Person offen, um damit Nötigung zu parteiische Stellungnahme zu vermeiden. Er rät den Kontrahenten daher als *‚einzig ersichtlichen Ausweg'*, jeden Morgen beim Aufstehen eine Münze zu werfen. Die Klienten sind sollen dann das Problem so zu lösen versuchen, wie sie es zuvor für die jeweilige Münzseite beschlossen hatten, wobei jedem der Kontrahenten eine Münzseite und damit eine Lösungsoption zur Verfügung steht. Der Partner, dessen Münzseite nicht erlost wurde, soll dabei im Hintergrund zu bleiben, Er hat eher darauf zu achten, welche Handlungen der Andere im Umgang mit dem Problem setzt und was an diesen hilfreich ist oder einen Unterschied macht, um dies bei der nächsten Sitzung dem Therapeuten zu berichten. Die Aufgabe stärkt die Sichtweisen beider Kontrahenten, lässt sie so ihr Gesicht wahren und unterläuft gleichzeitig ein kategorisches Entweder-Oder-Denken. Das Werfen der Münze verhindert zusätzlich noch eine Gelegenheit zum Streit.
- **Frieden zwischen streitenden Kindern schließen:** Der Streit zwischen Geschwistern wird vom Therapeuten

verbal als an sich notwendig definiert werden, damit sich Kinder im geschützten Rahmen auf Gewinnen und Verlieren sowie auf Geben und Nehmen im Leben vorbereiten können. Er weist aber auch darauf hin, dass es ein *'zu viel'* gäbe, bei dem dann die Grenze zum Problem überschritten würde. Der Streit sei also von den Eltern geschickt dafür zu nutzen, den Kindern noch mehr beizubringen, ohne diese die Grenze zum *'zu viel'* überschreiten zu lassen.

- Eltern sollen Kinder, die viel streiten, zu einem zuvor festgelegten Zeitpunkt einen so genannten *'Pflichtstreit'* durchführen lassen.
- Bei zwei ständig streitenden Kindern ist von vorne herein festzulegen, dass ein Kind an geraden und ein Kind an ungeraden Tagen immer der Gewinner sein solle, die Festlegung kann auch täglich morgens über Münzwurf erfolgen.

– **Mit Gewalttätern umgehen:** Bei Gewalttätern empfiehlt es sich zuerst die Person zu sehen und dann erst das Problem hinter der Person, denn eine generelle Verurteilung ist wenig hilfreich für den Veränderungsprozess. Nützlicher ist die Annahme, dass der Klient zum gegenwärtigen Zeitpunkt seine vollen Kapazitäten noch nicht wirklich ausschöpft. Als Einstiegsfragen an Gewalttäter in der ersten Sitzung sind daher hauptsächlich die zwei folgenden hilfreich:

- ***„Worauf in Ihrem Leben sind Sie am meisten stolz?"***
- ***„Was war die schwierigste Veränderung in Ihrem Leben?"***

In einer Folgesitzung oder der Abschlusssitzung können zusätzlich noch folgende Fragen nützlich sein:

- ***„Beschreiben Sie Ihre Definition einer guten Beziehung"***
- ***„Wer war die Person, die in Ihrem Leben den positivsten Einfluss auf Sie hatte und wie hat diese Person das geschafft?"***

Die entsprechenden Antworten können dann zur Grundlage der Aufgabe gemacht werden.

– **Kleine Teile eines Musters verändern:** Die Neugestaltung kleinster Teilsequenzen eines Musters kann Veränderungen in allen anderen Sequenzen bewirken. Eine

Aufgabenstellung wie beispielsweise die, den Klienten mit seinem Partner eine Vereinbarung treffen zu lassen, Streit nur in der Küche, also örtlich streng begrenzt zu führen, kann zu einer Änderung des Gesamtproblems führen.

- **Symbolische Suggestion nutzen:** Traumatisierte Menschen und Klienten in einer schweren Krise werden gebeten, sich ein wohltuendes Wort, ein Symbol, einen Gedanken an einen geliebten, verstorbenen Menschen oder einen Satz mit besonders positiver Bedeutung beziehungsweise ein angenehmes inneres Bild vorzustellen. Der jeweilige Satz dazu wird vom Klienten mit der nicht dominanten Hand aufgeschrieben und wann immer er sich unsicher und ängstlich fühlt, kann er den Zettel dann zur Beruhigung ansehen. Nutzt sich die Bedeutung mit der Zeit ab, ist sie durch eine eher passende Formulierung zu ersetzen.

- **Phantasiebilder schaffen lassen:** Klienten, die sich in gewissen Situationen als hilflose und machtlose Opfer sehen, werden angehalten, sich bei nächster Gelegenheit ihr Gegenüber in irgendeiner lächerlichen, entwürdigenden oder peinlichen Situation vorzustellen (nackt, zahnlos etc.).

- **Wettbewerb des Guten anregen:** Bei Kontrahenten, die keinen Schritt zur Versöhnung machen wollen, hilft es, den Fokus mehr auf die Frage zu richten, wer von beiden als Erster in der Lage sein wird, den zweiten Schritt zu machen. So kann aus der blockierten Situation ein ‚Wettbewerb im Guten' werden. Bei den Streitpartnern wird das Interesse geweckt, zu erkunden, wie dieser zweite Schritt aussehen könnte. Indem außerdem die Anweisung gegeben wird, die Aufgabe heimlich zu machen, sind beide Beteiligten gefordert, bei ihren Aktivitäten nicht ins Hintertreffen zu geraten. Auf diesem Weg erfährt keiner von beiden, wer den ersten Schritt gemacht hat und diese Frage verliert an Belang. Der Kampf um die Vorherrschaft beim Setzen des zweiten Schrittes führt dagegen in Richtung der Lösung.

- **Problemverhalten utilisieren:** Die vom Klienten als verwirrend, mysteriös, störend oder generell problematisch empfundene Eigenschaft wird hervorgehoben und als geschickter Schutzmechanismus komplimentiert. Zudem wird der Rat erteilt, mit dem problematischen Verhalten so lange fort zu fahren, bis ein Ausstieg wirklich lohnenswert erscheint oder die Umstände dies erlauben. Klienten mit extremen Zweifeln und Ängsten können ebenfalls in Ihrer Einschätzung der Situation bestärkt werden und ihr Empfinden ist als nützlich und verständlich zu komplimentieren. Gleichzeitig kann ihnen jedoch die Option einer Änderung des Verhaltens nahe gelegt werden:
  „Solange Sie noch irgendwelche Zweifel haben, sind die wohl auf irgendeine Art nützlich und es ist sinnvoll Angst zu haben etwas zu tun, von dem man weiß, dass es gut für einen ist, aber auch nach hinten losgehen kann. Da ist es wahrscheinlich richtig, dass Sie sich Zeit nehmen, bis Sie absolut sicher sind – soweit es eben Sicherheit überhaupt gibt und dann warten Sie noch einmal 24 Stunden, und wenn Sie dann noch ganz sicher sind, dann tun Sie es. Solche Zweifel zu haben ist gut und sicher und es ist richtig, sich die Zeit zu geben, um sicher werden zu können und erst dann zu handeln“.

- **Lösungskurve einführen:** Aufgrund der Wichtigkeit von Veränderungen kann es nützlich sein, den Klienten anzuregen, diese mit Hilfe einer Lösungskurve festzuhalten (waagrecht sind die Tage und senkrecht die Skalenwerte von 0 – 10 anzugeben). Neben dem Eintrag für den täglichen Zahlenwert kann der Klient noch angehalten werden, Überlegungen anzustellen, was
  - am jeweiligen Tag besser war als sonst, wenn auch nur ein wenig?
  - Andere sagen würden, was besser war, wenigstens ein wenig?
  - inwiefern der Tag besser war als sonst?
  - er selbst dazu beigetragen hat, dass der Tag so geworden ist, wie er ihn bewertet hat?
  - Andere sagen würden, was er getan oder nicht getan hat, damit der Tag so geworden ist, wie er ihn bewertet hat?

- er heute gelernt hat, wovon er in Zukunft mehr / weniger tun sollte?

Jede der Fragen ist als Abschluss, wenn alle anderen Optionen erkundet wurden, noch zu erweitern durch „... *und was noch?*" (19).

Den hilfreichen Ideen bei der Verschreibung von Experimenten sind kaum Grenzen gesetzt, generell sind sie eher einfach zu halten (20).

1. Siehe dazu auch Kapitel 6, Anmerkung Nr. 2.
2. Hierfür ist es hilfreich, während des Gesprächs Notizen zu machen über die vom Klienten im Zusammenhang mit der Wunderfrage benützten Wortlaute und die jeweiligen Schlüsselworte im Umfeld der Lösung, um diese dann konkret ebenso benutzen zu können.
3. Das Gesamtausmaß der Therapie verkürzt sich durch das Stellen von Aufgaben um 1 - 2 Sitzungen.
4. Siehe Kim Berg, 1999, S. 29 f.
5. Siehe de Shazer, 1989, S. 104 - 106.
6. Insa Sparrer definiert die Kategorien sehr schön in ‚exponentiell' lösungs- und entwicklungsorientierter Hinsicht als „Stadien eines Entwicklungsprozesses", siehe dazu genauer Sparrer, 2001, S. 70 f.
7. Siehe dazu de Shazer 1989, S. 115f. und 149-168.
8. Siehe dazu ausführlich Kim Berg, de Jong, 1999, S. 101-130.
9. Sollte auch dies verschwommen definiert worden sein, so kann zumindest die Fähigkeit des Klienten komplimentiert werden, bei all der Verworrenheit überhaupt noch klar kommunizieren zu können; in jedem Fall ist irgendein Hinweis auf Klarheit zu geben, als Gegenpol zur vagen Schilderung von Ziel oder Lösung.
10. Bei zwangsweise verordneter Therapie ist es einen Versuch wert, den Klienten zur Zusammenarbeit zu bewegen. Gelingt es dem Therapeuten, den Klienten davon zu überzeugen, dass er seine Autonomie gegenüber dem Überweiser nur durch einen Therapieerfolg zurückgewinnen kann so lässt sich dies als Ziel definieren. Der Klient entwickelt dadurch Interesse an der Therapie und wandelt sich zum Klagenden oder zum Kunden.
11. Siehe dazu Kim Berg, De Jong, 1999, S. 186.
12. Hilfreich und wirksam kann in dieser Hinsicht auch sein, ungezogenes Verhalten eines Kindes als *‚müde sein'* umzudeuten. Die Müdigkeit impliziert ein automatisches Ende des Zustands, sobald das Kind ausgeschlafen ist, der erzieherische Nutzen dieses reframings wurde vielfach bestätigt.
13. Es ist bei dieser Aufgabenstellung nicht wesentlich, ob tatsächlich ein höherer Wert erreicht wird, sondern es geht darum, wer diese Änderung im

Verhalten des Klienten, die sicherlich irgendwann erfolgen wird, als Erster merkt, wobei sie der Andere natürlich auch, sozusagen als Zweiter merkt.

14. siehe Kim Berg / De Jong S. 186 ff und de Shazer 1999, S. 184 ff.
15. Kim Berg, De Jong, 1999, S. 189 f.
16. Bei allen Aufgaben, die darauf ausgerichtet sind, zwei gegensätzliche Zustände zu erforschen, ist der Klient anzuhalten, hauptsächlich auf die erkennbaren Unterschiede zu achten.
17. Siehe dazu Kim Berg, de Jong, 1999, S. 196 f.
18. Siehe dazu genauer de Shazer, 1999, S 166 f.
19. Siehe dazu Kim Berg, de Jong, 1999, S. 122 ff.
20. Allerdings ist manchmal auch das Element der Verwirrung hilfreich. Auf Nachfrage des Klienten ist dann keinesfalls der Ablauf zu wiederholen, sondern der Klient ist in seiner Verwirrung zu belassen. Ein abschließender Hinweis wie *„Sie werden es nützlich umsetzen"* kann den Klienten zu eigenen Aktivitäten anregen, die eine Lösung auf den Weg bringen.

7.6 Coping

„Zur Erleuchtung gehören, wie zur Rettung und zur therapeutischen Veränderung schmerzvolle Schritte auf dem Weg zur Seligkeit."

Jay Haley

„Der beste Ausweg ist meist der Durchbruch."

Robert Frost

In Krisensituationen, bei absoluter Hoffnungslosigkeit und bei eindeutiger Aussage des Klienten, dass seit der letzten Sitzung keinerlei Besserung erfolgt sei, sondern sich die Umstände sogar verschlimmert hätten, ist mit Coping-Fragen (1) zu arbeiten. Klienten in Krisensituationen sind noch weit weniger als andere Klienten in der Lage, Ziele zu formulieren, sie bleiben stattdessen verstärkt bei der Problembeschreibung. Daher ist es hilfreich, wenn der Therapeut statt Zielformulierung eher einen Dialog zu den Coping-Mechanismen beginnen, um auf bisherige Erfolge zu fokussieren. Auf dem Umweg über diese vertrauensbildenden Maßnahmen kann in begrenztem Umfang wieder zur Zielformulierung zurückgekehrt und im nächsten Schritt des Coping-Ablaufs dann wieder mit Skalierungsfragen gearbeitet werden. Coping-Fragen bleiben im Bereich des *‚Lösungs-Finde-Prozesses'*, sie reduzieren aber die Anforderungen an den Klienten.

Menschen, die Krisen durchmachen, brauchen sofortige Hilfe, um ihre Reaktionen zu stabilisieren, die Kontrolle über ihren Alltag zurück zu gewinnen und den Prozess der Anpassung an die Unterbrechung des normalen Ablaufs ihres bisherigen Lebens in Gang zu setzen. Ihre Coping-Mechanismen sind also auf den für die Situation erforderlichen Stand zu bringen. Krisen zeigen sich weniger in der Situation an sich, als in der Wahrnehmung derselben und der Reaktion des Individuums. Auf gleiche traumatische Ereignisse gibt es unterschiedliche Anpassungsgrade, jede Krise ist demnach eine Frage der Wahrnehmung. Die Wahrnehmung wiederum ist in eine positive Richtung lenkbar, was durch lösungsorientierte Interviewtechniken gefördert werden kann.

Aus lösungsfokussierter Sicht wirkt es unterstützend, traumatische Veränderungen nicht als unerwartete Störung des Gleichgewichts zu betrachten, sondern als Gelegenheit, um großen Veränderungen mit außergewöhnlicher Stärke zu begegnen. Dieser Prozess kann in unterschiedliche Richtungen führen, je nach Wunsch, Motivation und Möglichkeit des Klienten. Eine Krise kann sowohl Gefahr als auch positive Veränderung bedeuten, das therapeutische Ziel sollte daher nicht auf Wiederherstellung des Status Quo, sondern auf Veränderung zum besseren Ablauf des Lebens ausgerichtet sein. Die Verwandlung einer Krise in eine Chance zu positiver Entwicklung kann dadurch angeregt werden, dass – immer mit Blick auf Aktivitäten des Klienten im Sinne einer Lösung – die folgenden Aspekte untersucht werden (2):

- Was ist diesmal anders?
- Wie ist, unter absoluter Achtung von Ernst und Schwere des Problems die Bedeutung für den Klienten im Vergleich zu eventuell ähnlichen früheren Situationen?
- Wie sehen die Interpretation beteiligter Personen aus?
- Wie passen Ereignis und Reaktion zusammen?
- Worin besteht die äußere Wirklichkeit, die die Krise hervorruft und was sind die inneren Reaktionen?
- Wie konnte der Klient vergangene Krisen erfolgreich meistern?
- Wie können die in der Vergangenheit bei ähnlichen Krisen erfolgreich angewandten Strategien gefunden und auf die gegenwärtige Krise übertragen werden?
- Wie kommt es, dass die Dinge nicht noch schlimmer sind?
- Was hat der Klient aus der Krise über sich und / oder seine Familie gelernt?

- Was sind die ersten Anzeichen, die eine Krise ankündigen und welche Gegenmaßnahmen können dann ergriffen werden (altbewährte Handlungen und eventuelle neue Aktivitäten)?
- Wie konnte es passieren, dass vergleichbare Situationen nicht in einer Krise eskaliert sind?
  - Wer hat wann - was - wie gemacht, damit dies passiert ist?
  - Was ist anders gelaufen und was konnte der Klient daraus lernen?
- Welche Bedingungen und Auslöser führen am ehesten in eine Krise, welcher Kontext begünstigt demnach Krisen?

Gerade bei Klienten in Krisensituationen ist der Therapeut leicht geneigt, in eine Haltung von Problemorientierung zurückzufallen, weil er aufgrund der Verzweiflung und scheinbaren Ressourcenlosigkeit des Klienten davor zurückschreckt, einen Prozess der Lösungsfindung und Ressourcenorientierung zu starten. Gerade dieser Prozess trägt jedoch zur Stabilisierung der Klienten bei. Aus lösungsfokussierter Sicht sollten Klienten in Krisensituationen daher ebenso behandelt werden wie alle anderen Klienten und der übliche Sitzungsablauf ist nicht wesentlich abzuwandeln.

Wie bei anderen Sitzungen auch, ist im Krisenfall aus einer Position des Nicht-Wissens heraus die Frage nach der Nützlichkeit der Sitzung zu stellen sowie nach der gewünschten Hilfestellung, um so einen Dialog über die Formulierung von Zielen zu eröffnen. Die darauf meist folgende Problemschilderung ist bei starker Gefühlsbelastung mit einfühlendem Bestätigen der Wahrnehmungen des Klienten, zu kommentieren. Auch bei weitgehender Sprachlosigkeit aufgrund eines traumatisierenden Erlebnisses sind alle Optionen therapeutischen Wirkens auszuschöpfen, um einen Wechsel von der Problemsprache in die Lösungssprache zu bewirken.

Sobald der Klient sein Problem ausreichend geschildert und der Therapeut diese subjektive Wahrnehmung und Dokumentation mit entsprechender Anteilnahme versehen hat, kann geklärt werden, was bereits zur Situationsbewältigung versucht wurde. Der Coping-Dialog wird hierbei am Besten eröffnet mit der Frage: ***„Was haben Sie bisher als hilfreich empfunden?"***

Die Frage beinhaltet die Annahme, dass bereits nützliche Wege gefunden wurden, um mit der traumatischen Situation fertig zu werden. Die daraufhin vom Klienten offerierten Strategien sind direkt und indirekt zu komplimentieren und noch genauer zu hinterfragen:

- Wie ist der Klient auf die Idee gekommen, die jeweilige Handlung zu setzen?
- Wie hat er herausgefunden, dass eine bestimmte Handlung zur Verbesserung beiträgt?
- Hat er während dieses Prozesses über sich selbst gestaunt?
- Wie gut hat er sich und die Umstände seiner Meinung nach im Griff?

Coping-Fragen oder Bewältigungsfragen zielen darauf ab, die Aufmerksamkeit des Klienten von Angst, Einsamkeit, Elend und Hoffnungslosigkeit wegzulenken auf das, was sie tun, um den Schmerz und seine Begleiterscheinungen zu überleben. Es handelt sich also um eine Lösungssprache, die genau auf den Klienten zugeschnitten ist und bei entsprechender Anleitung zu einer Suche nach Ausnahmen werden kann.

Manche Klienten sind in ihrer Problemsituation derart ratlos, dass sie den Therapeuten um Hilfe in Form direkter Vorgabe von Aktivitäten oder zumindest um seine Sicht eines Auswegs fragen. Der Therapeut kann einem solchen Hilfsansuchen als erste Reaktion dadurch begegnen, dass er bekennt, das Ausmaß des Traumas nicht wirklich nachvollziehen zu können, weil er es nicht selbst erlebt hat. Anschließend können aus einer Position der ehrlichen Neugier und des aufrichtigen Interesses Fragen zur Art der Lebensbewältigung in dieser schlimmen Situationen gestellt werden. Klienten haben meist schon irgendwelche Schritte zur Verbesserung ihrer Lage unternommen, und auch wenn diese Aktivitäten noch nicht ausreichend waren, so bieten sie doch immer Gelegenheiten für Komplimentierung und eventuell auch Ansatzpunkte für den Aufbau einer erfolgreichen Coping-Strategie. Fragen der folgenden Art können hierbei helfen:

„Wie kommt es, dass alles nicht noch schlimmer ist?“

„Wie kommt es, dass es nicht schlimmer ist, wenn man bedenkt, was Sie durchgemacht haben – wie haben Sie diese Verschlechterung verhindert?“

Bei extrem schlimmen Schilderungen können Eigeninitiative und aktives Handeln mobilisiert werden durch die fragende Aussage:

„Ich bin wirklich gespannt, was Sie jetzt tun werden" oder

„So – was werden Sie machen?"

Dem Klienten kann der Hinweis gegeben, dass weder der Therapeut noch andere Menschen für ihn handeln können, dass jedoch eine Aktion gesetzt werden muss, um die missliche Lage zu beseitigen und dass dafür nur er selbst in Frage kommt. Eventuell ist in diesem Zusammenhang auch der Hinweis zu geben auf die für die Lösung des Problems notwendige Geduld und Hartnäckigkeit.

Um auch in extremen Situationen, wie beispielsweise bei Suizidandrohung lösungsfokussiert zu bleiben, ist es hilfreich, die andere Seite der traumatischen Situation zu erkunden. Selbst Klienten mit Selbstmordabsichten sind während des Gesprächs lebendig und haben es bis zu diesem Punkt geschafft. Die dafür nötigen Stärken können mobilisiert und dadurch ein Gefühl der Kontrolle über Emotionen und äußere Umstände aufgebaut werden. Hierfür fragt der Therapeut nach den bisherigen Überlebens- und Bewältigungsstrategien, immer beginnend mit kleinen und unbestreitbar realen Gegebenheiten. Gewisse Handlung, die im Alltagsleben sonst als völlig normal erscheinen und keiner Erwähnung bedürfen, erfordern von zutiefst mutlosen oder traumatisierten Menschen ein Maximum an Energie, daher empfiehlt es sich, diese über entsprechende Fragen in den Fokus der Aufmerksamkeit zu rücken und damit indirekt zu komplimentieren.

Bei Klienten in einer hoffnungslosen Situation werden, nach empathischem Bekunden von Verständnis für die schlimme Situation, Fragen der folgenden Art gestellt:

„Wie haben Sie es heute in der Früh geschafft, aus dem Bett zu kommen?"

„Wie konnten Sie lange genug überleben, um hierher zu kommen?"

Es wird dann immer weiter gefragt bis hin zu einer Beschreibung des ‚***wie***' der Handlung. Alle dabei erkundeten Aktivitäten kann der Klient als Stärken und Ressourcen beim Überleben der Krise erkennen und nutzen. Sie bilden dann das Fundament für alles, was weiterhin zu tun ist.

Auch mit einer Frage in der Art von:

„Wie kommt es, dass nicht alles viel schlimmer ist?"

erfolgt eine *‚positive Schuldzuweisung'* an den Klienten, es wird ihm die Verantwortung für bisher noch nicht erkannte, positive oder hilfreiche Handlungen zugewiesen. Dies signalisiert zusätzlich die Zuversicht der Therapeuten, dass der Klient weiß, was er tun muss, um seine Probleme zu lösen.

„Sagen Sie mir, wie ***Sie es schaffen, von Tag zu Tag weiter zu machen?"***

„Wenn die Dinge so furchtbar sind, wie schaffen Sie es, am Morgen aufzustehen – viele Menschen wären einfach den ganzen Tag im Bett geblieben – wie kam es, dass Sie das nicht gemacht haben?"

„Wie kommt es, dass Sie alles immer noch so gut bewältigen? Die meisten Menschen, denen das zugestoßen ist, wären verrückt geworden, wie kommt es, dass es bei Ihnen nicht so war? Wie unterscheiden Sie sich von den anderen?"

„Wie haben Sie es geschafft, eine Woche lang xy zu tun, es muss sehr schwierig für Sie gewesen sein, das durchzuhalten?"

Unabhängig von der Zeit, die seit dem traumatischen Ereignis vergangen ist, kann es hilfreich sein, mittels Skalierung zu erfragen, wie gut der Klient zum gegenwärtigen Zeitpunkt mit dem Trauma zurecht kommt, verglichen mit der Zeit direkt danach. Die meisten Klienten beginnen sich nach einem Schock wieder zu sammeln und geben auf diese Frage eine positive Antwort, beim Skalieren antworten sie meist mit einem Wert über 0. Mit dem Unterschied zwischen der 0 und dem genannten Wert kann dann wiederum lösungsorientiert weiter gearbeitet werden.

Es kann immer wieder eine Rückführung zur Konstruktion von Zielen versucht werden, entweder über die Frage nach dem gewünschten Ergebnis des Gesprächs oder der erhofften Entwicklung der momentan schrecklichen Situation. So wird dem Klienten indirekt die Botschaft vermittelt, dass er immer noch eine gewisse Kontrolle über seine Zukunft hat, so minimal sie ihm derzeit auch erscheinen mag. Im ersten Schritt geht es also um die Erhaltung des Status Quo:

„Gut, Sie sind also bei xy (Skalenwert) - was ist das Wichtigste, das Sie weiterhin tun müssen, um bei xy zu bleiben?"

„Was ist das Wichtigste, das Sie nicht vergessen dürfen?"

„Was ist das Nächstwichtigste, das Sie nicht vergessen dürfen?"

Wenn erste Ziele oder erste Ausnahmen genannt werden können, kann immer weiter gefragt werden, was nach Erreichen der Ziele anders sein würde, wie der Klient dann anders handeln würde und inwiefern sich dieses *‚andere'* Handeln dann wieder positiv auf die Gesamtsituation auswirken würde. Es wird also die Weiterführung und Ausweitung der bisher erfolgreichen Strategie angeregt, wobei auch immer ein Einbezug der Sicht von Kontextpersonen erfolgt:

„Wenn Sie bei der Bewältigung Ihrer Probleme auf einem Wert von xyz sein werden, was werden Sie dann tun, was Sie jetzt noch nicht tun?"

„Was glauben Sie, werden Ihre Freunde feststellen, was Sie anders machen, wenn es Ihnen nur ein bisschen besser geht?"

„Was muss passieren, damit dies eintritt?".

Wie jeder andere lösungsorientierte Dialog führen auch Coping-Gespräche gewöhnlich zu einem Prozess des gemeinsamen Entdeckens von Dingen und Handlungen, die zuvor nicht oder nicht im gleichen Ausmaß bewusst waren. Sie verschaffen dem Klienten dadurch die Erkenntnis, dass sich seine Wahrnehmung ändern kann und dies auch tut, wenn er über seine Erfolge und Stärken spricht, auch wenn ihm diese zunächst unbedeutend erscheinen. Erfolgreiches Coping kann daher auch über Skalierungsfragen verstärkt oder vermehrt zu Tage gefördert werden.

„Auf einer Skala von 0 bis 10 wobei 10 bedeutet, dass Sie ... xy ... so gut wie jeder andere bewältigen / im Griff haben und 0 bedeutet, dass Sie es überhaupt nicht bewältigen – wie gut, würden Sie sagen, bewältigen Sie es im Moment?"

Die Betonung sollte hierbei auf dem ***„gut bewältigen"*** liegen – statt auf *„wo befinden Sie sich?"*, um die Tatsache hervorzuheben, dass schon eine Form von Bewältigung stattfindet und diese auch schon ***‚gut'*** erfolgt. Das stärkt wiederum das Vertrauen des Klienten darauf, dass er sich schon auf dem Weg der Besserung befindet und aus sich selbst heraus hilfreiche Strategien entwickeln konnte und weiterhin kann.

Abschließend kann auch noch eine Skalierung von Motivation und Zuversicht erfolgen, um diese überhaupt in den Fokus der Aufmerksamkeit zu rücken. So wird, eventuell über weiterführende, auf die Stärkung der eigenen Fähigkeiten gerichtete Fragen, die Aktionsbereitschaft des Klienten zur Konstruktion und Umsetzung von Zielen erhöht:

„Wie hart sind Sie bereit zu arbeiten?"

„Wie zuversichtlich sind Sie im Moment, eine Lösung zu finden?"

In Krisenzeiten ist das Denken und Empfinden der Klienten hauptsächlich auf die problematischen Umstände fokussiert, umso mehr gilt es die Suche nach Ausnahmezeiten zu forcieren und dadurch die Erkenntnis zu wecken, dass sie sich doch nicht die ganze Zeit mit dem Problemthema beschäftigen:

„Wie oft haben Sie diese Gedanken?"

„Ich bin sicher, es gibt immer wieder Tage, an denen Sie vor allem davonlaufen möchten - was hindert Sie daran?

„Wie schaffen Sie das Tag für Tag – was scheint Ihnen dabei zu helfen?"

Oft lassen sich die momentanen Ausnahmezeiten dadurch auffinden, dass auf frühere Erfolge, Stärken und Coping-Mechanismen zurückgegriffen und dann nach ähnlichen Abläufen in der Gegenwart gesucht wird:

„Wie haben Sie es geschafft, so lange zurecht zu kommen – diesen ganzen Schmerz zu überstehen?"

„Wie schaffen Sie es, alles so gut zu machen, wenn all diese Dinge in Ihrem Leben passieren – er muss sehr hart gewesen sein - die meisten Menschen hätten schon längst aufgegeben, aber Sie machen immer weiter. Sind Sie schon immer so stark gewesen?"

Sobald die Ausnahmen eingehend untersucht und für weitere Nutzung aufbereitet wurden, kann nach Hinweisen zum Erkennen von Ausstiegsoptionen aus der Krise gesucht werden:

„Woran werden Sie merken, dass Sie beginnen, diese Krisensituation hinter sich zu lassen, was wären die ersten Anzeichen, dass Sie diese Phase überwinden und wie werden Ihre besten Freunde das erkennen?".

Vielfach bringt die Sicht von Kontextpersonen eine neue Perspektive, die der Klient von sich aus nicht genannt hätte, weil sie ihm bisher nicht angemessen erschienen war. Anhand der differenzierten Einschätzung der außenstehenden Person können dann die hilfreichen Elemente der anderen Sichtweise so adaptiert werden, dass sie der Klient zum Entwurf einer Lösung nutzen kann:

„Was würde Ihr bester Freund auf die Frage antworten, wie Sie mit so vielen Dingen fertig werden?"

„Welche Stärken sieht ihr Freund also bei Ihnen, die Ihnen selbst momentan noch nicht wirklich bewusst sind?

Sobald eine Stabilisierung des Klienten erfolgt ist und Ausnahmezeiten gefunden wurden, kann wie bei jedem anderen lösungsfokussierten Gespräch auf die Formulierung von Zielen hingearbeitet werden. In Erstgesprächen ist bei massiven Krisen die Wunderfrage erst an dieser Stelle zu nutzen, wenn ausreichend Energie und Hoffnung gegeben sind, ein anderes Leben bewirken und führen zu können. Sind diese Voraussetzungen noch nicht vorhanden, ist nur mit Coping-Fragen zu arbeiten, und der Klient kann über die Rückmeldungen auf den Erhalt des Status Quo oder auf nur minimale Besserungen ausgerichtet werden.

Eine Möglichkeit für die Rückmeldung im Falle einer schweren Krise oder eines Traumas ist, die noch weiter bestehende Angst oder eventuelle Alpträume als verständlichen Arbeitsprozess des Verstandes zu deuten. Der Klient kann angeregt werden, in der Zeit, während der Verstand auf diese Art arbeitet, dennoch weiterhin und verstärkt die Dinge zu tun, die er als Hilfe empfunden hat und sich Zeit zu nehmen, mental oder auch körperlich gesund zu werden. Zudem ist er aufzufordern darauf zu achten, was er in den kommenden Tagen noch zusätzlich als hilfreich entdecken kann und dann wiederzukommen, um von den Verbesserungen zu berichten. Als Aufgabe kann bei Fällen, die im Moment hoffnungslos und unlösbar erscheinen, die Standardaufgabe als Experiment zu geben:

„Behalten Sie bis zur nächsten Sitzung das im Auge, was in Ihrem Leben gut funktioniert und wovon Sie möchten, dass es immer wieder geschieht, machen Sie sich Notizen und berichten Sie mir dann davon".

1. Siehe zum folgenden: Kim Berg, de Jong, 1999, S. 244-275.
2. Siehe dazu Kim Berg, 1999, S. 169-174.

8 Folgesitzungen

„Therapie ist nicht die Lösung. Sie ist das Problem! Die Lösung besteht darin, die Klienten aus der Therapie herauszukriegen."

Jay Haley

Therapiedauer und Anzahl der Sitzungen

Im Erstgespräch schätzen Klienten den Therapeuten und dessen Kontext ab, sie machen sich ein Bild davon, ob sie Vertrauen fassen und ernsthaft an etwas arbeiten wollen. Die meisten Klienten erwarten von vorne herein, dass mehr als eine Sitzung notwendig sein wird, um ihre Probleme zu lösen. Der Hinweis im Experiment auf das ‚Berichten über Ergebnisse' in der nächsten Sitzung fokussiert schon auf diese und wird selten abgelehnt. Ab der zweiten bis dritten Sitzung kann dann explizit nach den Gründen, dem Nutzen und den Zeiträumen zwischen den Sitzungen aus der Sicht des Klienten gefragt werden. Dies vermittelt dem Klienten die Botschaft, dass er für kompetent gehalten wird zu entscheiden, was für ihn am besten ist, während er gleichzeitig erfährt, dass man ihn wieder sehen möchte und weitere Arbeit für sinnvoll erachtet.

Als Gründe für den Erfolg der lösungsorientierten Therapie wird laut Evaluationsstudien des Brief Family Therapy Center von den Klienten vorrangig angegeben, dass sie komplimentiert wurden, was ihnen anzeigt, dass ihnen wirklich zugehört worden sei. An zweiter Stelle der positiven Bewertungen rangiert das Empfinden, die Wahl zu haben und aus eigenem Antrieb handeln zu können. Klienten empfinden es also als durchwegs positiv, wenn ihnen keine Vorgaben durch den Therapeuten gemacht werden sowohl bezüglich ihrer Handlungsweise als auch hinsichtlich des Therapieziels. Als dritter Faktor wird die Wahlfreiheit bei Terminvereinbarungen genannt, weshalb darauf zu achten ist, den Klienten das *‚ob'* und *‚wann'* eines weiteren Treffens nicht vorzuschreiben.

Da Veränderungen entsprechende Zeit brauchen, und aus lösungsfokussierter Sicht die eigentliche Arbeit zwischen den Sitzungen stattfindet, sollten diese Zeiträume eher länger sein, im Minimum zwei Wochen. Eine hohe Anzahl von Sitzungen ist keineswegs als Voraussetzung für Erfolg anzusehen, zudem entsteht die Gefahr einer Dauerbegleitung, die von vorne herein durch das frühzeitige Anvisieren des Therapieendes ausgeschaltet werden kann. Auch wenn sich die durchschnittliche Anzahl von Sitzungen im Laufe der Entwicklung des lösungsfokussierten Ansatzes immer mehr verkürzt hat (1), bezieht sich der Begriff Kurzzeittherapie nicht auf dem Zeitraum der Gesamttherapie. Dieser kann aufgrund der oft langen Abstände zwischen den Sitzungen von einem halben Jahr oder noch länger sehr wohl umfangreich sein (2).

Nach lösungsfokussiertem Ansatz gibt es gewisse Elemente, die in bestimmten Sitzungen ausschließlich (wie die Wunderfrage im Erstgespräch) oder vorrangig zum Einsatz kommen. Wesentliche Elemente der jeweiligen Sitzungen sind die folgenden:

Erstgespräch: Wunderfrage

Zweite Sitzung: Fragen nach Verbesserungen und positiven Veränderungen

„Was hat sich verbessert / verändert?"

Dritte Sitzung: Fragen nach dem angestrebten Ausmaß von Verbesserung

„Hat sich schon genug verbessert?"

„Was ist Ihre Definition von genug?"

Vierte Sitzung: Anvisieren des Abschlusses der Therapie

„Woran würden Sie erkennen, dass Sie keine weiteren Sitzungen mehr brauchen?"

Die Hauptfrage der vierten Sitzung wird in vereinfachter Form schon ab dem zweiten Treffen gestellt, ab dem vierten Mal jedoch massiver mit Blick auf den Endpunkt der Therapie.

Der Blickwinkel einer Suche nach Verbesserung

Bereits in den ersten Jahren der Forschungsarbeit wurde am BFTC immer wieder die Erfahrung gemacht, dass Klienten in der zweiten Sitzung völlig unterschiedliche Problemstellungen nannten und außerdem die positiven Rückmeldungen nichts mit den Problemberichten und Beschwerden der Erstsitzung zu tun hatten. Auch zeigte sich in nachfolgenden Sitzungen, dass das Erreichen von Zielen und die Kriterien für Erfolg nichts mit den ursprünglichen Problemen zu tun hatten. Daraufhin etablierte sich als Standardvorgehen, die zweite Sitzung mit der Frage nach dem zu beginnen, was besser geworden sei.

Generell haben seitdem alle Sitzungen nach der Erstsitzung als einzigen Zweck den, einen Dialog darüber zu führen, was sich beim Klienten verbessert hat. Dies kann eingeleitet werden über Fragen mit der Ausrichtung von:

„Was ist besser?" „Was hat sich verbessert?"

Im Mittelpunkt der Untersuchung stehen die Ausnahmen, die seit der ersten Sitzung passiert sind. Sie sind verwendbar, um auf die Fähigkeiten zur Lösung von Problemen seit der ersten Sitzung hinzuweisen, sozusagen als Wiedererinnerung an das, was schon gewusst wurde. Menschen vergessen, was funktioniert hat. Indem sie wieder daran erinnert werden, können sie diese hilfreichen Handlungen wieder betrachten und erneut nutzen.

Sobald also irgendeine Form von Verbesserung genannt wurde, liegt der Fokus der weiteren Sitzung ausschließlich auf deren Entstehung, ihrem Fortbestand und ihrer Entwicklung. Alle diese Faktoren werden genau untersucht, um die Verbesserung weiter nutzen und verstärken zu können. Alle zusätzlichen, Aussagen des Klienten, welche die Verbesserung herabsetzen wie Ungewissheit, ob sich die Änderung tatsächlich aufgrund der letzten Sitzung ergeben hätte oder eher zufällig passiert sei, sowie Varianten eines *„ja aber"* werden übergangen.

Definiert der Klient sein Verhalten zwischen den Sitzungen als *‚Rückfall'*, so folgt die standardisierte Anschlussfrage nach dem, was nicht getan wurde. In diesem Fall kann davon ausgegangen werden, dass der Klient ein wesentliches Element des positiven Ergebnisses der Erstsitzung nicht berücksichtigt hat. Dieser Aspekt wird ihm erneut ins Gedächtnis gerufen über eine Formulierung in der Art von:

„Was haben Sie vergessen?"* bzw. *„Was haben Sie zu tun vergessen?"

Über die Antwort soll sich der Fokus von Aufmerksamkeit wieder auf das Beobachten dessen richten, was vor dem *‚Rückfall'* in Form von Handlungen im Sinne der Problemlösung schon getan wurde.

Wenn sich vordergründig nichts verbessert, oder sich die Situation sogar verschlechtert hat, empfiehlt es sich, anschließend die konkreten

Details des gesamten Zeitraums zwischen den Sitzungen zu erfragen. Die Aussagen der Klienten, die eher gewohnt sind auf Leid und negative Eindrücke oder Erinnerungen zu fokussieren, beziehen sich meist nur auf einen Teil der Zeit. Innerhalb anderer Zeitabschnitte können dagegen sehr wohl Verbesserungen stattgefunden haben, die bei genauer Suche auch auffindbar sind.

Bei Angabe von absoluter Verschlechterung kann dazu entsprechendes Bedauern ausgedrückt werden und mit dem Klienten gefühlt werden:

„Es tut mir leid, dass die Sache nicht gut gelaufen ist"

Nach einer solchen empathischen Mitteilung lohnt es sich erst einmal abzuwarten. Klienten relativieren daraufhin oft ihre Aussage oder kommen etwas später dann doch auf positive Änderungen zu sprechen, mit denen weiter gearbeitet werden kann. Ansonsten besteht die Möglichkeit zu fragen, wie es trotz der schlimmen Umstände nicht noch schlechter geworden ist. Sogar eine Entwicklung, die vom Klienten als Verschlechterung empfunden wird, kann also immer noch genutzt werden, um nach erfolgreichem Verhalten und positivem Handeln im Sinne der Lösung Ausschau zu halten. Hierfür fragt man nach den Aktionen des Klienten zur Verhinderung noch schlimmeren Übels auf folgende Art:

„Was haben Sie getan, dass es nicht noch schlechter geworden ist?"

„Was haben Sie getan, das verhindert hat, dass die Situation noch schlimmer geworden ist?"

„Was hat geholfen, mit den vielen Verschlechterungen des jeweiligen Zeitraums überhaupt fertig zu werden?"

Die dadurch aufgedeckten Handlungen können ausgebaut und der Klient darauf ausgerichtet werden, diese verstärkt, mehr und öfter auszuführen.

Die Ausrichtung von Folgesitzungen

Jedes Gespräch nach dem Erstgespräch dient folgenden Zwecken:

- Suche und Etablierung von Ausnahmen
- Konstruktion des Zeitraums zwischen den Sitzungen derart, dass daraus eine gewisse Verbesserung erkennbar wird, sei sie auch noch so gering.

- Kontrolle, ob der Klient die bisherigen Aktionen des Therapeuten als nützlich erlebt hat und ob dies den Klienten zur Wahrnehmung von Verbesserung gebracht hat oder nicht.
- Leisten von Hilfe für den Klienten, um herauszufinden, was dieser tut und/oder was geschehen ist, das zu einer Verbesserung geführt hat, um deutlich werden zu lassen, was zu tun ist oder wovon mehr zu tun ist, um Positives öfter und länger passieren zu lassen.
- Herausfinden, ob die Verbesserung dazu geführt hat, dass es beim Klienten *‚gut genug'* läuft, die Therapie also beendet werden kann oder nicht. Dies erfolgt über Fragen in der Art von: ***"Ist der Wert von xy (genannte Zahl) besser genug?"***
- Verhinderung eines Fortfahrens auf demselben Weg, wenn dieser tatsächlich keinerlei Verbesserung gebracht hat, um stattdessen *„etwas anderes zu tun"*.

Die Eingangsfragen weiterer Sitzungen sind also normalerweise:

- ***„Was hat sich verbessert?"*** (2. Sitzung)
- ***„Was haben Sie bemerkt, das Ihnen zeigt, dass sich etwas verbessert hat?"*** (2. Sitzung)
- ***„Hat sich schon genug verbessert?"*** (3. Sitzung")
- **„Was ist ‚gut genug'"?** (3. Sitzung")
- ***„Was haben Sie vergessen / zu tun?"*** (bei Rückfall oder Verschlechterung in jeder Folgesitzung)
- ***„Woran würden Sie erkennen, dass Sie keine weiteren Sitzungen brauchen?"*** (4. Sitzung)

Das Ergebnis oder die Art von Durchführung der Aufgabe ist nicht einführendes Thema einer Folgesitzung, es sei denn, der Klient spricht dies direkt an, weil er eine Erklärung dazu abgeben will. Jede Folgesitzung kann vielmehr mit einer Skalierungsfrage nach der *‚Verbesserung'*, also den Fortschritten bis zum gegenwärtigen Zeitpunkt begonnen und dann mit einer Frage nach der Einschätzung der nächsten Schritte fortgeführt werden.

Wichtig ist der Vergleich mit der Hauptskala in der ersten oder vorhergehenden Sitzung unter Bezugnahme auf die hier vermutlich erfolgte Verbesserung. Dies erfolgt über eine Frage in der Art von:

„Sie erinnern sich sicherlich noch an die Skala in der letzten Sitzung zu Ihrem momentanen Befinden .... wo ist Ihr heutiger Status bezüglich dieser alten Skala?"

„... und wo sind Sie heute?"

Hierbei kann der Klienten an die Skala erinnert werden, nicht jedoch an den alten Wert, es sei denn im nachhinein, wenn der neue Wert höher ist. In diesem Fall lässt sich komplimentierend nach den eigenen Beiträgen zum Bewirken des Anstiegs fragen, diese können nach eingehender Beschreibung zur Grundlage weiteren Handelns gemacht werden.

Der Schwerpunkt aller in der Folge erarbeiteten Aussagen muss auf denjenigen Handlungen des Klienten liegen, die eine Verbesserung oder zumindest eine nicht noch größere Verschlechterung des Zustands bewirkt haben und bewirken. Die jeweiligen Handlungen sind dann genauestens herauszuarbeiten.

Die Suche nach Ausnahmen

Lösungen bauen auf der Wahrnehmung von Ausnahmen auf, und man kann immer davon ausgehen, dass zwischen den Sitzungen Problemzeiten und Ausnahmezeiten vorgekommen sind. Die detaillierte Schilderung dieser Ausnahmen nützt dem Klienten beim Bau der Lösung am meisten, daher empfiehlt es sich, zu Beginn des Gesprächs Fragen nach den Verbesserungen oder Ausnahmen zu stellen.

Alle weiterführenden Fragen sind dann ebenso auf Positives orientiert:

- ***„Was haben Sie getan, damit die Dinge besser geworden sind?"***
  Sobald der Ansatz einer möglichen Ausnahme gefunden wird, wird vertiefend weiter gefragt mit:
  „Wie machen Sie das ....wenn / damit?"
  und die dadurch gefundenen Ausnahmen werden immer mehr erweitert:
  „Was machen Sie noch.... wenn / damit?"
- ***„Was ist geschehen, was Sie auch weiterhin gerne geschehen sehen würden?"***
- ***„Woran würden Sie merken, dass Sie bei ... xy ...*** (nächste Zahl auf der zuvor abgefragten Skala) ***angelangt sind?"***
- ***„Wo ist Ihr heutiger Status bezüglich der alten Skala zu ... ?"***
  Bei allen Skalenvergleichen wird der Klienten zuerst nur an die Skala und nicht an den alten Wert erinnert. Liegt der neue Wert höher als zuvor, kann darauf verwiesen und diese Tat-

sache komplimentiert werden. Anschließend werden die Beiträge erkundet, die den Anstieg des Skalenwerts bewirkt hatten, um sie weiterhin nutzen und auszubauen zu können.

- ***„Wann seit der letzten Sitzung war es betreffend den Skalenwert besser als heute?"***
  Diese Frage eröffnet weitere Möglichkeiten, *‚gute Zeiten'* und damit Ausnahmen zu finden und das dabei gegebene Verhalten zu untersuchen sowie eigene Beiträge des Klienten offensichtlicher zu machen.
- ***„Was haben Sie getan, um zu verhindern, dass es noch schlechter geworden ist?"***
  Als letzte Gegenfrage auf die Antwort, dass sich nichts verbessert hätte, wenn vorher schon erfolglos nach Verbesserung gefragt wurde.

Die dargestellten Handlungen werden anschließend komplimentiert, seien sie auch noch so minimal.

Die Mehrheit der Klienten kann eindeutige Verbesserungen erkennen und beschreiben, eine zweite Gruppe ist sich nicht sicher und sieht sich eher auf gleichem Niveau wie beim Erstgespräch und ein kleiner Teil nimmt Verschlechterung wahr. Bei den Klienten der beiden letzten Gruppen können durch ermutigendes Nachfragen eventuell doch noch wertvolle Ausnahmen identifiziert werden.

Prinzipiell umfasst die Suche nach Ausnahmen die folgenden Punkte (3):

- **Heraushören der Ausnahme:** Aus den Mitteilungen des Klienten können die Informationen herausgefiltert werden, die entweder offensichtlich eine Ausnahme enthalten oder Möglichkeiten zur Konstruktion einer solcher bieten könnten.
- **Offener machen und Ausweiten der Ausnahme:** Der Unterschied zwischen Problemzeiten und den aufgefundenen Ausnahmezeiten ist so konkret wie möglich vom Klienten zu schildern. Der hauptsächliche Fokus sollte hierbei auf dem eigenen Beitrag des Klienten zur Entstehung dieser Ausnahmen liegen. Sind Ausnahmen identifiziert worden, auch wenn sie noch so vage erscheinen, so ist die nachfolgende Aufgabe des Therapeuten, mit dem Klienten einen Dialog über die Ausnahmen zu beginnen, der sich in Richtung Lösung bewegt. Es gilt zu klären, ob es sich um zufällige Ausnahmen han-

delt, oder ob der Klient etwas zum Entstehen beigetragen hat, das ihm zuerst noch nicht klar war. Weiter empfiehlt es sich dann dahingehend zu fragen, was nötig ist oder was passieren muss, damit die Ausnahmen wieder auftreten können.

- **Empowerment:** Das Suchen, Finden und exakte Analysieren der Ausnahmen trägt wesentlich dazu bei, den Klienten zu bestärken und zu ermächtigen, die Erfolge und Stärken, für welche die Ausnahmen stehen, als eigenen und ausbaufähigen Beitrag zu sehen. Hierbei spielen natürlich auch Komplimente eine große Rolle.
- **Zurückgehen zum Ausgangspunkt:** Die Suche nach Ausnahmen gleicht einem andauernden Zyklus. Nach dem Auffinden und Bearbeiten eines Exemplars kann der gesamte Vorgang wiederholt werden und es ist mit Blick auf die nächste Runde nachzufragen, was sich sonst noch verbessert hat.

Der Umgang mit Rückschlägen

Ohne Stabilität ist keine Veränderung erkennbar und ohne Misserfolg kann kein Erfolg definiert werden. Diese Tatsache wird bei der Einschätzung von Rückschlägen und Rückfällen aus lösungsfokussierter Sicht immer mit berücksichtigt. Die meisten Menschen konzentrieren sich nur auf den negativen Teil und vergessen dabei das Gegenteil, das jedoch auch wesentlichen Anteil hat. Jede noch so problematische Lebenssequenz hört irgendwann auch wieder auf, dieser Übergang und eventuelle Auslöser werden dem Klienten jedoch meist erst über gezieltes Nachfragen bewusst.

Daher lohnt es sich zu erkunden, warum der Klient eine intendierte schlechte Handlung dann doch nicht durchgeführt hat, warum stattdessen eine andere Option gewählt wurde und wie es passieren konnte, dass ein negatives Verhalten nicht endlos fortgeführt wurde:

„Woher wussten Sie, dass Sie ... xy ... in diesem Moment nicht machen durften?"

„Wie haben Sie es in diesem Augenblick geschafft, nicht ... xy ... zu machen?"

„Wie kam es, dass Sie sich nach dem fünften Drink nicht noch einen sechsten genehmigt haben?"

Ausgangspunkt ist die Annahme, dass Klienten über die Möglichkeit verfügen, ihr eigenes Verhalten zu kontrollieren und ungewünschte Aktivitäten zu unterlassen, und dass sie dies auch tun, sobald sie sich dieser Fähigkeit bewusst werden. Klienten nehmen Ausnahme aktiv wahr, sobald sie diese erkannt haben. Das, was als *'besser'* angegeben oder herausgearbeitet wurde, kann daher später in ähnlichen Situationen wiederholt angewendet werden.

Die Skalierungen des Fortschritts

Das aktuelle Ausmaß von Forschritt und Zuversicht lässt sich nach Abschluss der ausführlichen Untersuchung der Ausnahmezeiten über Skalierungsfragen konkretisieren. Dies vermittelt dem Klienten eine klarere Vorstellung davon, wie weit er bereits gekommen ist und was als nächstes zu tun ist. Hierbei wird zuerst der Status des gegenwärtigen Empfindens skaliert, vorerst noch ohne Bezugnahme auf den Wert der letzten Sitzung. Stimmt der genannte Wert mit der früheren Skalierung überein oder übertrifft er sie sogar noch, kann ermutigend auf diesen Tatbestand hingewiesen werden. Bei den Fragen nach den Gründen der Verbesserung und den danach geschilderten Aktivitäten kommen meist zusätzliche Ausnahmen oder positive Entwicklungen irgendeiner Art zum Vorschein, die zuvor aufgrund der anders angelegten Fragestellung noch nicht berücksichtigt worden waren.

Ist der Skalenwert niedriger als in der letzten Sitzung kann diese Tatsache entweder übergangen werden, oder es ist nach den Gründen zu forschen, warum der Wert in Anbetracht der schlimmen Umstände nicht noch wesentlich tiefer liegt. In einem solchen Fall wurde jedoch meist schon im Vorfeld ein Rückfall geschildert und daraufhin die üblichen lösungsfokussierten Methoden zur Anwendung gebracht.

Um den Klienten die zuvor gefundenen Ausnahmen optimal für das Erreichen der Lösung ausnützen zu lassen, ist es hilfreich, sie die Zuversicht ihrer Bereitschaft skalieren zu lassen, alles Erdenkliche zu tun, um den gerade angegebenen Wert der Befindlichkeitsskala zu erhalten.

„... gut, Sie sind jetzt also bei xy, und sie haben viele Dinge genannt, die Sie tun und die Ihnen helfen bei xy zu bleiben ... wenn ich Sie jetzt zu einer Skala von 0 bis 10 fragen würde, wobei 0 bedeutet, dass Sie überhaupt keine Zuversicht haben und 10 bedeutet, dass Sie absolut

sicher zuversichtlich sind, wie zuversichtlich Sie sind, dass sie bei xy bleiben, was würden Sie sagen?"

Der genannte Wert wird komplimentiert und anschließend kann nachgefragt werden, wie er zustande kommen konnte und was der Klient aktiv dazu beigetragen hat und weiterhin tun wird. Dieses Vorgehen verdeutlicht dem Klienten wiederum seinen eigenen Beitrag zum Verwirklichen der Lösung. Zusätzlich unterstützt wird dies noch durch den Therapeuten, der abschließend unter Nutzung der Worte des Klienten sämtliche positiven Fakten komplimentierend wiederholt.

Das Überprüfen von Zielen

Durch die Zieldefinition der ersten Sitzung, das Erkennen der eigenen Handlungsmöglichkeiten und die Veränderung der Interaktion mit anderen Menschen können sich Wahrnehmungen, Definitionen und Bedeutungsgebungen wesentlich verändern. Dies kann auch für die Ziele gelten. Ist seit der letzten Sitzung nur wenig Veränderung passiert, können unrealistische Ziele revidiert werden, gab es jedoch mehr Fortschritt als erwartet, entwickeln Klienten oft Zusatzziele. Über das Messen des Fortschritts auf der Skala wird auch die Weiterentwicklung der Ziele angeregt.

In Folgesitzungen erfolgt keine Wiederholung der Wunderfrage, sondern eine Fokussierung auf die nächsten Schritte, unter bewusster Wahrnehmung der Veränderungen seit der letzten Sitzung. Im Gegensatz zur Erstsitzung erfolgt die Zielformulierung in Folgesitzungen zu einem späteren Zeitpunkt, weil sie auf der Skalierung des Fortschritts basiert und der entsprechende Wert zuvor zu erkunden ist. Der Klient wird daher angehalten zu imaginieren, was anders sein wird, oder was ihm deutlich werden wird, wenn er sich auf der Skala einen halben oder ganzen Punkt weiter nach oben bewegt haben wird.

Als hilfreich kann sich hierbei der Einbezug des Kontextes erweisen. Über Beziehungsfragen lassen sich die Auswirkungen unterschiedlicher Lösungsoptionen erforschen. Darauf aufbauend sind der optimale Inhalt und die nützlichste Ausrichtung des Ziels zu konstruieren.

Das Anvisieren des Abschlusses

Von der ersten Sitzung an wird auf das Ende hingearbeitet. Es wird bei lösungsfokussierter Arbeit davon ausgegangen, dass jeder Mensch von Zeit zu Zeit Hilfe braucht, um den schwierigen Alltag zu meistern. Diese Hilfe darf jedoch vorübergehender Art sein, weil langfristige Hilfe eine Unfähigkeit des Klienten zu Veränderung impliziert.

Es wird daher von Beginn an immer wieder abgeklärt, was sich im Leben des Klienten ändern muss, damit er sich fähig und bereit fühlt, sein Leben ohne therapeutische Hilfe fortzusetzen, diesbezügliche Fragen begleiten sämtliche Sitzungen.

„Woran werden Sie erkennen, dass Sie den Punkt erreicht haben, an dem Sie das Gefühl haben, Sie können ohne meine Hilfe weitermachen?"

Bei der Arbeit an zusätzlichen Zielen mit Hilfe von Skalenwerten kann auch das Ende der gemeinsamen Arbeit ermittelt werden. Hierbei muss keineswegs immer die 10 das Optimum für den Klienten darstellen. Sehr oft ist ihnen für das Alltagsleben eine 8 oder 9 völlig ausreichend, der offene Spielraum lässt ihnen dann die Möglichkeit, gewisse Restprobleme selbständig zu beseitigen (4).

„Welcher Skalenwert ist für Sie ausreichend um die Therapie zu beenden?"

Vor dem tatsächlichen Beenden der Therapie werden Ziele und Fortschritte überprüft, wobei es gilt, die folgenden Aspekte zu analysieren:

- Versteht der Klient, was er unternommen hat, um Lösungen für sein Problem zu finden?
- Hat er ein klares Empfinden dafür, was er getan hat, um sich selbst zu helfen?
- Handelt es sich hierbei um ein Wissen, das er auf andere Situationen übertragen kann?
- Hat er eine klare Vorstellung davon, worin frühe Anzeichen für einen Rückfall bestehen und weiß er, was er in solchen Fällen zu tun hat?

Der Umgang mit Rückfällen

Ein Rückfall bedeutet, dass es zuvor einen Erfolg gegeben hat, aus lösungsfokussierter Sicht ist die bessere Definition daher ,***Vorfall***'. Es handelt sich um ein Ereignis, das eingetreten ist und als hilfreiche Lern-Erfahrung für weitere Veränderung genutzt werden kann, der Fokus sollte also auf der Nutzung und nicht auf dem Umgehen liegen. Der Versuch, etwas zu verhindern, zu vermeiden oder nicht zu tun ist selten erfolgreich und daher kein therapeutisches Ziel, denn er schafft das Paradox, über verbotene Aktivität nachzudenken. Jede Form von ,*abhalten*' ist zudem schwieriger durchzuführen, als Aufbau und Stärkung schon erfolgter Aktivitäten, weshalb dies vorrangig anzustreben ist.

Ein Rückfall kann schon im Vorfeld und verstärkt bei Eintritt als etwas völlig Normales dargestellt werden, das zu erwarten war. Nützlich ist hierbei die Umdeutung in eine Gelegenheit, Neues über die eigenen Fähigkeiten im Umgang mit schwierigen Lebenssituationen zu lernen. Ein erfolgter Rückfall kann aber auch dahingehend gedeutet werden, dass der Klient vergessen hat, was er tun kann und sich nur wieder daran erinnern muss.

Wichtig ist auch die Frage nach dem, was der Klient aus dem Rückfall gelernt hat. Auf der Basis dieser Erfahrung kann geplant werden, was in vergleichbaren künftigen Situationen als optimale Handlung angesagt wäre.

Ein Gespräch über die Option des Rückfalls muss implizieren, dass die Verantwortung, sich zu überwachen, beim Klienten selbst liegt und er auch die notwendigen Fähigkeiten dazu besitzt. Daher gilt es dem Klienten zu vermitteln, dass man ihm zutraut, im eigenen Interesse die Verantwortung für sein Handeln zu übernehmen. Mit dem Ende der Sitzungen sollte er so weit sein, auf die entsprechenden Hilfsmittel zurückgreifen zu können.

Die wichtigen Regeln der Veränderung gelten auch im Fall von Rückschlägen:

Regel 1: Nichts reparieren, das nicht kaputt ist.

Regel 2: Mehr von dem machen, was funktioniert.

Ein Rückfall kann nur dann erfolgen, wenn zuvor Fortschritt gemacht wurde, Vor dem Rückfall muss die Lösungsstrategie also in irgendeiner Form funktioniert haben und kann deshalb auch nicht nur schlecht sein. Nach dem Rückfall ist es daher das Beste, mit dem in gewohnter Weise fortzufahren, was vorher gut funktioniert hat. Es empfiehlt sich also, auf den bereits gegebenen Erfolgen aufzubauen, seien sie auch noch so klein. Vorübergehende Umwege über Rückfälle sind zwar entmutigend, es gilt jedoch, sie nicht in das Zentrum der Aufmerksamkeit zu rücken.

Regel 3: Nichts wiederholen, was nicht funktioniert hat, sondern etwas anders machen. Statt Zeit darauf zu verwenden, zu analysieren, warum eine Lösungsmethode nicht funktioniert hat, ist es nützlicher, sich nach Handlungsalternativen umzusehen.

1. Die durchschnittliche Anzahl belief sich im Laufe der untersuchten Jahre wie folgt: 1978 - 1983: 6 Sitzungen / 1985: 5 Sitzungen / 1991:4,7 Sitzungen / 2004: 3,6 Sitzungen.
2. Der Zeitraum der Therapie muss keineswegs *‚kurz'* sein, vielmehr bezieht sich der zeitliche Hinweis im Namen der Therapierichtung auf die Anzahl der Sitzungen sowie die Konzeption an sich, nach der schon ab der ersten Sitzung das Ende der Therapie ins Auge gefasst und entsprechend agiert wird. Nach Peter Kaimer ist das, was die Therapie kurz macht *„die Vorannahmen in den Köpfen der Therapeuten und Klienten"* (Siehe dazu Kaimer, 1999, S. 2. Lösungsfokussierte Therapie)
3. Siehe dazu genauer Kim Berg, De Jong, 1999, S. 207.
4. Matthias Varga von Kibéd verweist in diesem Zusammenhang auf einen Klienten, der statt einer additiven Skala eine multiplikative Skala verwendete und für den ein Wert im normalerweise als eher niedrig eingeschätzten Bereich schon eine Verdoppelung seines Ausgangsbefindens und damit eine Art von Lösung darstellte, wobei er die Bewältigung der restlichen Schritte und damit eines Großteils der Gesamtstrecke nur mehr als *‚leicht selbst erreichbar'* einstufte. Wie aus diesem Beispiel ersichtlich wird, ist die tatsächliche Bedeutung eines Skalenwerts im subjektiven Empfinden des Klienten immer zu erfragen und darf niemals aufgrund eigener, subjektiver Einschätzung oder normierter Durchschnittsempfindungen als bekannt vorausgesetzt werden.

9 Diverses

„Man kann die Nützlichkeit einer Idee anerkennen
und doch nicht recht verstehen, sie vollkommen zu nutzen."
Johann Wolfgang von Goethe

Da es noch einiges gibt, das ich bisher vergessen habe zu sagen, beziehungsweise nicht wirklich sinnvoll in den Text einbringen konnte und der Leser vielleicht vergessen hat zu fragen, aber dann doch irgendwie vermissen würde ...

Ablauf einer Sitzung

- Terminvereinbarung > eventuell Standardaufgabe.
- Erstgespräch mit Wunderfrage (wenn der Klient von der Möglichkeit einer Änderung seiner Situation überzeugt ist).
- Sitzungsdauer 40 - 50 Minuten.
- Pause 10 - 15 Minuten.
- Nachbesprechung mit Komplimenten und Experiment 5 - 10 Minuten.
- Neue Terminvereinbarung ausschließlich gemäß dem Wunsch des Klienten.
- Mindestabstand 3 Wochen bis mehrere Monate.

Alkoholismus

Aus lösungsfokussierter Sicht lassen Untersuchungen von Alkoholtherapien den Schluss zu, dass die Möglichkeit einer Wahl der Behandlungsmethode die Bereitschaft sowohl zur Mitarbeit als auch zum weiteren Bitten um Hilfestellung, sehr positiv beeinflusst. Der Erfolg korreliert eng mit der Möglichkeit des Treffens einer eigenständigen Entscheidung.

Diese Ergebnisse widersprechen generell den Grundprinzipien der meisten traditionellen Behandlungsprogramme, die davon ausgehen, dass Alkoholiker als *‚Menschen ohne Bezug zur Realität'* zur Behandlung gezwungen werden müssten. Nicht selbst induzierte Lösungen werden jedoch kaum akzeptiert, daraus resultieren die hohen Abbruchraten bei konventionellen Therapiemodellen.

Traditionelle Therapiemethoden definieren beispielsweise im Fall von Alkoholismus ein eindeutiges Ziel, welches dem Klienten vorgeschrieben wird.

Steve de Shazer fasst die gesamte Problematik wie folgt zusammen:

> *„Dem Klienten wird keine Wahl gelassen, das zu erzielende Ergebnis nämlich Abstinenz wird vorgeschrieben, ein Versagen ist Fehler und Schuld des Klienten und er muss daher weiter am Erreichen dieses Ziels arbeiten. Schafft er das Ergebnis auch im zweiten Versuch nicht, so ist wieder ausschließlich er selbst schuld, das Verfehlen des Ziels ist dann Zeichen seiner Schwäche oder Hinweis auf die Schwere seiner Erkrankung. Der einzige Ansatz ist dann ein noch härteres Arbeiten an den gesteckten Zielen, Wahlmöglichkeiten existieren nicht. Aus Sicht der lösungsfokussierten Kurzzeittherapie würde dies bedeuten mehr von dem zu machen, was nicht funktioniert hat und das wäre dann ein Problem.*
>
> *Es werden daher nach diesem Ansatz Ziele nicht immer gleich und fest vorgeschrieben, sondern sie ergeben sich aus der Wunderfrage. Da es um Abhängigkeit vom Alkohol geht, haben die Klienten die Wahl zwischen Abstinenz und kontrolliertem Trinken als ‚Therapie-Hilfsziel' auf dem Weg zur Besserung der Situation. Wenn eine Variante nicht funktioniert, haben sie die Möglichkeit des Wechsels zur anderen Option, die Entscheidung darüber bleibt bei ihnen und das ist ein großer Unterschied"*

Klienten in lösungsfokussierten Alkohol-Programmen definieren *‚Abstinenz'* oder *‚kontrolliertes Trinken'* keineswegs als Ziel, sondern als ein *‚Hilfsmittel'*, um ihre spezielle Art von Lebensführung (entworfen über die Wunderfrage) zu erreichen.

> *„Dasselbe gilt in gewisser Weise ganz generell für den Lösungsfokussierten Ansatz. Klienten haben die Wahl, indem sie ihr eigenes, ‚optimales' Ziel entwickeln können und entscheiden können, wie sie dieses Ziel erreichen wollen, im Unterschied zu der Variante, dass ihnen Therapeuten vorgeben, was zu tun ist. Man arbeitet härter an einer Sache, wenn man weiß, dass man es tatsächlich will, als wenn man nur davon ausgehen kann, dass es im Interesse des Anderen liegt – vielleicht ist das einer der Gründe, warum die Methode wirkt"* Steve de Shazer, 2003 (1)

Apex-Problem

„Wir machen am Institut Verlaufstudien mit ca. 25 % unserer Klienten, also an die 300 Klienten, die wir immer etwa ein halbes Jahr später anrufen. Es gibt jedes Jahr zwischen zwei und fünf Klienten, die verleugnen, jemals im Therapiezentrum gewesen zu sein. Es ist mein Ziel diesen Prozentsatz zu erhöhen"
Steve de Shazer, 2004

Dauerklienten

Bei der vielfach beklagten Stagnation kann der Klienten angehalten werden, genauer zu definieren, wann er Fortschritt als solchen akzeptieren kann, wann die Situation aus seiner Sicht also *‚gut genug'* ist.

„Es ist gemeinsam ganz genau herauszufinden, woran der Klient erkennen würde, dass er das, was er will, auch wirklich erreicht hat ... beim Überwinden eines Problems Hilfe zu leisten kann zwar vom Therapeuten als seine Aufgabe definiert werden, das ist aber kein Ziel, sondern eine Problemaussage. Es ist zu fragen, was der Klient ‚stattdessen' tun würde – das ist die Frage und darin liegt dann auch das Ziel"
Steve de Shazer, 2004

Depression

Bei Depressionen empfiehlt es sich, die Wunderfrage sehr bald zu stellen, da sie meist eine Umkehr in den Zustand des Wunders bewirkt. Aufgaben dürfen bei Depressionen nicht unter dem Aspekt der Leistungsorientierung gegeben werden, vielmehr muss der spielerische Charakter gegeben sein, um von Leistungsdenken wegkommen zu können.

Double-Binds

Im Fall von double-binds ist die Problematik beider Seite sowie die Gefahr beider Optionen anzusprechen, anschließend kann das eigene Unwissen verbalisiert werden:

„Kurzum – ich weiß nicht, was zum Teufel Sie machen werden ... ich schlage vor, Sie denken einmal über das nach, was ich Ihnen eben gesagt habe und überlegen sich, was Sie tun wollen .... als erstes".

Der Hinweis auf die erste Handlung impliziert eine nachfolgende Zweite!!!

Einschätzen von Sitzungen

> *„Ich schätze das Ergebnis meiner Sitzungen nie ein, weil ich das erst in der nächsten Sitzung beurteilen kann. Man kann immer erst beim nächsten Mal wissen, was der Klient in der Zwischenzeit getan hat, das ist das, was eigentlich entscheidend ist. Wenn man dann vielleicht sogar Jahre später nachfragt, wie es so läuft, bekommt man eine Idee davon, wie die Sitzung wirklich war"*
> Steve de Shazer, 2004

Eskalation

Jede Form von Auseinandersetzung in einer Sitzung kann sofort mit dem Hinweis unterbunden werden, dass dies nicht der Ort für derartige Aktivitäten sei, sondern Streitigkeiten aller Art außerhalb der Therapie auszuhandeln seien. Ist dies nicht ausreichend und kommt es zu einer Eskalation der Auseinandersetzungen, besteht die Möglichkeit, einen der Kontrahenten konsequent aufzufordern zu gehen.

Externalisieren von Problemen

Um nicht in einen Kampf mit dem Klienten zu geraten, erscheint es manchmal angebracht, sich seiner Haltung anzuschließen und die Schuld für sein Verhalten an äußeren Dingen festzumachen. Dadurch kann dann gemeinsam der Krieg gegen das *‚Monster'*, dem *‚Teufel'* oder der *‚Sucht'* aufgenommen werden, der oder die aus Sicht des Klienten das gegebene Problem verschuldet. Nach und nach kann dann der Fokus immer mehr auf den eigenen Anteil des Klienten an der Entstehung des Problems oder seinen aktiven Beitrag zur Lösung desselben gelenkt werden.

Fragen - Antworten

> *„Man kann eine Frage, die noch nicht ausreichend beantwortet wurde, natürlich immer und immer wieder stellen, in einem gewissen Sinne stellt man immer dieselbe Frage, nur mit anderen Worten. Man bekommt immer nur eine Antwort auf das, was Klienten denken, was man gesagt hätte und nicht auf das, was man wirklich gesagt hat, darauf kann man sich also nicht ver-*

lassen. Die wichtige Beziehung liegt nicht zwischen der Frage und der Antwort, sonder zwischen der Antwort und der nächsten Frage. Eines unserer Sprichworte ist: ‚Die Antwort sagt etwas über die Frage, die man gestellt hat', man weiß also nie, welche Frage man wirklich gestellt hat, bevor man die Antwort gehört hat, Insoo nennt das ‚vom nachfolgenden Schritt aus führen'"
Steve de Shazer, 2004

Fremdeinschätzung

„Die Beurteilung des Verhaltens eines Klienten durch Dritte Personen macht diesem klar, dass Probleme nicht ausschließlich seine Probleme sind, sondern in Interaktion mit Anderen ablaufen und dass das, was er macht, andere Menschen beeinflusst und umgekehrt. Außerdem weist es darauf hin, dass alles, worauf es ankommt, eine sehr kleine Veränderung ist .... Bevor der Klient merkt, dass es eigentlich damit angefangen hat, dass er nur so getan hat ‚als ob', erkennt er unter Umständen, dass der Andere bereits anders reagiert"
Insoo Kim Berg 2000

Gewaltthematik im Paarkontext

Eine Verbrüderung mit dem Opfer gegen den Täter ist eher zu vermeiden, ebenso die Forderung nach einer Trennung vom Täter, da die Durchsetzung solcher Strategien sicher schon von Personen aus dem Bekanntenkreis erfolglos versucht wurde. Stattdessen kann eventuell eine neue Sichtweise bewirkt werden, indem das Opfer gefragt wird:

„Was würde Sie dazu bringen, dass Sie sich selbst und Ihrem Freund sagen, genug ist genug?"

„Was müsste Ihr Freund tun, damit Sie sagen, jetzt reichts – ich hab etwas Besseres verdient'?".

Hilfsansuchen von Seiten des Klienten

Wenn es nicht gelingt, den Klienten dazu zu bringen, selbst aktiv zu werden und nach Lösungen zu suchen, sondern sie immer wieder strategische Hilfe und Ratschlägen vom Therapeuten einfordern, ist es ratsam, diesem Ansuchen nicht zu entsprechen. Nach Steve de Shazer ist es dann eher angebracht mit einer der folgenden Optionen zu antworten:

„Sch.... ich wünschte ich könnte das ..... das Einzige, was mit einfällt wäre zu schauen, wie es Andere machen .... also anthropologische Feldstudien durchzuführen"
„Woher wollen Sie wissen, dass ich Ihnen keinen Mist erzähle, wenn ich Ihnen einen Rat gebe?"
„Hm .... Hm ..... also was werden Sie jetzt machen?" .....warten!!
Steve de Shazer, 2003

"Man darf bei der Frage nach dem Handeln des Klienten nicht nachgeben, wenn man Geduld und Durchhaltevermögen hat, kommen sie irgendwann damit der Antwort heraus ..... ich hatte einmal einen Klienten, dem ich innerhalb einer Sitzung 17 Mal die Frage gestellt habe, was er tun wird. Am Ende der Sitzung sagte er zu mir ‚Sie stellen mir immer wieder dieselbe Frage – ich nehme an ich habe Ihnen noch keine Antwort gegeben' .... und dann hat er mir gesagt, was er tun wird und er hatte auch Ideen, die gute Chancen hatten zu funktionieren"
„Man kann eventuell auch fragen ‚angenommen Sie wüssten was sie tun sollten, was wäre das?' – manchmal funktioniert das"
Steve de Shazer, 2004

In diesem Kontext kann auch eine Skalierung genutzt werden, wobei 10 für genaues Wissen über die erforderliche Handlung steht, und 0 für das Gegenteil. Die angegebene Marke deutet bei jedem Wert über 0 darauf hin, dass irgendwann schon Ideen bezüglich der Handlung existiert haben müssen, die dann ausgebaut werden können.

Hören

„Viel Zeit ist darauf zu verwenden, zu optimieren, wie man Sprache verwenden kann ... es zählt nicht, was der Therapeut sagt, sondern was der Klient hört. Ein wesentlicher Teil unserer Arbeit sollte darin bestehen, sicher zu stellen, dass uns der Kunde besser hört"
Insoo Kim Berg, 2004

Interpretation

„Therapeuten werden darauf trainiert, zwischen den Zeilen zu lesen, Interpretationen und Diagnosen abzugeben – ich wurde ausgebildet als Forscher und daher bin ich sehr vorsichtig damit, zwischen den Zeilen zu lesen, weil es sein könnte, dass nichts da ist ... und meine Erfahrung zeigt mir sehr stark, dass wirklich nichts da ist, und wenn ich denke, dass etwas da ist, dann liege

ich immer falsch ....ich bemühe mich dass zu begreifen, was ich höre, die Wortwahl, die Beschreibung, die Metaphorik, ich bemühe mich dahingehend zu verstehen, ob ich aus dem, was ich höre, ein Script machen könnte ... damit habe ich genug Probleme, ich muss nicht noch dahinter oder darunter gehen"
Steve de Shazer, 2004

Kinder & Wunderfrage

Kinder antworten auf die Wunderfrage sehr oft mit absolut unmöglichen Veränderungen in der Art wie ‚dann bleiben meine Eltern zusammen' oder ‚dann ziehen meine Freunde nicht um'. Man kann dann immer noch weiterfragen mit ‚angenommen, das würde passieren, was würdest du dann machen, was du jetzt nicht tust?'. Die meisten Kinder wechseln dann im Gespräch zu normalen Tagesaktivitäten wie Fussball spielen, Freunde treffen usw., mit denen weiter gearbeitet werden kann. Man kann sie dann anregen, verstärkt die alternativen Dinge zu tun, die zur Folge haben, dass sie die genannten Handlungen trotzdem machen können – auch ohne das utopische Wunder"
Insoo Kim Berg, 2004

Komplimente

„Ich mache seit 1978 in jeder Sitzung eine Pause und gebe anschließend Komplimente, ich würde keine Sitzung mehr ohne das machen und es gibt einige Hinweise durch Befragungen, dass Komplimente aus Sicht des Klienten das Wichtigste an der Sitzung sind, die Skalen folgen dann an zweiter Stelle"
Steve de Shazer, 2002

Das Fehlen des Experiments verlängert die Dauer der Therapie nur um 1-2 Sitzungen, die Komplimente dagegen sind unerlässlich.

Lebensgeschichten

„Alle Geschichten, die Klienten über ihr Leben erzählen, haben verschiedene Komponenten und werden unterschiedlich erzählt. Unsere Aufgabe besteht darin, die Klienten dazu zu bringen, ihre Geschichten über ihr Leben neu zu schreiben"
Insoo Kim Berg 2000

Menschenbild

> *„Ich habe kein spezielles Menschenbild, ich denke nicht in solchen großen, generalisierten Begriffen – das ist ein Wort, das sich aus einer Million anderer Worte zusammensetzt – ich gehe immer davon aus, wenn ich in den Schuhen meiner Klienten stecken würde, hätte ich dieselben Empfindungen und würde dasselbe sagen und tun wie sie. Alles, was passiert, scheint mir daher total vernünftig"*
> Steve de Shazer, 2004

Missbrauch

> *„Im Fall von Missbrauch bei Kindern, die nicht über das eigentliche Problem reden wollen, ist die Wunderfrage eine gute Möglichkeit, über die Schilderung der Situation nach dem Wunder Informationen über das Problem zu erhalten"*
> Insoo Kim Berg, 2003

Null

Eine Skala von 1-10 entspricht nach Steve de Shazer einem linearen, definierbaren und damit begrenzten Raum mit unten und oben. Mit Einbezug der 0 ist das gesamte Zahlensystem mit eingeschlossen, also auch der Minusbereich, ohne dass dies explizit gemacht werden muss. Aus diesem Grund verwendet Steve de Shazer die Skala von 0 – 10, während Insoo Kim Berg die 0 nicht berücksichtigt.

Paartherapie

Der erste Schritt zum Verständnis einer Paarbeziehung besteht darin herauszufinden, wie groß das Ausmaß an gutem Willen, Achtung und Zuneigung zwischen den Partnern ist. Bei entsprechender Verbindung können Unstimmigkeiten als *‚unterschiedliche Wege zum gleichen Ziel'* umgedeutet werden können, was eine gemeinsame Arbeit wesentlich erleichtert. In diesem Zusammenhang ist es auch hilfreich, möglichst bald im Ablauf der Sitzung auf die positiven Aspekte des Zusammenlebens zu fokussieren:

„Wie kommen Sie auf die Idee, dass es eine gute Sache für Sie ist, die Ehe zu retten?"

Eine derart gestellte Frage hat zur Folge, dass das Paar versucht, den Therapeuten von der Richtigkeit des Vorhabens zu überzeugen, denn auch die Klienten haben darüber meist schon nachgedacht und können sehr ausführlich antworten. Die vorgebrachten Argumente sind für weitere Vertiefung nutzbar.

Bei Paaren kann fast immer irgendein gemeinsames Ziel ausfindig gemacht werden, mit dem dann gearbeitet werden kann. Dies lässt sich erkunden über die Frage nach dem, was beide Partner gemeinsam am liebsten tun. Der Umstand des gemeinsamen Erscheinens kann in diesem Zusammenhang gedeutet werden als Indiz für die Existenz eines gemeinsamen Ziels. Streitpunkte werden ohnehin sehr schnell in die Diskussion eingebracht, es empfiehlt sich jedoch eher die positiven Aspekten der Beziehung zu vertiefen oder möglichst immer wieder zu diesen zurück zu kehren. Solange es nicht unumgänglich ist, weil beide Partner die Bearbeitung eines entsprechenden Themas einfordern, umgeht der Therapeut Bereiche, die vermutlich Parteinahme erforderlich machen. Dasselbe gilt für Themen, die unweigerlich zu Konfrontationen führen, solange nur ein Partner diese Belange einbringt.

Im Fall der Gefahr von Trennung hilft es, die Wunderfrage möglichst früh zu stellen, bevor das Thema angesprochen wird. Dann besteht die größte Chance, dass die Wunderfrage ein Durchdenken der Situation und eventuell eine Meinungsänderung bewirkt. Auch in diesem Fall kann das gemeinsame Erscheinen als Grund zur Hoffnung interpretiert werden. Ein früher Einsatz der Wunderfrage verhindert insgesamt extreme Formen von Eskalation sowie gegenseitige Schuldzuweisungen. Hierbei wird die Frage von beiden Partnern aus deren persönlicher Sicht beantwortet.

Direkt anschließend kann im nächsten Schritt mit einer Skalierungsfrage nachgearbeitet werden, wobei 10 dafür steht, dass alles im Zuge der Wunderfrage beschriebene eingetreten wäre. Hierbei wird gefragt, wo jeder der Partner sich derzeit befindet und wo ihn sein bester Freund einschätzen würde. Dann können die notwendigen Schritte erarbeitet werden, die einen Anstieg um einen Punkt auf der Skala bewirken würden. Dabei sind die Details der Schritte, um auf der Skala nach oben zu gelangen, vorrangig wichtig, nicht jedoch die Unterschiedlichkeit der Wunder der Partner.

Wenn beide Partner bei der Wunderfrage anwesend sind, können die Auswirkungen des Wunders eines Partners auf den jeweils Anderen erfragt werden und beide werden immer wieder aufgefordert, die Ausführungen des Gegenübers zu ergänzen, zu bestätigen oder nach eigenem Empfinden zu korrigieren. Generell kann bei zwei Klienten immer wieder gewechselt werden zwischen Eigen- und Fremdeinschätzung sowie der Bestätigung durch Gegenfragen:

„Macht er es gut / Mag sie ihren Job?"

„Stimmt das - hat er damit Recht?"

Neben der gewohnten Nutzung von Skalierungen können sie in der Paartherapie zusätzlich noch sehr gut zur Beurteilung der Beziehung eingesetzt werden:

„Auf einer Skala von 0 bis 10, wie stark würden Sie sagen, wünscht sich Ihr Partner diese Beziehung?" - wie stark würde er Ihren Wunsch einschätzen?"

„Wie stark ist Ihr Engagement für diese Ehe / Beziehung? - was glauben Sie wie stark möchte sich Ihr Partner dafür einsetzen?"

„Wie erklären Sie sich, dass Sie mehr zu der Beziehung stehen, als Ihr Partner? - was wissen Sie, was Ihr Partner nicht weiß, dass Sie sich stärker dafür engagieren? - von seinem Standpunkt aus gesehen, was glauben Sie, könnte ihn dazu bringen, die Ehe genauso stark zu wollen, wie Sie? ..... was sonst noch?"

Eine gängige Aufgabe im Kontext von Paartherapie ist die, jene Muster auffinden zu lassen, die mehr Gemeinsamkeit in der Einschätzung der Situation in die Beziehung bringen können:

„Achten Sie auf das, was Sie tun können und wie Sie handeln können, um den Partner dazu zu bringen, die Dinge so zu sehen, wie Sie — und auch darauf, was Ihr Partner tut, was Sie dazu verleitet, seine Sicht der Dinge in Erwägung zu ziehen."

In Erweiterung dieser Aufgabe kann noch geraten werden, eigenes Verhalten und das des Partners über ein *‚Versuchen'* aktiv auszuführen. Wichtig ist auch hierbei wieder der Hinweis auf die Beachtung der Unterschiede zwischen den gegensätzlichen Handlungsweisen.

Pause

„Wir machen die Pause, weil man nicht zuhören und gleichzeitig denken kann, und bei der Arbeit mit einem Team braucht man die Pause, um mit dem Team zu sprechen"
„Ich hatte einmal eine Klientin, der ich in der üblichen Weise erklärt habe, dass ich jetzt eine Pause mache, um über das, was sie mir erzählt hatte nachzudenken, und sie sagte: ‚Oh – Sie sind der erste Therapeut, dem ich je begegnet bin, der denkt!' – ich denke da immer wieder dran – das sind kostbare Momente"
Steve de Shazer, 2004

Positive Meldungen zur Methode von Seiten der Klienten

Als wichtigste Gründe für das Einverständnis mit der Beratung und das Fortführen der Therapie am BFTC wurden von den Klienten der Reihe nach die folgenden genannt:

1. Das Gefühl zu haben, wirklich gehört und verstanden worden zu sein, was bei bisherigen Therapien nicht der Fall war.
2. Komplimente erhalten zu haben.
3. Das Intervall zwischen den Sitzungen und damit den Termin des nächsten Treffens selbst bestimmen zu dürfen.
4. Die Nutzung von Skalen.

Problem

„Das, was vom Klienten geschildert wird, ist nicht zwangsläufig das eigentliche Problem, man muss immer genau nachfragen ***inwiefern*** *etwas ein Problem für den Klienten ist. Die Antworten auf ähnliche Schilderungen können extrem unterschiedlich sein, entsprechend differenziert müssen dann die Interventionen sein. Aus lösungsfokussierter Sicht schaut man immer auf das dringendste Problem, das gilt es klar werden zu lassen"*
Inso Kim Berg 2000

Skalen / Wunderfrage

„Ich kann mir vorstellen ohne die Wunderfrage zu arbeiten, aber auf die Skalen könnte ich nicht mehr verzichten"
Steve de Shazer, 2004

Sprache

> *„Die Klienten haben ihre Ideen und wir haben unsere … es ist also ein fortwährender Verhandlungsprozess. Das Gespräch – das Reden – dort geschieht die Veränderung ….. Menschen verändern sich durch Reden! Es ist ein faszinierender Prozess und Sprache ist ein faszinierendes Instrument. Mit dem Reden verändern die Menschen ihre Ideen"*
> Insoo Kim Berg, 2004

Theorie

> *„Jede Form von Kompetenz ist in irgend einer Weise grundsätzlich hilfreich – ich achte bei Klienten nicht auf eine bestimmte Art von Kompetenz und gehe davon aus, dass sie das und das haben müssen um … ich habe dazu keine Theorie im Kopf … Theorien sind gefährlich, sie sagen, was da sein sollte, anstatt heraus zu finden, was wirklich da ist. Wittgenstein sagt dazu, dass das Problem nach Aufgabe einer Theorie das ist, dass man möglicherweise das Chaos akzeptieren muss"*
> Steve de Shazer, 2004

Unbewusstes

> *„Therapeuten sind wirklich sehr seltsam ausgebildet worden – sie werden darauf trainiert, zwischen den Zeilen zu lesen und nennen das dann ‚Verstehen' oder ‚Diagnose' oder ‚unbewusste Prozesse' – ich habe eine Ausbildung als Forscher und mir hat man geraten, diesbezüglich sehr vorsichtig zu sein – insofern mach ich das nicht"*
> Steve de Shazer, 2004

Unterschiede

Grundsätzlich gilt es, Fragen weg von den Emotionen und dafür hin zu den aktiv und selbstständig vom Klienten gesetzten Handlungen auszurichten, denn im Gegensatz zu Gefühlen sind Handlungen steuerbar und wiederholbar. Das direkte Fragen nach der Art einer Handlung, beispielsweise in Form von:

„Was haben Sie getan um auf der Skala diesen hohen Wert zu erreichen?"

kann jedoch sehr schnell zu einer Antwort führen, die beinhaltet, dass etwas einfach ‚passiert sei' und der Klient keinen Anteil an der Verbesserung habe. Um dies zu vermeiden, ist die Frage nach den Unterschieden zwischen dem Nullpunkt und dem genannten Skalenwert hilfreicher:

„Was ist der Unterschied zwischen 0 und xy?"

Auf eine solche Frage nach dem Zustandekommen der Differenz ist dann eher die Beschreibung von Aktivitäten zu erwarten, denn eine Verbesserung um einige Punkte wird fast nie als zufällig empfunden und die Gründe dafür können meist benannt werden.

Sollte es dennoch sinnvoll erscheinen, direkt nach dem Skalenwert zu fragen, ist es besser, zu Beginn noch vorsichtig nur eine Formulierung zum Zustandekommen zu nutzen, eventuell in der Art von:

„Wie ist das passiert, dass ...?" oder

„Wie konnte es kommen, dass ....?"

Nach den ersten Schilderungen, die in Richtung Eigenaktivität liegen, kann dann dazu übergegangen werden, diese direkt und explizit schildern zu lassen.

Veränderung

> *„Der Veränderungsprozess ist nicht das, was die meisten Menschen denken. Als Forscher versuche ich zu beobachten, wie sich die Dinge verändern und stelle mich dann auf die Seite des Klienten, um ihnen zu helfen, sich zu verändern und erkennen zu können, dass sich die Dinge vielleicht bereits verändert haben, ohne dass diese Veränderung bemerkt worden war"*
> Steve de Shazer, 2004

Vergleich des lösungsfokussierten Ansatzes mit anderen Methoden

> *„Wir haben unterschiedliche Auffassungen bezüglich unserer Aufgabe und der Art und Weise, wie Veränderung stattfindet ... der Klient kommt zu uns, weil er Veränderung in seinem Leben wünscht und wir verhandeln ständig mit dem Klienten über die Art von Veränderung und fragen ihn dann, wie sein Leben aussehen würde, wenn die Veränderung stattgefunden hat. Viele Techniken haben sich aufgrund dieser Gedankengänge entwickelt ... ein weiterer großer Un-*

terschied liegt in der Grundeinstellung, Lösungen aufbauen zu wollen, statt wie sonst üblich Probleme zu lösen …. weiters möchte ich betonen, dass wir immer die Position eines Unwissenden einnehmen und den Klienten zum Experten für sein Leben machen. Obwohl wir die Experten bezüglich Veränderung sind, sind wir andererseits die Schüler, indem wir vom Klienten über ihn selbst lernen"
Insoo Kim Berg 2000

Verlaufstudien

Am BFTC wurden nach dem Zufallsprinzip je nach gerade durchgeführtem Projekt nach Ablauf von 6, 12 oder 18 Monaten durch Studenten einer externen Universität bei ca. 25 Prozent der Klienten Verlaufsstudien durchgeführt. Ein höherer Prozentsatz war aufgrund der hohen Umzugsrate der Klienten, die hauptsächlich aus ärmeren Schichten der Bevölkerung kommen (zu einem hohen Anteil handelt es sich um farbige, beschäftigungslose Klienten mit Alkohol und Drogenproblematiken) nicht möglich. Je nach Projekt werden unterschiedlich gewichtete Fragen gestellt, in erster Linie über das Erreichen des Therapieziels, das Eintreten eines entscheidenden Fortschritts sowie die momentane Einschätzung des Skalenwertes zur Befindlichkeit.

Ein Grossteil der Klienten berichtet im ersten Durchgang von Verbesserung und bewertet das Befinden durchschnittlich mit einem Wert von 7. Bei der nächsten Befragung 6 Monate später sind die meisten Klienten einen Punkt höher zur 8 gelangt. Zwei Drittel der Befragten bestätigen auch Verbesserungen in anderen Bereichen ihres Lebens, die nicht direkt Inhalt der Sitzungen waren. Auf die Frage nach dem Auftreten neuer und therapiebedürftiger Probleme antworten 75 % der Befragten mit ‚Nein', 99 % verneinen auch die Frage nach einer laufenden Therapie bei anderen Mitgliedern der Familie.

„89 – 86 % der Befragten erklären ihr Therapieziel als erreicht oder einen derart signifikanten Fortschritt gemacht zu haben, dass das Problem sich nicht mehr als Problem darstellt – bei durchschnittlich drei Sitzungen pro Klient bei Insoo und mir. Wir machen diese Arbeit jetzt seit über 35 Jahren und die Erfolgsrate ist hoch gegangen und die Anzahl der Sitzungen hinunter …… 97 % unserer Klienten brauchen weniger als 10 Sitzungen, wir würden vermutlich schon nach 3 Sitzungen einen Abbruch der Therapie ernsthaft in Erwägung ziehen, wenn wir merken würden, dass sich bis dahin tatsächlich überhaupt

nichts verändert hat – denn wenn es so weiter geht, dass man das dann länger macht wird man Teil des Problems – und das würde dann bedeuten, mehr desselben zu tun, was nicht funktioniert hat, womit man bei Paul Watzlawick's Definition von Problem ist .... ich hab das schon oft mit Paul diskutiert – ich kenne ihn seit über 30 Jahren und wir sind schon immer diesbezüglich unterschiedlicher Meinung gewesen"
Steve de Shazer, 2004

Voraussagen

„Egal ob man im Team arbeitet oder alleine, mit männlichen oder weiblichen Klienten, ob es eine definierte Krankheit gibt oder einfach ein Problem, man kann niemals eine Vorhersage machen – es gibt keine Kategorien, die im vorhinein darauf hinweisen, was wirken könnte. Ich habe 35 Jahre lang nach Möglichkeiten einer Voraussage gesucht, in dieser Hinsicht habe ich völlig versagt – ich habe nichts gefunden – und ich habe wirklich genau geschaut, weil ich ein Forscher bin. Ich wünschte, ich hätte etwas Derartiges gefunden, weil dann hätte ich ein wirkliches Projekt, an dem ich arbeiten könnte"
Steve de Shazer, 2004

Warten

Im Kontext einer Frage bezüglich der Unfähigkeit des Klienten, auch nach langem Warten eine Frage tatsächlich zu beantworten:

„Ich würde wahrscheinlich warten und wenn die Zeit gekommen ist, würde ich die Pause machen und zurückkommen mit Komplimenten bezüglich seiner Standhaftigkeit ... und nicht nur irgendeinen Blödsinn zu reden, um das Schweigen zu beenden ... und ihn dann verabschieden mit der Bemerkung, ihn nächste Woche wieder zu sehen. Und wenn dann der Termin gekommen ist würde ich mich hinsetzten und sagen ‚wo waren wir stehen geblieben?' ... und dann fängt er sicher an zu reden ... Ich musste diese Methode allerdings insgesamt nur dreimal anwenden ... in der Regel sind die Wartezeiten kürzer"
Steve de Shazer, 2004

Wittgenstein

„Wittgenstein hat einiges Interessantes zu sagen ... ich benutze ihn, um zu beschreiben, was ich sehe, wenn ich mit Klienten arbeite und wenn ich Insoo arbeiten sehe ... seine Beschreibungen

sind oft um so viel besser als meine ... eine Aussage in einem seiner imaginären Gespräch ist beispielsweise die: 'Wie lange warst du glücklich' und Wittgenstein antwortet darauf, dass dies eine sehr seltsame Frage sei. Die Antwort könnte sein ‚immer wenn ich daran denke'. Das ist eine sehr interessante Idee – es ist so leicht, sich an schlechte Dinge zu erinnern, wenn ich mit dem falschen Fuß aufstehe, kann der ganze Tag schlecht laufen, es sei denn, ich erinnere mich irgendwann zwischendurch daran, dass der gesamte Tag ansonsten eigentlich ganz gut war – ich denke das stimmt – wir gehen so mit uns um, wir lassen es zu, dass eine schlechte Sache alles andere überragt"
Steve de Shazer, 2004

Zwangsklienten

„Man muss herausfinden, was diese Klienten wollen, die Tatsache, dass sie kommen, bedeutet, dass sie etwas brauchen ... vielleicht ist das nur, dass sie nicht mehr kommen möchten ... gut, wenn das Ziel ist, nicht mehr hier her zu kommen, was müssen wir dann tun, um dieses Ziel zu erreichen? Vielleicht sagt der Klient dann, dass er dafür aufhören müsste zu trinken oder dies oder das zu machen ... dann kann ich Hilfe anbieten, dieses Ziel zu erreichen und dann arbeiten wir daran"
Steve de Shazer, 2002

„Die Motivation für das Erscheinen bei der Therapie ist das ‚Herauskommen' aus ihr, daher muss auch über das geredet werden, was dieses Ziel erreichbar macht. Man muss immer mit dem mitgehen, was die Klienten wollen, denn dort steckt die Energie"
Insoo Kim Berg, 2003

(1) Die Hinweise am Ende der Zitate beziehen sich auf Workshops in Deutschland und Österreich in den Jahren 2000 bis 2004.

10 Die wichtigsten Formulierungen im Ablauf einer Erstsitzung

„Wer viel redet, der glaubt am Ende, was er sagt."
Honoré de Balzac

- Anfangsformulierung

„Erst einmal möchte ich Ihnen danken, dass Sie heute gekommen sind. Ich hoffe, es wird sich irgendwann herausstellen, dass es irgendwie nützlich für Sie war, dafür gibt es keine Garantien. Ich kann Ihnen jedenfalls garantieren, dass ich mein Bestes geben werde und ich nehme an, dass Sie das auch tun werden und dann sehen wir mal, was dabei herauskommt"

- Einstiegsfragen zum Tagesablauf

„Was macht Ihnen am meisten Spaß, wenn Sie etwas für sich tun? - worüber können Sie sich freuen? - was besitzen Sie, das für Sie hilfreich ist? - woran haben Sie Spaß?"

- Problemklärung

„Inwieweit ist ... xy ... ein Problem für Sie?"

- Erfragen eigener Lösungsversuche

„Haben Sie schon irgendetwas getan, um .... xy .... selbst zu lösen? - hat das geholfen?"

- Erfragen der Erwartungen

„Inwieweit kann ich helfen? - was ist Ihr Anliegen? - was führt Sie hierher? - was möchten Sie, dass sich für Sie verändert?"

- Problem – Lösungsvergleich

„Wie hätten Sie es gerne anders? - Was wäre anders, wenn Sie wüssten, dass das Problem nicht mehr so schlimm ist? - wann war es das letzte Mal besser?"

- Zielklärung

„Was soll Positives herauskommen?"

Prinzipiell müssen die beiden Hauptkomponenten von Zielen berücksichtigt werden:

- Was möchte man erreichen?
- Wie und wodurch ist das zu erreichen?

- Konkretisierung des Anliegens / Zielformulierung

„Was muss heute hier passieren, damit Sie das Gefühl haben, irgendwann einmal in der Zukunft sagen zu können, dass Ihr Kommen keine Zeitverschwendung war, wie werden Sie das dann wissen, woran würden Sie das dann merken?"

„Was muss sich als Ergebnis unseres Treffens heute verändert haben, damit Sie sagen können, dass sich unser Gespräch gelohnt hat?"

„Was würde das erste Anzeichen sein, dass Sie merken, dass das vorher Genannte dann auch wirklich passiert ist?"

Nach Nennung des Gewünschten: ***„... und Sie arbeiten da schon dran?"***

Als Ergebnis davon: ***„Was würden Sie dann tun, was Sie heute noch nicht tun? – Was wäre dann anders? – Was ist stattdessen?"***

Zirkuläre Fragen: ***„Wie würden das die anderen Menschen (Umfeld, Familie, bester Freund) merken?"***

- Wunderfrage (meist bei der Erstsitzung und nur einmalig stellen)

- Pause

„Zu dem, was ich brauche, habe ich die wichtigsten Informationen bekommen und an diesem Punkt möchte ich jetzt eine Pause von ca. 15 Minuten machen, um über das nachzudenken, was an dem Gesagtem nützlich war / hilfreich sein könnte und dann komme ich zurück und erzähle, was mir durch den Kopf gegangen ist / was ich denke , aber vorher habe ich noch eine Frage - gibt es etwas, das ich vergessen habe zu fragen, was noch dazugehört, erscheint Ihnen noch etwas als wichtig, das nicht berücksichtigt wurde?"

- Experiment

„..... und ich habe über die vielen Dinge nachgedacht, die Sie mir über sich und Ihre Situation erzählt haben ..... und ich habe mir da ein paar Gedanken und ein paar Vorschläge für Sie überlegt / ich habe mir jetzt Folgendes überlegt ....."

- Schlussformulierung

„Ich hoffe, es wird sich eines Tages herausstellen, dass es hilfreich war – passen Sie gut auf sich auf!"

„Die Wunder ruh'n, der Himmel ist verschlossen."

Friedrich Schiller

Literaturhinweise

Atmanspacher, Harald: *Quantenphilosophie. Zum 100. Geburtstag der Quantentheorie.* Neue Züricher Zeitung Nr. 291 v. 13.12.2000.

Axelrod, Robert: *Die Evolution der Kooperation.* Oldenbourg, München 2000.

Batchelor, Stephen: *Nagarjuna – Verse aus der Mitte. Eine buddhistische Vision des Lebens.* Theseus, Stuttgart 2002.

Batson, Gregory: *Ökologie des Geistes.* Suhrkamp, Frankfurt 1981.

Ders.: *Geist und Natur.* Suhrkamp, Frankfurt 1982.

Bischof, Norbert: *Das Kraftfeld der Mythen. Signale aus der Zeit, in der wir die Welt erschaffen haben.* Piper, München 1998.

Borsche, Tilman (Hrsg.): *Klassiker der Sprachphilosophie. Von Platon bis Noam Chomsky.* Beck, München 1996.

Boscolo, Luigi & Bertrando, Paolo: *Systemische Einzeltherapie.* Carl-Auer-Systeme-Verlag, Heidelberg 1997.

Boscolo, Luigi & Cecchin, Gianfranco & Hoffman, Lyn & Penn, Peggy: *Familientherapie – Systemtherapie. Das Mailänder Modell.* verlag modernes lernen, Dortmund 1997.

Bradford, Keeney (HG.): *Konstruieren therapeutischer Wirklichkeiten. Praxis und Theorie systemischer Therapie.* Verlag modernes Lernen, Dortmund 1987.

Buber, Martin: *Ich und Du.* Reclam, Stuttgart 1995.

de Shazer, Steve: *Muster familientherapeutischer Kurzzeit-Therapie.* Jungfermann, Paderborn 1997.

Ders.: *Wege der erfolgreichen Kurztherapie.* Klett-Cotta, Stuttgart 1999.

Ders.: *Der Dreh. Überraschende Wendungen und Lösungen in der Kurzzeittherapie.* Carl-Auer-Systeme-Verlag, Heidelberg 1989.

Ders.: *Das Spiel mit Unterschieden. Wie therapeutische Lösungen lösen.* Carl-Auer-Systeme-Verlag, Heidelberg 1998/1.

Ders.: *Worte waren ursprünglich Zauber. Lösungsorientierte Therapie in Theorie und Praxis.* verlag modernes lernen, Dortmund 1998/2.

Erickson, Milton & Rossi, Ernest: *Der Februar Mann. Persönlichkeits- und Identitätsentwicklung in Hypnose.* Junfermann, Paderborn 2003.

Dies.: Hypnotherapie. Aufbau Beispiele Forschungen. Pfeiffer, München 1999.

Dies. & Sheila L. Rossi: *Hypnose. Induktion Therapeutische Anwendung Beispiele.* Pfeiffer, München 1998.

Fisch, Richard & Weakland, John & Segal, Lynn: *Strategien der Veränderung. Systemische Kurzzeittherapie.* Klett-Cotta, Stuttgart 1996.

Förster, Heinz von: *Wissen und Gewissen. Versuch einer Brücke.* Suhrkamp, Frankfurt 1993.

Ders.: *Sicht und Einsicht. Versuche zu einer operativen Erkenntnistheorie.* Carl-Auer-Systeme-Verlag, Heidelberg 1999.

Ders. & Glaserfeld, Ernst von: *Wie wir uns erfinden.* Carl-Auer-Systeme-Verlag, Heidelberg 1999.

Furman, Ben: *Es ist nie zu spät, eine glückliche Kindheit zu haben.* Borgmann, Dortmund 2002.

Ders. & Tapani Ahola: *Die Kunst, Nachten in die Tasche zu greifen. Systemische Therapie: Vom Problem zur Lösung.* Borgmann, Dortmund 1999.

Dies.: *Die Zukunft ist das Land, das niemandem gehört ..... Probleme lösen im Gespräch.* Klett-Cotta. Stuttgart 2001.

Haley, Jay: *Typisch Erickson. Muster seiner Arbeit.* Jungferman, Paderborn 1996.

Ders.: *Die Psychotherapie Milton H. Ericksons.* Pfeiffer, München 1996.

Heisenberg, Werner: *Physik und Philosophie.* Hirzel, Stuttgart 1984.

Hargens, Jürgen & Eberling, Wolfgang (HG.): *Einfach kurz und gut. Zur Praxis der lösungsorientierten Kurztherapie.* Borgmann, Dortmund 1996.

Dieselben (HG.): *Einfach kurz und gut. Teil 2. Ressourcen erkennen und nutzen.* Borgmann, Dortmund 2000.

Isebaert, Luc: *Kurzzeittherapie - ein praktisches Handbuch. Die gesundheitsorientierte kognitive Therapie.* Thieme, Stuttgart 2004.

Kaimer, Peter: *Lösungsfokussierte Therapie.* html-dokument, www.uni-bamberg.de 1999.

Kim Berg, Insoo: *Familien-Zusammenhalt(en). Ein kurz-therapeutische und lösungs-orientiertes Arbeitsbuch.* verlag modernes lernen, Dortmund 1999.

Dies. & De Jong, Peter: *Lösungen (er)finden. Das Werkstattbuch der lösungsorientierten Kurztherapie.* verlag modernes lernen, Dortmund 1999.

Dies. & Kelly, Susan: *Kinderschutz und Lösungsorientierung. Erfahrungen aus der Praxis – Training für den Alltag.* verlag modernes lernen, Dortmund 2001.

Dies. & Miller, Scott: *Die Wunder – Methode, Ein völlig neuer Ansatz bei Alkoholproblemen.* verlag modernes lernen, Dortmund 1999.

Dieselben: *Kurzzeittherapie bei Alkoholproblemen. Ein lösungsorientierter Ansatz.* Carl-Auer-Systeme Verlag, Heidelberg 1998.

Kim Berg, Insoo & Norman Reuss: *Lösungen – Schritt für Schritt. Handbuch zur Behandlung von Drogenmissbrauch.* verlag modernes lernen, Dortmund 1999.

Kritz, Jürgen: *Systemtheorie für Psychotherapeuten, Psychologen und Mediziner. Eine Einführung*. Uni-Taschenbücher für Wissenschaft. Facultas Universitätsverlag. Wien 1999.

Kuhn, Thomas, S.: *Die Struktur wissenschaftlicher Revolutionen*. Suhrkamp, Frankfurt 1976.

Ludewig, Kurt: *Systemische Therapie. Grundlagen klinischer Theorie und Praxis*. Klett-Cotta, Stuttgart 1997.

Madelung, Eva: *Kurztherapien. Neue Wege zur Lebensgestaltung*. Kösel, München 1996.

Malin, Shimon: *Dr. Bertlmanns Socken. Wie die Quantenphysik unser Weltbild verändert*. Reclam, Leipzig 2003.

Maturana, Humberto: *Was ist erkennen?. Die Welt entsteht im Auge des Betrachters*. Goldmann, München 2001.

Maturana, Humberto / Varela, Francisco: *Der Baum der Erkenntnis. Wie wir die Welt durch unsere Wahrnehmung erschaffen – die biologischen Wurzeln des menschlichen Erkennens*. Scherz, Bern 1987.

Minuchin, Salvador: *Familie und Familientherapie. Theorie und Praxis struktureller Familientherapie*. Lambertus, Freiburg 1997.

Mücke, Klaus: *Systemische Beratung und Psychotherapie – ein pragmatischer Ansatz*. Klaus Mücke Ökosysteme Verlag, Berlin 1998.

Retzer, Arnold: *Passagen. Systemische Erkundungen*. Klett-Cotta, Stuttgart 2002.

Rosen, Sidney (Hrsg.): Die Lehrgeschichten von Milton H. Erickson. Iskopress, Salzhausen 2000.

Schiepek, Günther: *Die Grundlagen der Systemischen Therapie. Theorie – Praxis – Forschung*. Vandenhoeck & Ruprecht, Göttingen 1999.

Schlippe, Arist von & Schweitzer, Jochen: *Lehrbuch der systemischen Therapie und Beratung*. Vandenhoeck & Ruprecht, Göttingen 1999.

Schmidt, Gunther: *Liebesaffäre zwischen Problem und Lösung. Hypnosystemisches Arbeiten in schwierigen Kontexten.* Carl-Auer-Systeme-Verlag, Heidelberg 2004.

Schönwälder-Kuntze, Tatjana & Wille, Katrin & Hölscher, Thomas: *George Spencer Brown. Eine Einführung in die „Laws of Form".* VS-Verlag, Wiesbaden 2004.

Schrödinger, Erwin: *Mein Leben meine Weltansicht.* Zsolnay, Wien 1985.

Ders.: *Geist und Materie.* Zsolnay, Wien 1986.

Shankara: *Unterscheidung zwischen Selbst und Nicht-Selbst. Übersetzt und kommentiert von Raphael.* Ansata, Interlaken 1992.

Sparrer, Insa: *Wunder, Lösung und System. Lösungsfokussierte Systemische Strukturaufstellungen für Therapie und Organisationsberatung.* Carl-Auer-Systeme-Verlag, Heidelberg 2001.

Dies. & Matthias Varga von Kibéd: *Ganz im Gegenteil.* Tetralemmaarbeit und andere *Grundformen systemischer Strukturaufstellungen – für Querdenker und solche, die es werden wollen.* Carl-Auer-Systeme-Verlag, Heidelberg 2001.

Spencer-Brown, George: *Laws of Form.* Crown Publishing Group, New York 1972.

Stierlin, Helm & Fritz B. Simon & Gunther Schmidt: *Familiäre Wirklichkeiten.* Klett-Cotta, Stuttgart 1987.

Stollnberger, Verena: *Gesundheit Selbstgemacht. Wie Sie ohne fremde Hilfe mit Meridianklopfen und anderen nützlichen Methoden ihr Wohlbefinden steigern.* Vianova, Petersberg 2006.

Tomm. Karl: *Die Fragen des Beobachters. Schritte zu einer Kybernetik zweiter Ordnung in der systemischen Therapie.* Carl-Auer-Systeme-Verlag, Heidelberg 2001.

Wittgenstein, Ludwig: *Tractatus logico-philosophicus. Logisch-philosophische Abhandlung.* Suhrkamp, Frankfurt 1963.

Varela, Francisco: *Kognitionswissenschaft – Kognitionstechnik. Eine Skizze aktueller Perspektiven.* Suhrkamp, Frankfurt 1990.

Vossenkuhl, Wilhelm (Hg.): *Ludwig Wittgenstein. Tractatus logico-philosophicus.* Akademie Verlag, Berlin 2001.

Walter, John & Peller, Jane: *Lösungs-orientierte Kurztherapie. Ein Lehr- und Lernbuch.* Verlag modernes lernen, Dortmund 1999.

Watzlawick, Paul; Beavin, Janet; Jackson, Don: *Menschliche Kommunikation. Formen Störungen Paradoxien.* Verlag Hans Huber, Bern 2000.

Watzlawick, Paul; Weakland, John, Fish, Richard: *Lösungen. Zur Theorie und Praxis menschlichen Wandels.* Verlag Hans Huber, Nachdruck, Bern 1997.

Wilber, Ken: *Naturwissenschaft und Religion. Die Versöhnung von Wissen und Weisheit.* Krüger, Frankfurt 1989.

Ders.: *Eros Kosmos Logos. Eine Vision an der Schwelle zum nächsten Jahrtausend.* Krüger, Frankfurt 1996.

Zeig, Jeffrey: *Die Weisheiten des Unbewussten. Hypnotherapeutische Lektionen bei Milton H. Erickson.* Carl-Auer-Systeme-Verlag, Heidelberg 1995.

Ders. (Hg.): *Meine Stimme begleitet die überallhin. Ein Lehrseminar mit Milton H. Erickson.* Klett-Cotta, Stuttgart 1995.

Zeilinger, Anton: *Einsteins Schleier. Die neue Welt der Quantenphysik.* Goldmann, München 2005.